超效抗癌

*40*年臨床經驗證實有效提升
生活品質、延長壽命的
關鍵輔助治療

Outside the Box Cancer Therapies
Alternative Therapies That Treat and Prevent Cancer

馬克·史坦格勒 醫師 Dr. Mark Stengler
保羅·安德森 醫師 Dr. Paul Anderson / 著   錢基蓮 / 譯

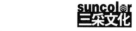

【專業推薦】

史坦格勒醫師和安德森醫師以專家身分提出清楚又實用的抗癌工具，這些治療方法極可能救你或你身邊的人一命。《超效抗癌》利用自然的治癒力，給出了用天然方法打敗癌症的答案。

——自然療法醫師麥可・莫瑞（Michael T. Murray）

《自然療法的百科全書》

（*The Encyclopedia of Natural Medicine*）共同作者

史坦格勒醫師和安德森醫師在自然療法和癌症整合療法的領域，是深受信賴的專家。對於想採用更審慎、整合性更強的治療方式，或是想尋求自然療法幫助的人，這本書都能提供最新的醫療資源。

——自然療法醫師托莉・哈德森 (Tori Hudson）

《女性天然藥方大全》

（*Women's Encyclopedia of Natural Medicine*）作者

癌症會觸及每個人的生活，而史坦格勒醫師和安德森醫師無疑提供了打敗它的最好資源！在人生的軌道上，癌症這兩個字可能會阻上你往前邁進的腳步，但在此之前，你可以在你的保健藏書中留個位置給《超效抗癌》這本書。

——放射藥劑師蘇西・寇恩（Suzy Cohen）

《打造美麗人生從甲狀腺開始》（*Thyroid Healthy, Lose Weight, Look Beautiful and Live the Life You Imagine*）作者

這些經過充分研究並廣被使用的治療計畫，對許多還不知道整合療法的人來說就像是救生艇一樣。感謝兩位醫師撰寫這本書，讓我有幸將大部分療法實際運用在臨床診療和諮詢上，而且也確實改變了許多已放棄希望的患者人生。

——自然療法醫師娜莎·溫特斯（Nasha Winters）

《癌症的代謝療法》（The Metabolic Approach to Cancer）共同作者

《超效抗癌》提供有科學背書的防癌抗癌方法，為癌症病患、病患家屬及醫師們擊出了一支全壘打。書中用來打擊這種恐怖疾病的所有自然療法，都是確實可信的。

——自然療法醫師吉歐·艾斯賓諾沙（Geo Espinosa）

《吉歐醫師的攝護腺健康指南》

（Dr. Geo's Guide to Natural Prostate Health）作者

我們可以清楚意識到，所有和癌症奮戰卻沒有把自然療法和常規治療結合起來的人，都是只做了半套。想要獲得最佳的治療結果，就必須汲取這兩個領域的精華。毫無疑問的，在我讀過的醫療用書中，《超效抗癌》是最全面且有完整參考書目的醫療指南。書中詳細說明如何做，才能取得最佳的治療結果。不論是患者或醫師，這都是一本必讀好書。

——美國臭氧療法學會主席法蘭克·夏倫伯格（Frank Shallenberger）

《臭氧奇蹟》（The Ozone Miracle）作者

獻給我們這些年來有幸能夠一起走來的
癌症患者,以及扶持他們的親人。
也獻給提供整體醫療的所有醫師,
他們為患者提供了整合性與整體性的醫療照護,
儘管這類療法還在主流之外。

目錄
CONTENT

- 黃耆
- 龍葵生物鹼皂苷提取物 BEC
- 印度乳香
- 藥用大麻素
- 人參
- 穀胱甘肽（Glutathione）
- 有機鍺
- 白藜蘆醇（Resveratrol）
- 舞茸（Maitake）
- 發酵小麥胚芽萃取物（FWGE）
- 綠茶
- 薑黃
- 改性柑橘果膠（MCP）
- 奶薊（水飛薊）
- 益生菌
- 甘草
- 魚油
- 槲皮素
- 碘
- 蛋白水解酵素
- 芥蘭素與吲哚素
- 植酸（六磷酸肌醇）
- 褪黑激素
- 大蒜（蒜頭）
- 輔酶 Q10
- 麩醯胺酸（Glutamine）
- 維生素 C

- 蘆薈
- 草醯乙酸（OAA）
- α - 硫辛酸綜合補充劑（Poly-MVA）
- 生育三烯醇（Tocotrienols）
- 雲芝
- 維生素 D

【審訂序】

營養，預防與對抗癌症的關鍵

營養專家／台北醫學大學名譽教授　謝明哲

　　癌症的成因與各種治療理論隨著研究的發展而不斷更新，除了重視預防及治療外，也越來越著重生活品質。本書的兩位作者結合常規醫療與臨床證實有效的關鍵輔助治療，提出具體的說明及案例，協助讀者更進一步了解癌症及更全面完整的輔助治療選擇。

　　人們在面對癌症時容易存有恐懼與誤解，本書旨在運用整合療法的概念，深入淺出地讓大家了解何謂癌症常規治療與營養輔助的整合療法。許多研究已證實，營養與癌症息息相關，而營養也是每個人都能立即著手改變的健康品質提升法，並明確點出營養不只與食材有關，烹飪方法、食器的使用、飲食量與飲食方法也有相當的影響。癌症整合療法不但著重治療效果，也講究生活品質，對新陳代謝、免疫系統功能、心理和情緒因素、日常生活等層面也提出完整的建議。

　　書中對於各種常見癌症：乳癌、肺癌、攝護腺癌、肝癌、大腸癌、膀胱癌、腦癌、胰臟癌、甲狀腺癌、黑色素瘤、白血病及淋巴瘤等等，都有簡單易懂的成因說明、飲食提醒及整合治療。在最後一章，還介紹了各種所謂的另類療法，對大眾來說，這些資料也是很好的醫療參考資源，避免因為一知半解的誤用而造成更嚴重的健康傷害。

　　本書除了可做為癌症治療的參考指南外，也依據臨床數據提供完整的輔助治療細節說明，相信可以有效幫助大眾在抗癌之路上更有信心，用更正面的態度面對。

【推薦序】

存活不只是活下來

郭世芳中醫診所院長／醫學碩士
前奇美醫院中西整合醫學科主任　　郭世芳

　　因為因緣吧！來自三采文化的邀約，提早看到這本算是西式的癌症治療調理百科全書，因為和自己寫的中西醫調理書有很多相通之處，所以看起來格外有感覺，很多案例也彷彿在自己門診出現過。

　　在美國有 65% 的癌友接受輔助醫學的治療，兩位作者保羅·安德森醫師和中西合併整合治療的馬克·史坦格勒醫師都是其中經驗豐富的專家。所謂的癌症輔助治療，並不是在鼓勵癌友逃離醫院，而是應用各種輔助，為癌友找出最好的治療方式。本書內容相當廣泛，包括一般輔助治療方式和產品，以及治療的理論架構，也有腫瘤的基本知識和使用藥物，整合治療的成功是值得醫界正視的。

　　維持生活品質和延長存活時間，是醫師和病友所共同追求的，本書的架構就從如何阻斷罹癌的風險因子，利用常規治療和整合療法來讓自己活得好，達到作者所揭示的「存活不只是為了活下來」。事實上，包括我自己的門診也不斷在證實，維持治療時期的生活品質是非常有利於治療的。基於腸道是免疫系統第一道防線的論點，所採用的方法包括支持治療、強化治療以及排毒淨化，目的在打造個體最適化的療程，除了常規的手術、化放療、標靶及免疫治療，更多著墨於多樣的輔助方法。

　　營養補充劑的種類非常多樣化，甚至採取了靜脈注射的方式，介紹了很多的另類療法及補充療法，對於台灣讀者來說，這些東西牽涉到包括中西醫師、營養師及心理醫師等等專業，也涉及所使用藥物的合格性和適應症，建議應用時還是諮詢相關的專業人員較為妥當。

　　整合醫療論點非常注重病友自己的自癒能力，醫療團隊會去鑑別與治療體質因素，以不傷害為原則，維持良好的醫病關係，獲得病友信任，做病人的老師，強調全人醫療的重要性，關懷心理情緒，並在治療告一段落之後，評估患者罹病的風險因子，以期達到預防的效果。作者團隊所常用的方法，包括針灸治療、按摩及理療、補充臨床營養（例如使用西洋參來補充體力），其他還包括心理諮商輔導、草藥類藥物的使用、順勢療法、靜脈注射營養補充劑和維生素，還有治療性的運動。在這樣的多管道治療之下，書中舉出很多成功的抗癌或帶瘤生存案例與讀者分享，例如罹患腹腔內腫瘤的羅絲奶奶，在整合治療之後，雖然檢查仍有腫瘤存在，但是腫瘤大小追蹤不變，精神體力和生活品質也能夠維持得很好。

　　癌症是預防勝於治療的一種疾病，從適當的檢查、處理好個體的壓力情緒、控制身體的發炎現象，到避免攝取可能致癌風險的食物，都是預防、治療及追蹤期間很重要的課題。在此希望所有的癌友都能抱持樂觀，並且在抗癌路上一路平安順利！

【推薦序】

一本有科學與實證背書的全面性抗癌專著

美國加州和華州自然醫學執業醫師
台灣全民健康促進協會榮譽理事長　陳俊旭

　　《超效抗癌》這本書是我二十年來見過最值得推廣的一本抗癌科普書籍之一，它的涵蓋面極為廣泛，而且累積了兩位醫師四十年的寶貴抗癌成功經驗，這可不是在一般書籍可以輕易見到的。

　　書中資訊豐富，而且觀念極為先進、全面且正確，實屬難得！我很久以前就耳聞作者保羅‧安德森醫師是抗癌專家，我等他的書已經等了快二十年了，如今看到此書問世，好比是練武之人喜獲武林祕笈一般，喜悅之情不可言喻！而且書中處處可見作者無私的愛心，公開臨床心法，從第一個案例開始，彷彿你可以看到他是怎樣誠實地、盡其所能地幫助每一個罹癌者，延長他們有品質的生命。

　　我認為從事整合醫學的醫療人員應該把這一本書當作抗癌入門教科書。由於寫得比較淺顯，所以對於一般罹癌者、癌症存活者、癌症照護者而言，這本書也是必讀的參考書，因為你很難在其他書籍中看到如此整體又公允的論述。書中所提到的許多美國自然醫學療法，保證會讓你大開眼界，但由於台灣法規的緣故，可能很難引進，這一點是唯一美中不足之處。

　　我和兩位作者一樣，都是在加州和華州執業的自然醫學醫師，**翻翻**

幾頁，心理就感覺非常親切，因為行文中處處可見自然醫學的影子！雖然和主流西醫一樣接受正規的基礎醫學與臨床醫學的訓練，但對於疾病演化與治病方法，自然醫學醫師卻相對客觀與自由，可以靈活運用各種天然藥物與科技，不受藥廠的制約，因此可以神奇地緩解甚至治癒許多疑難雜症，包括癌症在內。

　　坊間也有許多抗癌的自然療法書籍，但多半是口耳相傳或屬於民間療法，說服力顯然不足。但本書不是人云亦云之作，每一句話都站在科學與實證的基礎上，書後附了五十多頁的論文，可資為證。看得懂英文的人，我建議你把相關論文拿來讀一讀，你就會更堅信它的正確性。當有人駁斥你時，也不必辯論了，直接給他看論文就可以。

　　保羅・安德森醫師把自然醫學在癌症治療這個領域上，提升到更科學化的層次，對整個醫學有不小的貢獻，難怪他的研究獲得了美國國家衛生研究院的經費贊助。他也讓主流醫學認識到自然醫學長年來所善用的療法，其實對病人有很大的幫助。例如幾十年來，腫瘤專科醫師一直認為補充維生素 C 會干擾放化療的效果，但其實這個觀念是多慮了，書中很清楚闡述維生素 C 做為癌症輔助療法，只有好處、沒有壞處。

　　在低醣生酮相當夯的此時此刻，作者也清楚闡明瓦氏效應、粒線體、生酮飲食、間歇性斷食之間到底有何關係。他也提到肌肉量的重要性，這一點剛好我也極為重視。甚至也提到黴菌和癌症二者之間的高度類似性，這一點也讓我滿感興趣。

　　總之，這是一本很棒的書，值得擁有及細讀。希望可以讓有需要的人客觀認識癌症，並且知道，自然醫學在抗癌之路上，其實有很多好方法！最後，祝您成功，加油！

【推薦序】

身心靈兼顧，才是正確的抗癌之道

南基醫院協同院長
彰化基督教醫院彰基體系國際癌症康復 e 院院長　蔡松彥

　　根據二〇一七年衛服部公布資料，癌症已連續第三十六年高居國人十大死因的第一名。由於主流醫學的進步，近幾年來手術、化學療法（含傳統和標靶）及放射線療法成為癌症標準治療方式的選項，但還是無法讓癌症的治療效果達到令人完全滿意的程度。而剛獲得諾貝爾醫學獎的免疫抑制點治療，也漸漸進入顯學之一，但其醫療費用非常昂貴，非一般人所能負擔。此外，主流醫學雖然可以處理多數已知的癌症腫瘤，卻無法完全避免日後復發，這是目前主流醫學的盲點。

　　手術、化學療法及放射線療法雖然是癌症治療的必要手段之一，但也可能帶來副作用，本書作者特別在書中提出如何藉由互補另類療法來減少主流療法的副作用，或是同時加強主流療法的成效，提升患者的生活品質及預後。我個人曾是肺癌患者，對於相關的化療副作用有非常深刻的體驗，後來也是藉由間歇性斷食方式（本書有提到）來解決消化系統的副作用狀況。

　　就我書中所提，癌症是一個多種因素所造成的疾病，包括四大方面：有害的環境因素，例如農藥、有機溶劑、重金屬、感染及游離輻射等；不良的生活型態，例如抽菸、飲酒、缺乏運動、蔬菜水果攝取不足、睡眠不足及營養失衡等；心理層面的過度壓力；以及遺傳型體質。

　　本書作者也在書中提到了上述癌症的某些誘發因子，同時也提出了一些對應策略。其中最主要的內容是引經據典地列出一些互補另類療法對於不同癌症的改善方案，尤其是營養補充品的部分，這也是很多我所輔導的癌症個案最常提出的需求。所以我也在我的《心轉，癌自癒》一書中特別整理了一個表格，讓讀者能一目了然。但是所有的互補另類療法都有其局限性，絕大多數無法直接取代主流的標準治療方式，所以讀者千萬不要只想藉由本書所建議的方案來讓癌症得到完全療癒。但是對於主流療法所不足之處，例如營養、運動、排毒、紓壓等，此書也嚴謹地依據文獻提供客觀的研究數據及成果，來取信於讀者，這是本書值得推薦的理由之一。但是，本書提到的某些學理、致病機轉及特殊營養保健品的生理作用，可能某些讀者會覺得太專業一些。這是為了兼顧其論述的客觀性及科學性的結果，在所難免，因此一般讀者如果有任何疑問，應請教專業人士，切勿按圖索驥，直接依此書的建議來處理自己或親友的癌症狀況，這樣反而可能弄巧成拙。畢竟醫學是一個相當專業的領域，需要很多的專業（包括主流及非主流醫學）人士的共同協助，才能使癌症得到最佳的徹底療癒。

　　心理過度壓力是現代人需要嚴肅面對的課題及挑戰，主流醫學雖然至今尚未正式宣示過度壓力是必要的致癌因子，但越來越多的研究顯示過度壓力會導致免疫功能降低。二〇〇六年發表於《癌症自然評論》（Nature Reviews Cancer）期刊的動物實驗顯示，在過度壓力下，可能導致癌症發生的機率、促進腫瘤生長、提高癌症轉移及死亡率。其可能機轉之一是：當過度壓力發生時，會經由神經內分泌系統影響腫瘤病毒的表現，進而引發癌症。

　　基於以上種種癌症的致病原因及主流醫學治療上的局限性，在我的書中，曾經提出「六維一心」的癌症徹底療癒之道。六維包括主流醫學、營養、運動、排毒、紓壓及靈性提升，而一心代表的是改變的決心與執行的恆心。其中的心是最重要的。

　　此書具有相當的可讀性，這是因為舉凡書中所闡述的立論或建議方案都引用了大量的研究結果來取信讀者，讓在茫茫大海中尋求互補另類療法的讀者能有一個參考方向。但是我要再次強調的是，癌症通常無法藉由單一方案或治療方式來得到完全療癒，尤其是針對復發的可能風險。這也是為何我輔導的癌症個案中，常常是由初期的癌症在經過多年後再次復發，後來才來找我尋求協助。因此整合性的療癒，涵蓋身心靈三個面向，才是正確的道路。在我輔導的個案中，能夠徹底改變的患者，目前狀況良好；反之，如果還是堅持固有的一切，不願意徹底調整健康的生活型態，這樣的患者往往無法產生預期的結果。

　　希望此書能幫助需要相關癌症互補另類療法訊息的讀者，從書中擷取自己所需要的正確訊息，並由此轉變。切記：「萬病由心起，心轉癌自癒」。

【推薦序】

個人化的整合療法，
才是最理想的抗癌療法

《拒絕癌症》作者
鄭煒達診所負責人　　鄭煒達

　　《超效抗癌》由自然醫學醫師保羅・安德森與馬克・史坦格勒共同撰寫，從癌症的基本原理到各種癌症的常規療法都做了詳細介紹。本書在飲食介紹、營養補充、靜脈注射及氧氣療法等自然療法上都有詳盡說明，不僅是癌症病人的一本寶典，癌症病友及家人也應該好好看看、細心了解，才能真正有效率、有方法地照顧癌友；而照顧癌症病人的醫師，即使專精的是傳統癌症治療、化療、標靶療法，也應試著了解本書所提的各項整合療法，才能以整體的觀念來幫助癌症病人，讓癌症病人能更輕鬆面對整個抗癌療程、減輕痛苦，並能與癌症共存，達到最理想的治療。

　　自從高劑量 C 靜脈注射開始用於治療癌症病人後，常有癌症病人來診所求診時，開頭就問我是否要用高量 C，而我的回答是：「高量 C 只是其中一個配方，未必能看到療效，還是要有檢查結果，才能對每個人所罹患的癌症進一步分析。」醫院強調的是腫瘤的診斷、分期與病理分析，而整合療法強調的是身心靈的探討、體內毒素（包括重金屬與化學毒素）的分析、營養與礦物質的評估、微生物學檢測（包括病毒及細菌的檢查），在初步了解之後，才能安排整合療法，視情況加入營養品補充、規律的針劑治療、抗氧化劑及排毒針劑，來輔助傳統的化療、放療與標靶治療，讓癌症能得到控制！

在我多年的經驗中，能夠一開始就規律地配合整合治療，病人整體的感受度最理想，滿意度最高，即使經過多年的傳統化療，副作用也最低，同時生活品質最好。例如在我診所中治療最久的病人，是一個年紀超過八十歲的直腸癌患者，診斷時已出現肝及肺部轉移，前半年開始化療時因為副作用太強烈，幾乎已無求生意志，但來診所後配合整合治療，十多年下來雖然腫瘤仍然存在，但病人還是堅強地活著。

如果你是剛接觸癌症治療，即使有這一本《超效抗癌》參考，還是要諮詢熟悉癌症整合治療的醫師，在傳統癌症治療的同時，可搭配癌症整合療法，例如排毒、抗氧化及營養補充，讓身體情況能夠維持住，以順利度過化療、標靶療法的痛苦與不適。但我要再三強調的是，身心免於壓力、睡眠充足、充足陽光、乾淨的空氣與飲水、足夠的運動，讓身心能處於平衡狀態，這些才是最基本也是最重要的防癌抗癌之道。另外，適度地調整腸道益生菌，讓腸道菌群達到平衡，唯有如此，在歷經各種形式的抗癌治療後，才能有更大的勝算，讓癌細胞真正進入休眠狀況，避免復發。

我常到德國參加癌症研討會，同時也親身接觸過許多癌症專家的療法，看到很多末期癌症病人在選擇合適的療法後，順利地活了下來，如光動力合併雷射療法、免疫療法（包括 NK 細胞輸入、T 細胞輸入、樹突細胞療法及 GcMAF 注射）等。所以只要你相信自己，不輕易放棄，你就有機會！

《超效抗癌》是值得你深入學習及探討的一本書，無論是預防癌症或真正抗癌，都很有幫助，好好把握！

【推薦序】

自然醫學是超效抗癌的新指標

梧棲童綜合醫院放射腫瘤科主治醫師　　賴耿光
《資深放射腫瘤科醫師的癌症處方》作者

　　《超效抗癌》這本書的兩位作者馬克‧史坦格勒與保羅‧安德森是自然療法醫師，都在倡導癌症的自然療法處方（prescription for natural cures）。的確，在癌症傳統醫療的範疇外，可能存在一些超效或更出奇的抗癌療法，值得醫學界努力去發掘與探究。

　　自然醫學（naturopathic medicine）應該是輔助及另類醫學（complementary and alternative medicine, CAM）的一環，本人開始接觸自然醫學是在二〇〇三年到北醫附設醫院當放腫科主治醫師以後。在本書中，強調整合療法著重四個層面：(1) 支持；(2) 強化；(3) 排毒與淨化；(4) 最適化。並由多年的臨床經驗獲得以下的結論：癌症並非只靠傳統的手術、放療、化療甚至標靶療法四位一體的組合就能奏效。也因此，除了美國，許多先進國家已復發或轉移的癌症病患才會競相尋求輔助與另類治療，希望再度覓尋一線生機。

　　自然醫學有六大理念：(1) 運用自癒力來治療；(2) 不能造成傷害；(3) 在疾病先兆期即診斷出來並治療；(4) 醫師就是老師；(5) 鑑別與治療病因；(6) 全人醫療。臨床上，腫瘤科醫師會在治療後告訴病人，他們身上沒有腫瘤了，然後叮嚀他們定期回診；然而，日後復發轉移的病人還是相當多，而且狀況可能更加嚴重。這是因為大多數西醫的癌症治療都只是治標，沒有讓腫瘤不再復發或轉移的治本方法。所以要防止復發或轉移，就必須要有能夠長期抑制腫瘤再生長的食物或營養品，例如大腸直腸癌患者要吃高膳食纖維食物，少吃紅肉或加工肉品；胃癌患者要少吃鹽醃製的食物或酒精性飲料等。營養補充劑如乙醯左旋肉鹼（ALC），可以減輕神經痛；黃耆可支持免疫系統，預防上呼吸道感染；人參可用於治療疲勞和壓力，減輕常規腫瘤療法的副作用；穀胱甘肽可中和自由基，修復 DNA，調節細胞增殖，消除環境毒素及神經再生；白藜蘆醇則用作抗氧化劑，預防細胞因為自由基受損傷等。

　　再以身為放射腫瘤科醫師的角度來看，本書後段章節提到的放射線及許多化療等標準治療的長期影響，可能包括殘餘的癌細胞變強，以及營造一個助長癌症復發和轉移的環境。科學資料也已指出，癌幹細胞和腫瘤微環境（tumor microenvironment）是癌症復發的關鍵原因。雖然常規化療會殺死一小部分的腫瘤細胞，但也會活化腫瘤微環境（TM），並促進殘餘癌細胞的生長與存活。書中提到的間歇性斷食與生酮飲食是一種對治癌幹細胞和 TM 問題的可能做法，其他能使癌幹細胞和 TM 降低活性的方法，則是把維生素 C 和薑黃素當作長期的口服補充劑。

　　現代人的生活環境忙碌又複雜，病因來自四面八方，但並非無法追溯到源頭。舉凡飲用水、空污、營養、環境毒物、壓力與情緒等致病因子都能找到解決之道。西方醫學研究早已開始重視自然醫學與另類療法，身心靈合醫已逐漸成為治療的正軌。人們也逐漸了解中國歷代名醫所說的「醫學是仁術」而非「技術」的真正意涵。期待這本書會帶給你更耳目一新的超效抗癌啟示。

【推薦序】

不再活受罪，
你有權選擇更好的癌症療法

腫瘤科醫師／《福賽斯的抗癌飲食》　詹姆士·福賽斯
（*The Forsythe Anti-Cancer Diet*）作者　（James W. Forsythe）

　　一九七〇年代初，我在舊金山加州大學擔任腫瘤科醫師，之後有幸成為美國陸軍的住院醫師，受過解剖學和臨床病理學的訓練。在越南服役後，我完成了內科住院醫師的培訓，接著便開始專攻腫瘤學。

　　從一九七〇年代初到一九九〇年代中期，我只做常規癌症治療，但如今，我已清楚意識到這只是現代文明世界的一個「猜猜看遊戲」。我有很多接受順勢療法和自然療法的癌症患者，他們都活得比接受常規治療的患者還要久，而且生活品質更高。這讓我得出了一個結論，那就是我必須取得順勢療法的資格認證，好為罹患癌症的人提供癌症整合療法。幸虧有了保羅·安德森醫師和馬克·史坦格勒醫師的工作成果，我現在做癌症治療規畫時，會視情況合併使用高劑量維生素 C 靜脈注射、青蒿琥酯（artesunate）、維生素 C、薑黃素、硫辛酸綜合補充劑（Poly-MVA）以及二氯乙酸（DCA）。

　　身為內華達州腫瘤內科醫師及經過資格認證的順勢療法醫師，我投入整合療法已有十八年之久，使用過 Poly-MVA、番木瓜、胰島素增效療法（IPT）做過四項成果導向的研究。我的最新研究於二〇一〇年六月展開，迄今已持續七年半，參與研究者有一千兩百五十名患者，到目前為止的存活率有七成。

現在我要告訴我的病人，我若是給他們「錯誤」的藥，就是在傷害他們的免疫系統和減弱很多器官系統的功能，從化療腦、血球低下，到心臟、肝臟、腎臟受損等種種後遺症，對他們都是二次傷害。

安德森醫師和史坦格勒醫師在這本書中，對整合療法提出了「跳脫框架」的不凡見解，採用另類療法和常規治療的精華，而不將就採用大製藥廠和其他常規醫療機構提供的一體適用的療法：手術、放療及化療（我稱之為「切割、燒灼及毒害」處方）。

不管是渴求癌症治療資訊的人，或是身為治療癌症的醫護人員，這本條理清晰的好書都是書案上不可或缺的參考書。我深信，若是常規腫瘤治療一再忽視史坦格勒醫師和安德森醫師的癌症整合治療方案，癌症將會繼續奪走四成以上的美國人性命。

能執筆推薦這份富有啟發性及救人性命的手稿，我備感榮幸。

【前言】

擺脫一網打盡的常規療法，
打造專屬的個人抗癌計畫

　　不論你是誰，癌症這兩個字都會瞬間引起你的注意，而且極少有人能逃脫它的某種影響。即便你自己尚未有跟這個可怕疾病搏鬥的經驗，身邊無疑也有這樣的人。

　　統計數據讓人一目了然，儘管擁有全世界最先進的醫療系統，但不妨想一想美國的這些統計：

- 不管男女，約有 40％的人在有生之年會罹患癌症[1]。
- 估計二〇一六年，有一百六十八萬五千個癌症新病例[2]。
- 癌症每年會在美國造成五十九萬五千六百九十人死亡，或每天造成一千六百三十人死亡[3]。
- 癌症死亡病例占全球總死亡人數近 25％[4]。
- 到二〇一四年一月一日為止，全球有近一千四百五十萬名的癌症病人[5]。
- 三分之一以上的癌症患者說，他們「非常擔心」因為高昂的醫藥費而破產[6]。

　　所幸在這一連串的壞消息當中，還是有一道曙光破雲而出！美國癌症學會指出：「有極大比率的癌症病例是可預防的。[7]」換言之，受過營養學、調整生活方式、壓力管理、排毒、平衡荷爾蒙及免疫調節訓練的醫師有一個獨特的機會，可以大幅降低患者癌症確診的機率。如果你正在對抗癌症，那麼最先進的整體療法（holistic therapy）可以幫你贏得勝利，並提供你所需要的幫助，使癌症永遠不會死灰復燃。

雖然常規癌症治療有它的作用，但仍有力有未逮的局限性。這些限制以及對嚴重副作用的懼意，促使許多人把輔助療法和另類療法納進了癌症治療計畫之中。事實上，美國的「國民健康訪問調查」（National Health Interview Survey）顯示，高達 65% 回覆問卷的罹癌者都已開始使用輔助療法[8]。

即便如此，我們還是從很多癌症患者那裡聽到一件令人氣餒的事：很多腫瘤科醫師和常規治療醫師，不熟悉用營養和整體醫療來治療癌症及降低復發風險。儘管有一些腫瘤科醫師會因為學習範圍不包括輔助療法與另類療法而感到沮喪，以至於他們必須「跳出框架」，從非常規的管道去學習；但是，還有許許多多的西醫對整體療法的應用不感興趣，不論證據已證實它們確有療效，也不顧及患者的迫切需求。

例如，發表於主流醫學期刊《臨床腫瘤學期刊》（*Journal of Clinical Oncology*）的一項研究，觀察輔助療法及另類療法在梅約診所（Mayo Clinic）用於末期癌症患者身上的情形。他們發現 88.2% 的患者至少使用一種另類療法，而最常使用的是維生素和礦物質製劑[9]。其他研究也顯示，「接受常規治療的癌症患者中，有多達 54% 到 77% 的人使用另類療法」[10]，以及「高達 72% 的患者並未告知他們的主治醫師」[11]。

這正是我們的切入點。我們對自然醫學與整合醫療的臨床應用，以及在癌症整合療法的研究上，都有豐富的經驗，在協助癌症患者減少化療、放療和手術後帶來的常見副作用方面，也有很多實務經驗。我們在這本書中所分享的療法，都有科學研究的背書，也已證明可以有效降低常規癌症治療令人擔心的許多副作用。事實上，本書中簡略說明的癌症治療方案，有很多都已證明比起單用常規治療更能延長癌症患者的壽命，也能有效改善他們的生活品質[12]。

身為自然療法的醫師，我們在常規醫療和整體醫療方面都受過獨特的訓練。

我們積極從事臨床診療和研究，這意味著我們會經常幫助病患一起去對抗及預防癌症。我們兩個人的臨床經驗，加起來都有四十多年了。

由於對這類醫療的需求以及我們所得到的療效，專程來我們診所請求協助的病人總是絡繹不絕。史坦格勒醫師是在加州的恩西尼塔斯（Encinitas）執業，安德森醫師的診所則位於華盛頓州的西雅圖市，他在墨西哥的羅薩里托（Rosarito）還有合作的醫院。我們兩人都非常認真對待研究工作，也會不斷參考很多醫學新知，以找出有助於防治癌症的最新方法。

史坦格勒醫師經常透過他個人的通訊刊物、電視節目及著作，向成千上萬的人提供最新的醫療資訊，最近還被評為美國五十位頂尖的功能醫療和整合醫療醫師之一。

安德森醫師在日益增長的整合醫療領域中，是備受推崇的講師和顧問。他經常在醫學大會上發表演講，為醫師們介紹腫瘤整合醫療的最新療法及研究資訊。此外，安德森醫師也一直積極參與證明另類療法與癌症整合療法療效的研究。由於與其他國家的醫院和研究人員之間的密切聯繫，他能夠合作、學習以及進行一些無法在美國完成的臨床治療。這不但能讓他所教授及撰寫的許多整合療法加快傳播的速度，同時也能把這些療法融入臨床診療之中。

我們兩人都熱中於讓有需要的人使用安全有效的療法，來治療癌症以及其他健康問題。我們都認為人命寶貴，而且努力尊重每一個人。經常有患者抱怨醫療系統把他們當成「數字」對待，雖然我們知道專業醫療人員在做出治療決策時通常都出於善意，但是也確實看到醫療體系變得太規範化，以至於許多個人化的醫療都消失了。我們有一大部分的熱忱，在於想喚回個人化的醫療，包括與每一個患者親自見面，了解他們目前的健康狀態以及個人的感受、觀念、對醫療的看法，並和他們一起努力，為每個人帶來最好的治療方法。

我們認為提供讀者最好的癌症整合療法是無比重要的事，可惜根據我們目前的觀察，可信可用的癌症整合療法的訊息都是零星片斷的，所以我們在本書中也重新整理了這些分散四處的訊息，以解決這個問題。

《超效抗癌》這本書是一個全面性的防癌抗癌指南，目的在於幫助癌症病人和他們的醫師掌握當今最有效的營養及整體性抗癌治療。常規醫學專科（例如腫瘤學）的訓練和使用的治療方法，都是高度技術性和專業的。在當代的醫療體系中，沒有一個醫師能無所不知，但對於癌症治療和整合醫療，他們通常的想法卻是：「我在住院實習時沒有學到的，肯定就不是好療法。」這樣的觀念無所不在，小到像食療之類簡單的事情，或是大到像癌症整合療法這樣複雜的事。所以，我們的目標便是為你和你的醫生詳細提供你從今天起需要使用的這些救命方法。

我們用癌症整合療法（integrative oncology）來統稱我們所採行的醫療手段，目的是把所有可用的資源（常規醫療和整體醫療）考慮在內，不僅用來預防癌症，也在真的罹癌時能夠給予更好的治療。我們知道人都是一個個獨一無二的個體，每個病例當然也不盡相同。有時候我們需要優先考慮常規醫療，但是幾乎在所有的情況下，併行一種或多種整體療法可用於補強常規醫療，以減輕副作用，使存活機率提到最高。

我們就舉轉移性乳癌為例來說明，常規醫療可能包括化學治療、手術、放射線治療及抗雌激素藥物。但在治療期間，患者可以從外加的整體醫療受益，例如改變飲食習慣、攝取營養補充劑，或加入排毒療程、靜脈營養注射（例如高劑量維生素 C 靜脈注射在抗癌時，有助於減輕最嚴重的症狀，以及緩解噁心、疲乏、焦慮或失眠等副作用）。一旦完成常規治療後，還可應用整合療法和自然療法來降低復發風險，包括飲食和生活方式的選擇，並可能使用特定基因的營養建議（稱為「營養基因體學療法」）。你在這本書裡會看到若干病例，說明癌症整合療法在現實生活中如何發揮作用。

　　整體醫學的領域廣袤無邊，可能令外行人和醫師望而卻步。然而，身為自然療法的執業醫師，我們在診療時就已經把整體醫學當成整合療法的一部分來使用。我們結合對這些療法的廣泛研究與臨床經驗，指導你如何使用這些方法與療法，幫助你對抗這個可能致命的疾病。

　　癌症整合療法永遠是把身為癌症患者的你、你的家人以及你的支援網絡擺在第一。整體療法或常規治療只取其一，對患者都是不利的選擇。當醫師漠視有效的治療方法時，不論這些方法來自哪裡，他都不是在做對你最有利的事。如何在這兩個系統之間取得平衡，是打敗癌症的關鍵。我們這本《超效抗癌》就是在努力提供及維持這個平衡。

如何使用本書

　　《超效抗癌》的全書規畫和設計很方便讀者使用，這表示你不必花很多時間費力去閱讀資料，就能搞懂如何把它運用在自己的病症上面。我們提供非常明確的治療方案和劑量，你可以與你的主治醫師一起看，這樣就可以立即開始應用，幫助自己治病。我們相信優質的科學，也在書末一一列出書中提到的研究資料，方便醫師們去查閱這些治療方案背後的可靠研究。

　　讀了這本書後，不但會更了解癌症整合療法的原理，也對癌症本身有進一步的認識。本書沒有提供你一次性的靈丹妙藥，我們倡導的是一種豐富多樣的方法，利用最好的醫療，提供最好的治療結果。

　　癌症的生成有很多因素，而可以用來打擊癌症，讓身體足以抵抗癌症的方法也一樣多。我們衷心希望你能夠開始使用積極主動的方法來防治癌症，例如節制飲食、規律運動及紓解壓力；同時我們也鼓勵你主動去了解你正在努力想解決的某種癌症，以便幫你自己擬定一份個人化的行動計畫，給自己最大的生存機率和生機。罹患癌症當然免不了恐慌、不知所措、沮喪或百感交集，但是我們與癌症患者合作數十年的經驗，將幫你透明化整個抗癌過程，讓你能主動出擊及自我教育，並且在你的抗癌之路上支持你，沿路帶給你整合療法能夠提供的一切幫助。

第 **1** 章

癌症治療的真正希望

整合療法的幾個例子

　　恭喜你走出舒適區，在傳統西醫對癌症有限的療法之外，還能用更開放的態度來接受「偏離正軌」的其他療法。這種對治癌症的整合療法日益受歡迎，目前美國各地已有數百萬人正在使用。

　　醫學界正在進行一場革命，因為有大量的研究已經證實自然醫學和整體療法的療效。在這一章中，我們要看的是一些癌症患者的真實情況，他們都是我們親自治療過的患者（為尊重個人隱私，每個病歷的名字都是化名）。

　　一直以來，我們都把患者視同家人一樣對待，也就是所謂的「視病如親」。我們尊重每一個我們所討論及醫治的對象，而不僅僅是把他們當成罹患癌症的病人。我們避免只是使用**患者**一詞，因為這意味著對方患有嚴重的病症，需要最大程度的醫療照護。最重要的一點是，我們治療的是**人**，而不僅僅是癌症這個疾病。

病歷 1：腹腔癌

　　我們要看的第一個病歷是一位八十四歲的可愛老奶奶，她罹患了轉移性腹腔瘤。為尊重隱私，我們就姑且稱她為羅絲。

　　癌細胞纏繞在羅絲腹腔的許多器官上，她是在做常規的膽囊手術時發現腫瘤。主刀的外科醫師等羅絲術後醒轉時，便宣布這個讓她如雷轟頂的消息。原來有問題的不是膽囊，而是嚴重的癌症。

　　羅絲的腫瘤科醫師不久又宣布更多的壞消息。所有的化療對她來說都不安全，動手術也不太可能有幫助。主治醫師建議她最好先把所有事情安排妥當，認為她不太可能迎來她的八十五歲生日。

　　然而，羅絲不是一個輕易被打倒的人，她非常不高興被告知回家等死。她活了八十四年，身體一直都很健康，還能自己開著車到處跑，活得相當獨立。她和許多罹癌的人一樣，開始尋找另類療法，就這樣她來到了西雅圖，見到安德森醫師和他的醫療小組。

在羅絲初診時，安德森醫師看到她不願坐以待斃，等著癌症奪走她的性命，當然喜聞樂見。她顯然還有很多事要做，而他想盡最大的努力幫她如願。他對羅絲再三保證，說先前醫師不讓她做化療或動手術的建議是可靠的。安德森醫師認同前面腫瘤科醫師的觀點，認為羅絲應該避免再動手術或做化療。以她罹患的癌症類型以及她的年紀來說，動手術或做化療不太可能熬得過去。相反的，他開始針對羅絲個人的需求，擬定了一份個人化的醫療計畫。

首先，安德森醫師開始察看她完整的健康紀錄，包括過去得過的任何疾病以及整體的健康狀態。除了癌症及帕金森氏症（目前症狀只有輕微的顫抖），羅絲沒有其他毛病。她吃的很多菜都是自己種的，飲食健康，運動量大，不吸菸也不喝酒。

從確診以來，她的主訴症狀是疲倦，以及日益嚴重的消化問題。安德森醫師解釋給羅絲聽，活躍的癌細胞會消耗養分而導致身體疲乏；而腫瘤則會壓迫她的消化器官，造成消化不良和無法吃太多東西。

安德森醫師看過羅絲完整的健康紀錄後，為她做了一次體檢，還做了一些實驗室檢驗，以及腫瘤電腦斷層掃描，以確保未來進行治療時的安全性。安德森醫師按部就班推動著他的治療計畫，他的工作就是與羅絲自己的復原力通力合作，減緩或阻止癌症進一步發展，盡可能提供她最好的生活品質。

羅絲的個人化治療計畫，是從鼓勵她繼續保持已經很優質的飲食開始。不過羅絲的身體越來越疲乏卻是一大問題，於是又加入了一些適當的活動及溫和運動，以對抗疲乏及刺激免疫力。在此同時，也立即開始一週兩次的高劑量維生素 C 靜脈注射（HDIVC），連續治療六週後再重新評估狀況。

　　在羅絲接受治療期間，安德森醫師和治療小組全程監看，並根據需要修改、調整療法或醫療措施。羅絲在初診時，就接受了一劑測試劑量的 HDIVC。

　　第一週治療後，羅絲覺得體力提升了。到第三週，她說：「聽起來就像我在編故事，但是我現在吃東西不覺得痛苦了，胃口也比之前好多了。」到了第五週，羅絲說她的消化問題消失了，現在她想吃多少就吃多少，而且體力好到可以重拾園藝工作了（她的體力真的恢復得很好，有一天還因為做了太多工作而拉傷了肌肉）。到了第六週，她的體力更是突飛猛進，腹部完全沒有任何不適症狀。

　　這時，安德森醫師把她的 HDIVC 減少到每週一次，療程為期八週。到了第十週，他要求做腹部超音波檢查，與最早的掃描做比較，察看腫瘤是否有縮小。掃描結果顯示，羅絲腹部仍有大量癌細胞，儘管如此，羅絲仍活力充沛，也沒有再出現消化問題。

　　到第十四週，安德森醫師去了外地，由他一個同事為羅絲複診。因為羅絲的情形很好，所以安德森醫師的同事讓羅絲暫停治療。結果不到三週她回診時，卻一臉疲憊、身體乏力，而且不太能進食了。

　　安德森醫師讓她恢復每週兩次的 HDIVC 治療，連續注射三週。她的體力再次回復，而且消化問題也不見了，於是安德森醫師把治療次數減少到每週一次，療程為期十二週。在此期間，羅絲的情況都很穩定。接著，安德森開始了「停藥試驗」，慢慢減少治療次數，並安排每四到六週做一次 HDIVC 治療。

　　在這段期間，羅絲歡慶了她的八十五歲生日，當天她打電話給那位說她活不到這一天的醫師，讓他知道她還活著。五年後，她在安德森醫師的診所過九十歲大壽。

寫這本書時，羅絲依然健在，沒有任何癌症的症狀，還歡度了九十二歲的壽辰。安德森醫師最近還和她談過話，她活得健康、活躍、快樂，腹部沒有任何不適。

病歷 2：食道癌

巴瑞是個六十八歲的男性患者，他去史坦格勒醫師的門診時，說他的嗓子啞了好幾個月，一直未見改善。他喜歡旅遊，去過許多國家。在此之前，他去看了耳鼻喉科，醫生說他是鼻涕倒流（鼻涕從鼻竇流進下咽部及喉咽部）。

根據耳鼻喉科醫師的診斷，史坦格勒醫師最初給他開了特定的營養品及飲食建議，通常這樣做，就能解決鼻涕倒流的毛病。然而，在針對症狀變化做了幾次調整治療後，史坦格勒醫師開始懷疑有其他病因了。他把巴瑞轉診給另一個耳鼻喉科醫師，檢驗後的結果是食道癌。

巴瑞罹患的癌症是由人類乳突病毒（HPV）引起的，他開始接受一系列的放療和化療。在他接受常規治療期間，史坦格勒醫師建議以營養補充劑支持免疫系統，並佐以排毒。巴瑞也開始接受 HDIVC 及臭氧療法（關於靜脈注射臭氧，會在第七章進一步說明）。

一開始，巴瑞的情況不錯，但在做過幾次放療後，喉嚨卻痛得不得了，不僅吞嚥困難，連話都說不清楚了，脖子上的皮膚也開始發紅並潰爛。史坦格勒醫師問巴瑞，腫瘤科醫師有沒有跟他說明放療的副作用有多嚴重，巴瑞說他完全沒有心理準備。

巴瑞向腫瘤科醫師探詢後，對方向他保證這是正常反應。巴瑞瘦了十一公斤，人變得非常虛弱。史坦格勒醫師改變他的輔助治療計畫，讓他每天從靜脈注射大量營養物質及脂質。由於吞嚥困難，巴瑞改為全天吃一種代餐飲料，不再吃固體食物。此外，史坦格勒醫師還添加一種含有葡萄糖胺、蘆薈萃取物及甘草萃取物的飲料，有助於治療喉嚨潰瘍。

　　這種整體療法很快就讓巴瑞的體重和體力穩定下來，也不再需要用手術把餵食管植入腹部。腫瘤科醫師沒有任何辦法幫巴瑞處理放療與化療的嚴重副作用，所以巴瑞很感激史坦格勒醫師能用整合療法來幫他恢復健康。

　　到目前為止，巴瑞的情況良好，已經恢復到生病之前的狀態。現在他每月做一次臭氧及維生素 C 靜脈注射，預防癌症復發。巴瑞說，他打算找時間和史坦格勒醫師一起去吃牛排、海鮮大餐，慶祝他擺脫病魔、重拾健康。

病歷 3：兒童白血病

　　癌症整合療法也適用於年幼患者。一個家長帶著年僅四歲的小女兒，向安德森醫師求助。莎拉罹患了一種罕見的兒童白血病，十一週大時就被診斷出這種遺傳性疾病。

　　莎拉做過了骨髓移植手術，捐骨髓的人是和她配對符合的哥哥。她也接受包括飲食、生活方式及自然醫療的整體支持療法。此後，莎拉的病情成功緩解了下來，但不幸的是，最近病情又起了變化。

　　莎拉的檢驗結果顯示，她的癌症正在惡化。腫瘤科醫師告知莎拉的家人，病情要緩解的唯一希望就是再做一次移植手術。問題在於，院方現在沒有任何方法能幫她緩解病情，為移植手術做準備。安德森醫師建議採用整合療法，設法讓莎拉回到緩解狀態，以便接受另一次移植手術。莎拉的治療會包括特殊飲食、營養補充劑以及靜脈注射，而且會透過實驗室的檢驗隨時監看她的情況。

起初安德森醫師試著使用 HDIVC 的兒科劑量，但不幸的是，單獨使用 HDIVC 起不了作用，驗血顯示癌症還在持續惡化。接著，在莎拉的靜脈注射治療中，加入了一種稱為「青蒿琥酯」（artesunate）的青蒿素類藥物。青蒿琥酯是黃花蒿的萃取物，一向都是全球廣泛使用的瘧疾特效藥，而安德森醫師則是率先將此藥用於治療乳癌及其他癌症的醫師之一。遺憾的是，青蒿琥酯和 HDIVC 併用，依然沒有療效，驗血顯示莎拉的病情仍在持續惡化。

為了幫助莎拉，安德森醫師與她的父母討論一個處於實驗初期階段的代謝療法。這個療法結合了兩種具有潛力的抗癌成分，可以鎖定癌細胞代謝異常的一個弱點。在此之前，安德森醫師曾安全使用過這個療法治療一名患有淋巴癌的成人。

莎拉的家人要做的是一個非常困難的決定。這種複方藥物以前從未用於治療兒童，也從未用於治療白血病。但是，在沒有其他常規療法的選擇下，加上時間緊迫，莎拉的父母只得接受這種創新療法。

無庸置疑的，風險非常高。安德森醫師知道他所建議的這個療法在理論上雖然可行，但也有可能沒有效果。他渴望能夠幫助這個小女孩，如何權衡拿捏他也很為難。萬一這個療法沒有作用，莎拉很可能會死。

治療後所做的第一次檢驗結果，帶來了一絲希望。雖然癌症沒有好轉，但首次沒有出現惡化的跡象。第二組檢驗的結果，顯示「壞細胞」的數量減少了。更令人難以置信的是，第三組的檢驗結果，顯示癌細胞完全消失了！

為了保險起見，安德森醫師額外多治療了幾個禮拜。然後，莎拉的哥哥再度捐出細胞，讓莎拉接受了另一次移植。手術成功後，莎拉順利出院返家。

接下來，莎拉還是繼續接受安德森醫師的照護，情況一直保持穩定，緩解狀態維持了相當長的一段時間。雖然骨髓切片檢查顯示，仍有少數殘餘的白血病細胞，但莎拉已能過相對正常的生活，大部分時間都和家人一起待在家裡。

就這個癌症的類型而言，這已經算是相當長時間的緩解期了。遺憾的是，三年後莎拉的白血病復發了，這次安德森醫師雖然嘗試了幾種療法，也有不同程度的療效，但最後莎拉還是走了。她不是直接死於癌症，而是死於感染。

莎拉的父母對於女兒能夠跟家人有更多的共處時光，一直心懷感恩，也很慶幸她在緩解期間一直過得很開心。以莎拉的例子來說，生活的品質與生命的長短一樣重要。

病歷 4：攝護腺癌

七十歲的約翰是精神矍鑠的老農民，得了攝護腺癌，已經擴散到脊椎和骨盆。雖然約翰告訴腫瘤科醫師他不想做化療，但他確實有一個目標——他想親眼見到當時才九歲的孫子高中畢業。

雖然史坦格勒醫師不能做任何保證，加上約翰居住的地方到他的診所開車需要五個多小時，能做的治療相當有限，不過他還是立即讓約翰進行積極的整體治療，並採行抗癌飲食。由於約翰一生務農，農藥暴露多年，所以也讓他連續做好幾個月的排毒療程。他開始服用有特定研究支持的藥草萃取物，讓他不堪負荷的免疫系統快速增強以回擊癌症。

治療結果很驚人。六個月後的掃描結果顯示，約翰的腫瘤明顯縮小，而且自訴已有重獲健康的感覺。兩年後，史坦格勒醫師接到約翰打來的電話，他告訴史坦格勒醫師他目前的身體狀態良好，儘管體內仍有惡性腫瘤，人卻不顯病態，連他的醫師們也感到驚訝。約翰繼續採用史坦格勒醫師所建議的治療方案，更令人驚喜的是，他果真參加了孫子的高中畢業典禮！

病歷 5：化療後遺症

道恩六十六歲，直到乳癌蔓延到淋巴結而接受治療之前，一直是個充滿活力、閒不住的人。她做了乳房切除術，接受一連串化療，等到身體、心理及情緒都一塌糊塗之後，才來看史坦格勒醫師的門診。

化療是一種預防措施，以防手術後仍有癌細胞在血液裡游走。第二次治療後，道恩的頭髮脫落，身體變得孱弱。做完第四次治療，她的日常幾乎無法自理。她的骨骼和關節疼痛，一直覺得反胃噁心，記憶力和注意力嚴重受損，而且還有嚴重的疲勞現象。

她見到史坦格勒醫師時，淚流滿面地說她後悔接受化療。距離她最後一次化療結束已有一個月，而她還沒有從化療的副作用中回復過來。史坦格勒醫師安慰道恩，向她保證他們可以使用一些自然療法幫她逆轉副作用。

道恩搭機飛到史坦格勒醫師的診所後，只有一週時間做治療，所以史坦格勒醫師立即開始進行靜脈營養輸液的每天治療，這些營養劑包括穀胱甘肽、維生素 B、維生素 C、礦物質及鎂，重建細胞能量，讓身體把化療殘留下來的廢物排出體外。他還開了口服的營養補充劑，促進肝臟和腎臟排毒，讓健康的脂肪支援大腦和神經系統的正常運作。

道恩做完第二次靜脈輸液治療後，身心就有了顯著的改善。到了療程的第五天，長足的進展好到讓她嘖嘖稱奇。等到療程最後一天時，她說她的所有症狀已經好了八成五，神奇的療效簡直不可思議。

兩週後，她打電話給史坦格勒醫師，說親友們告訴她，她的情緒和體力都跟以往截然不同。她不再受嚴重的「化療腦」*所苦，骨骼和關節也不再疼痛。道恩帶著滿滿的能量，恢復了以往應接不暇的行程，而且顯然還行有餘力。

本章重點摘要

　　以上所舉案例，只是我們參與治療的數百起成功病例的一小部分。在本書中，你將會發現更多的相關案例，證明癌症整合療法可以在任何人的抗癌過程中發揮重要的作用，當然也包括你在內。《超效抗癌》這本書，將會帶你深入了解目前最令人振奮、最先進的癌症整體醫療及另類療法，其中也包括一些詳細步驟的指導，以及你在生活中需要立即用到的醫療資源。

_____

＊編按：所謂化療腦（chemo brain）是形容病人在化療期間或之後，腦部出現的認知後遺症，包括健忘、缺乏集中力、注意力分散、心算速度減慢及其他癡呆狀態等等。

第 **2** 章

治標更要治本
阻斷所有致癌的危險因子

癌症是一種複雜的疾病，已知的原因不一而足。當改變後的細胞分裂失控，形成稱為「腫瘤」的組織時（不包括白血病，白血病是因為血流中異常的細胞分裂而影響了正常的血液功能），癌症便會侵害身體。腫瘤會生長，會影響消化、神經及循環系統，還會釋出荷爾蒙改變身體機能。

一個世紀以來，癌症的形成原因一直是人們廣泛討論、發現及爭論的議題。在這一章中，我們會提供最新的幾個觀點，這些觀點都有科學依據，而且也跟我們在書中介紹的幾類成功療法息息相關。

恆定性是指身體的系統或細胞在受到挑戰後，恢復正常健康狀態的能力。恆定性被破壞，通常發生在細胞癌變的初期。免疫系統（甚至細胞本身）理應阻止異常細胞的複製，這也是為什麼有人會罹癌而有人不會的原因。一旦這個免疫的過程沒有完成任務，異常的細胞（沒有恆定性的限制）就可以複製，製造出其他的癌細胞。

癌症這樣初步「誕生」之後，在初期以及擴散和生長的過程中，有兩個主要考量的因素：一是影響恢復身體恆定能力的因素，二是引發惡性腫瘤生長與躲過免疫系統的誘因。

在討論這兩個關鍵領域之前，我們不妨先來看看現代腫瘤學界一致認同的癌症科學特徵：

癌症的共同特徵涵蓋人類腫瘤在多重發展階段期間所逐漸獲得的八個生物學能力。這些特徵提供了一個統攝原則來合理化腫瘤的複雜性，包括持續的增殖訊號、逃避抑制生長因子、抵抗細胞死亡、無限的複製能力、誘導血管新生、啟動侵襲和轉移、重整能量代謝的方式，以及逃離免疫系統的追殺。基因組不穩定促生了這八大特徵（基因不穩定讓產生這些特徵的基因發生突變）和免疫性炎症（促進多種特徵能力的獲取）。除了癌細胞本身，腫瘤還表現出另一種複雜性：它們還包含一群已被吸收但表面上看起來正常的細胞，這些細胞營造腫瘤的微環境，幫惡性腫瘤細胞取得上述這些特徵[1]。

雖然這個定義可能遺漏癌症一些細微的特徵，但是卻能勾勒出癌症在防治方面需要解決的許多方面。為了切合本書主題，我們會總結癌變的幾個主要領域來討論，包括癌症形成的主要理論、主要的致癌因子，以及促進與阻止癌症生長的因素等面向，而以上這些都與剛才提到的癌症共同特徵有關。

癌症形成的三個理論

一旦免疫系統與你本身細胞的內部機制沒能成功阻斷癌細胞，癌細胞就能存活下來並不斷複製，其中的原因有很多不同的理論。

關於癌細胞生長的三個主要理論，分別與遺傳學（基因組）、細胞的設計／細胞力學（細胞組）及代謝（代謝組）有關。事實上，以上三組或多或少都牽涉在內，更進一步研究的話，甚至有可能還相互影響。在描述癌症的這三個主要理論時，我們想要指出的一點是：一旦有多個理論並存，通常表示它們確實各有各的「貢獻」，只是看待問題的角度不同而已。

理論一：從基因組下手

癌症基因大致可分為「致癌基因」和「抑癌基因」兩大類。雖然這個領域內還有其他種類的基因，但是用這兩個名稱來形容這個理論最為貼切。我們可以把致癌基因想成車子的油門踏板，致癌基因發生突變就像是持續踩油門[2]。至於非突變抑癌基因的作用就像剎車，可以抑制腫瘤生長。這個基因組理論一直是過去五十年的主流理論和研究重點，也是部分以遺傳學為基礎的研究目標。然而，近年來對人類基因組的理解，並未如同當初所想的那樣帶來許多癌症的新療法。這個領域還在不斷擴展研究，希望能為治療癌症帶來希望，當前的首要之務則是控制那些能夠經由基因手段來引發或助長癌症發展的致癌物質，並知道如何避開它們或是減輕它們的作用。

理論二：癌症幹細胞／滋養層理論

二十世紀初，英國胚胎學和組織學者約翰・比爾德（John Beard）提出的滋養層理論，在許多方面都是現代「癌症幹細胞」理論的先驅。癌症的滋養層理論認為，滋養層細胞（與胎盤形成有關）可以接收到導致它們癌變的訊號[3]。癌症幹細胞理論則提出，「在所有癌變的細胞中，有少數細胞能像幹細胞一樣自我繁殖並維護惡性腫瘤，就像正常的幹細胞那樣自我更新以及維護我們的器官和組織。從這個觀點來看，不是幹細胞的癌細胞能夠引起問題，但是它們不能長期持續攻擊身體……因此理論上，癌症幹細胞是從正常的幹細胞或正常幹細胞所分化出來的前驅細胞所產生的。[4]」

既然兩個理論如此相似，為何彼此之間又會出現差異呢？原因就在於與時俱進的科技，科技的進步提出了更好的解釋及結構性描述。滋養層理論始於一九二〇年代，而癌症幹細胞理論則遲至數十年後才出現。然而，要說滋養層理論在科學文獻中完全銷聲匿跡了，倒也不盡然，因為在二〇〇八年[5]和二〇一五年[6]還能找到相關的論文發表。

二〇〇八年在伯利（A. R. Burleigh）發表的一篇論文中，不但提到了滋養層理論，也提到了它與更晚近的癌症幹細胞理論之間的關聯。伯利的論文把這兩個相隔半世紀的理論銜接起來：

> 約翰・比爾德醫師於二十世紀初提出的癌症滋養層理論，最初看起來可能與現有的癌症模式和療法無關，然而，這個理論的基礎卻非常類似癌症幹細胞理論。比爾德醫師發現有很大一部分的生殖細胞，在胚胎發育的過程中從後腸移往生殖脊時，從來沒有到達最後的目的地。在某些情況下，這些遊蕩的生殖細胞受到異常刺激後會產生腫瘤。簡而言之，癌症幹細胞理論推測有一小群啟動和維持腫瘤的致瘤細胞存在，而這些細胞有可能就是源自正常的幹細胞。這兩個理論都是以單一原始細胞有可能形成腫瘤為出發點，這對治療癌症有重要意義，因為這代表只有一小部分的細胞需要成為腫瘤切除的目標[7]。

最近發表的論文已經證實這個理論的機轉、科學及治療的潛力[8]。

理論三：代謝理論，粒線體受損的後果

　　過去五十年來，癌症研究人員主要鎖定的是癌症的基因突變。一九二〇年代，諾貝爾醫學獎得主奧托・瓦爾堡（Otto Warburg）認為癌症主要是一種細胞代謝錯亂的疾病[9]。這個理論激發出將癌症視為一種代謝疾病的想法，或者也可以說是癌症的「代謝理論」。

　　如同其他事物，隨著科學的進展，我們對這些理論以及這些理論根據的機轉有了更深入的了解。這類新發現不勝枚舉，其中之一便是癌細胞產生能量的部分（也就是粒線體）基本上是受損的，這會讓癌細胞的代謝方式與正常的健康細胞不一樣。我們現在已經能夠「看出」健康細胞和癌變細胞之間的變化和差異，同時也能看出瓦爾堡醫師的描述基本

上仍是正確的 [10]。

那麼，癌症的遺傳理論和代謝理論有沒有交集呢？為了簡化這個非常深奧的問題（這是許多腫瘤學書籍及傑出研究所探討的主題 [11]），我們會對這個交集做一個簡單的歸納。首先，細胞核基因體（允許生物體生長與發育的遺傳物質）的忠實性與粒線體的功能密切相關，所以如果粒線體「變壞」，自然就會影響基因體。癌症活化可能是能量代謝變化的下游後果（經由受損的粒線體和基因變化），從而產生癌症的「雪球效應」，而這一切對癌症的治療和預防都有重要影響 [12]。

如你所見，這些理論其實沒有真正的對錯，而是檢驗癌症存在與持續性的不同方法。這些理論唯一會妨礙預防、治療或治癒癌症的機會，就是治療時只依賴其中一種理論，而對其他理論視而不見。我們的目標是尊重這些理論的科學性和真理，並且描述預防、治療及協同作用的方法，幫助你接受最好的治療。

癌症的誘發、助長，以及癌症治療的抗性

找出誘發、助長或對癌症治療產生抗性的因素，是治療和預防的關鍵目標。最主要的幾種因素，只要好好觀察幾種常見的癌症危險因子就能找到蛛絲馬跡 [13]。

除了遺傳學，傳統腫瘤學通常把致癌風險分為以下兩大類：

• 有毒物質的影響
• 發炎的影響

有毒物質的影響包括抽菸、喝酒、其他致癌化學物品、真菌毒素，

以及其他外在（或體內產生）的毒素[14]。

發炎的影響包括放射線、肥胖症，以及所有種類的發炎和各種感染（包括口腔和口咽感染）[15]。

我們認為沒有將其他重要的根本原因（例如美國國家癌症研究所列出的危險因子）列入考量，等於把問題過度簡化了。這些原因包括[16]：

- **年紀**：癌症確診的年齡中位數是六十六歲。
- **喝酒**：提高罹患口腔癌、喉癌、食道癌、喉頭癌、肝癌及乳癌的風險。對菸酒都不忌的人來說，罹癌風險更高。
- **致癌物質**：最常見的是抽菸，以及在紫外線下曝曬過久。美國國家癌症研究所也列出許多環境中的致癌物質：
  - 黃麴毒素：由真菌產生的代謝產物，主要見於保存不當的玉米、花生、棉花籽、堅果之類的農作物。
  - 馬兜鈴酸：強烈致癌性的有機化合物，天然存在於某些被稱為馬兜鈴屬（*Aristolochia*）的植物中。
  - 砷：天然存在於空氣、水及土壤中的有毒物質，人們會經由抽菸、遭污染的飲用水及食物來源接觸到砷。
  - 石棉：天然的纖維礦物，多用於製造絕緣和防火材料、自動剎車及牆板材料。石綿暴露問題大都發生在建築業和船隻修理。
  - 苯：主要用作化學業和製藥業的溶劑。
  - 聯苯胺（benzidine）：非自然存在而是被人為製造出來的化學物質，用來製成布、紙和皮革的染料。
  - 鈹：存在於自然界的金屬，多用於航太工業零件、電晶體、核子反應器、高爾夫球桿等消費性及商業產品。
  - 丁二烯（1,3-butadiene）：重要的化工原料，用於生產輪胎和塑料品等合成橡膠商品。

✓ —鎘：存在於環境中的天然元素，通常用於電鍍及製造電池、顏料及塑料製品。

✓ —煤焦油和煤焦油瀝青：煤焦油主要用於生產精細的化工產品和煤焦油產品。煤焦油瀝青用作塗料和油漆的基底，以及瀝青產品的黏合劑。

✓ —煉焦爐蒸氣：煙煤在煉焦爐中加熱以生成煤焦時所排放的有毒氣體（煤焦是煉製鋼鐵的燃料）。

✓ —結晶型二氧化矽（可吸入的大小）：存在於石塊、土壤及砂子中，也見於混凝土、磚、砂漿及其他的建築材料。

✓ —毛沸石（erionite）：天然存在於纖維礦物中。毛沸石的碎石常用於鋪設路面，因此很多時候會對造路及修路工人造成危害。

✓ —環氧乙烷（ethylene oxide）：用於生產防凍劑、殺菌劑等化學製品的有機化合物。

✓ —甲醛：天然存在的有機化合物，也是化學工業的原料之一，常用於建築材料中，也做為殺菌劑和防腐劑使用。

✓ —六價鉻化合物：金屬鉻天然存在於地殼、空氣、水、土壤及食物中，而六價鉻是鉻的化合價之一，經常用作著色劑、防腐蝕劑及電鍍的防鏽塗料。

✓ —家用燃煤的室內排放物：為取暖或煮食而在室內燒煤炭。

✓ —未處理與輕度處理的礦物油：一般指的是蒸餾石油所產生的液態副產品，以便從原油煉製汽油和其他產品。

✓ —鎳化合物：鎳是天然存在於地殼中的金屬，而鎳化合物是由鎳及其他元素所形成的化合物，有許多工業用途，包括電池及牙科材料。

- 氡：由岩石和土壤中的鈾、釷和鐳等元素在正常衰變時所釋放出來的一種放射性氣體。
- 二手菸（被動或非自願吸入的環境菸煙）。
- 煤煙：一種因碳氫化合物（包括木柴、燃油、塑膠製品及家居垃圾）燃燒不完全而產生的碳粒子。
- 含硫酸的無機強酸霧：硫酸可能從各種製造過程中產生。
- 釷：天然存在於土壤、岩石及水中的放射性金屬元素。
- 氯乙烯：無色的有毒氣體，主要用於聚合反應形成聚氯乙烯（PVC）；聚氯乙烯的用途很廣，可用於製造汽車零組件、家具及包裝材料。
- 木粉：木材切割時所形成的粉塵。

- **慢性發炎**
- **飲食**
- **荷爾蒙**：某些荷爾蒙（特別是合成的荷爾蒙）可能提高罹患與荷爾蒙有密切關聯的癌症風險，例如乳癌。
- **免疫抑制**：例如抑制免疫系統的藥物，比如接受移植手術的患者會用藥物來降低身體對移植器官的排斥反應。也包括慢性感染。
- **病原體**：對可以引致疾病的生物及非生物的一個泛稱，例如：
  - EB 病毒（人類皰疹病毒第四型）
  - B 型肝炎病毒（HBV）和 C 型肝炎病毒（HCV）
  - 人類免疫缺乏病毒（即愛滋病毒，HIV）
  - 人類乳突病毒（HPV）
  - 人類嗜 T 淋巴病毒第一型（HTLV-1）
  - 卡波氏腫瘤病毒（KSHV）
  - 默克細胞多瘤病毒（MCPyV）

一已知是致癌危險因子的細菌，例如幽門螺旋桿菌（*Helicobacter Pylori*）；與癌症有關的寄生蟲，例如泰國肝吸蟲（*Opisthorchis viverrini*）和埃及血吸蟲（*Schistosoma haematobium*）。

- **肥胖症**：體重過重或肥胖跟多種癌症風險有關，包括停經後乳癌、子宮內膜癌、膽囊癌、腎臟癌、胰臟癌、甲狀腺癌。肥胖也會提高死於癌症的風險。體脂肪過高會增加雌激素、血糖及胰島素的濃度，也會讓身體長期處於慢性發炎的狀態。這些都可能導致癌症。

- **放射線**：波長短、頻率高、能量高的射線（稱為游離輻射）可能會損害 DNA 和致癌，這些射線來自核電廠、醫學造影及醫學檢驗，包括胸腔 X 光、電腦斷層掃描、正電子放射斷層攝影及放射線治療。手機發出的低能量電磁波雖然是非游離輻射，現在也被認為與某些罹癌風險提高有關，例如腦癌和白血病。其他的低頻電磁場也開始受到關注，包括輸電線纜、電線、廣播天線（廣播與電視）、微波爐、無線電話、基地台、電視和電腦螢幕、無線區域網路（Wi-Fi）、數位電表和瓦斯表（智慧電表）。

- **陽光**：來自陽光的紫外線是皮膚癌的危險因子，室內日曬床的紫外線也一樣。

- **菸草**：可引起多種癌症，包括肺癌、咽喉癌、口腔癌、食道癌、喉癌、膀胱癌、腎臟癌、肝癌、胃癌、胰臟癌、大腸癌、直腸癌、子宮頸癌及急性骨髓性白血病。

　　以上清單並不詳盡，我們會在第三章討論其他危險因子，包括不健康的消化系統、潛在的環境致癌物，以及精神壓力和心理壓力。

　　此外，雖然缺乏運動一般不被視為是癌症的根本原因，但我們確實知道有定期運動習慣的人可以降低罹患糖尿病、肥胖症及體重過重的風險，而上述這些都是癌症已知的危險因子。

　　在第五章，我們會提供有力的證據來證明不當的飲食是癌症最重要的潛在原因。

　　其他健康因素也會影響身體排毒和維持最佳免疫力的能力，儘管這些因素尚未被證明有致癌風險。其中之一是身體的構造和排列：姿勢、脊椎排列及肌肉張力等等因素都會影響神經、循環及淋巴的功能，從而直接關係到包括免疫系統在內的所有器官系統。整脊、整骨、按摩以及其他形式的人體功療法（bodywork），對於提升防癌和抗癌的免疫功能多有助益，但往往被低估。

　　下圖是患者初次看診或尋求整合療法時，我們用來評估根本病因的

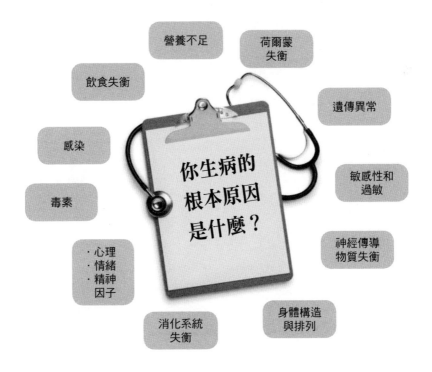

營養不足

荷爾蒙失衡

飲食失衡

遺傳異常

感染

敏感性和過敏

毒素

你生病的根本原因是什麼？

神經傳導物質失衡

・心理
・情緒
・精神因子

消化系統失衡

身體構造與排列

簡易問診表。

　　避開危險因子，並優先採用證據本位的預防策略，可以預防三到五成的癌症發生率，效果好得驚人[17]。移除感染（給予適當的治療）及毒素（淨化、清除及排毒）等致癌因子，是治療和預防癌症雙管齊下的好方法。及早發現及早治療也能減輕癌症的負擔，許多癌症只要發現得早並且治療得當，治癒率都很高[18]。

　　了解癌症形成的原因，對於癌症的防治非常重要。整合療法的醫師會幫你找出你可能會有的危險因子；而檢驗技術的長足進步，也讓你能更深入地評估風險。

第 3 章

不只要活下來，還要活得好

常規醫療與整合療法的比較

在治療癌症方面，常規醫療與整合療法所使用的方法有同有異。了解這兩個療法的基本原理、診斷方法及治療方式的共同點與顯著差別，就能在癌症的防治上為自己或親人做出更好的選擇。

什麼是治癒？什麼是緩解？

不論是常規醫療或整合療法，其目的都是幫助罹癌者實現治癒的目標。以傳統的醫學術語來說，治癒的定義是「治療後體內沒有發現癌細胞，而且癌症永遠不會復發」[1]。顯然，除了永遠不曾罹癌之外，這會是最好的結果。對某些人來說，這個最好的情況實現了，但有些人卻沒有這麼幸運。

然而，對癌症醫療而言，**治癒**的定義不見得這麼簡單，因為研究人員通常用五年以上不復發當作痊癒的定義標準。即便如此，由於癌症復發的可能性永遠存在，所以許多腫瘤科醫師寧可不使用**治癒**一詞，而是使用**緩解**。

美國國家癌症研究所（NCI）對緩解的定義如下：「癌症跡象和症狀減輕，可分為部分緩解或完全緩解。完全緩解時，所有癌症的跡象和症狀都會完全消失。[2]」

預後與存活率

「預後」是常用的一個醫學名詞，尤其是腫瘤學，指的是「疾病發生後，對疾病未來病程及結果的一個預測；康復或復發的機會」[3]。罹癌後，許多人很自然的會詢問病情有多嚴重，存活的可能性有多大。這是在癌症確診後以及在治療過程中，醫師和患者最難以討論的問題之一。患者想要知道的是，自己的癌症能否成功治療和（或）處理，以及最好的治療方法是什麼。

美國國家癌症研究所列出在評估預後時，需要考量的若干因素：

- 癌症類型以及罹癌部位。
- 癌症分期：與惡性腫瘤的大小，以及是否擴散到身體其他部位有關；大致可分為四期。
- 癌症分級：指的是癌細胞在顯微鏡下的異常程度。分級可以提供關於腫瘤生長和擴散速度的線索。
- 癌細胞的某些特性。
- 你的年齡以及罹癌前的健康程度。
- 你對治療的反應如何[4]。

預後是以大量的統計數據當作依據來進行評估，但用來預測你的結果未必準確。話雖如此，在面對癌症的常規醫療與整合療法的選擇時，預後的評估還是有幫助的。在與癌症治療小組對話並評估醫療選擇時，熟悉預後的相關資訊是件好事。以下是美國國家癌症研究所提供的一些最常用的統計學術語：

- **癌症相關存活率**：這是罹患特定類型及階段的癌症患者在確診後一定時間內沒有死於癌症的比率；期間可能是一年、兩年或五年不等，而五年存活率是醫界最常使用的評估期間。癌症相關存活率也稱為「疾病相關存活率」，在大部分情況下，癌症相關存活率是以醫療紀錄上的死因為準。
- **相對存活率**：這個統計是另一個用來評估癌症相關存活率的方

法，但不計入死因。這種存活率是比較同樣年齡及性別的癌症患者與未被診斷出患有癌症的一般族群，在某個年限的存活率。

- **整體存活率**：這是指罹患特定類型和期別的癌症病人在確診後的某一段時間內，沒有死於任何原因的比率。簡單來說，就是在這段追蹤時間內，癌症病人活下來的比率。
- **無病存活率**：這個統計又稱為「無復發存活率」或「無惡化存活率」，是指在治療後的某段時間內，癌症病人沒有復發、轉移且仍活著的比率[5]。

存活，不只是活下來

「存活」也是腫瘤學常用的一個名詞，可被定義為：「從積極治療過渡到康復」[6]。就癌症而言，就是「癌症從致命的疾病轉變為大多數確診病人在接受治療後，獲得長期無病存活的狀態」[7]。

就癌症存活而言，有一位腫瘤科護理師也是癌症患者寫了這一段有意義的見解：「存活不只是跟患者**能否**活下來或是能活**多久**有關，也關係到他們是否活得好、活得有希望。[8]」我想，我們都會認同以上的說法。存活的概念是不把癌症當成絕症來治療，而應該是把癌症當成慢性病來治療。在癌症整合療法方面，當真正的「治癒」無法實現時，治療的目標在於把癌症患者當成慢性病患來治療，同時延長他們的生命，以及提高他們的生活品質。

維持生活品質，就跟治療一樣重要

一直以來，整合療法所關注的都是所有慢性病患者的生活品質。換言之，有高品質的生活，活得久才會更有價值。我們發現對大部分罹患癌症的人而言，他們對成功治療的判斷標準，往往不是活得長而是活得好，也就是說他們更看重生活品質。

幸運的是，傳統腫瘤醫學對於生活品質的覺知及接受度，都在不斷提升中。我們可以理解癌症存活者對於未來生活品質的憂慮，包括疼痛的程度、治療的副作用、認知功能、性慾／親密行為、體力、心情、社會與精神支持、身體意象 * 以及人生觀等等。

對走到生命盡頭的癌末患者來說，生活品質也同樣重要。波士頓的丹娜法伯癌症研究院（Dana Farber Cancer Institute）研究人員發現，有九個關鍵因素可以解釋臨終患者生活品質出現差異的原因。

- 臨終前一星期住在加護病房。
- 在醫院死亡。
- 研究開始時，患者憂慮的程度。
- 研究開始時，有宗教祈禱或靜坐習慣。
- 癌症治療的部位。
- 臨終前一星期使用餵食管。
- 在診所或醫院內的慈善關懷。
- 臨終前一星期做化療。
- 研究開始時的醫病關係。

醫師會給你一份問卷，用來評估你的生活品質。這種評估可以幫助你決定未來的治療方式，並了解短期和長期的成效。重要的是，你、你

---

*編按：body image 指的是個體如何看待自己的外型及如何評價自己的身體。

的家人、照顧者及醫師都要了解你對臨終照護以及任何住院治療或加強
療護的希望和目標是什麼。

癌症的診斷與偵測

　　毫無疑問的，診斷癌症時使用的是常規的診斷技術。整合療法的醫
師也建議使用同樣的檢驗方式，盡早找出患者罹患的癌症類型、期別與
級別。至於需要做哪些診斷性檢驗，則視患者的年齡、身體狀況、疑似
癌症類型、症狀類型及實驗室的檢驗結果而定。

　　以下是篩檢及辨識癌症的幾種常見診斷性檢驗：

大腸攝影檢查：這種鋇劑灌腸檢查，會讓患者喝下顯影劑，然後做
大腸和直腸的 X 光攝影。顯影劑可以顯示出更清晰的影像，以便
找出發生癌變的腫瘤。

活體組織切片檢查：從疑似惡性的腫瘤取出組織樣本，放在顯微鏡
下檢查。檢體通常是用針穿刺採集，也可以使用特殊工具在手術中
或是透過內視鏡摘取細胞或組織。

骨髓穿刺及切片檢查：從骨髓抽吸骨髓液或取出一小塊活組織，以
了解骨髓內血細胞（血球）的生成情況。這項檢驗用於診斷血癌。

骨骼掃描：用於檢查生發於骨骼或轉移至骨骼的癌症，先靜脈注射
少量放射性物質，然後用測量放射性的掃描儀進行全身骨骼掃描。

結腸鏡檢查：將帶有內視鏡的光纖管插入肛門，慢慢通過直腸與結
腸，檢查有無異變，例如大腸直腸癌或癌前息肉。

電腦斷層掃描：簡稱 CT 或 CAT 掃描，這是結合 X 光及電腦科技
的診斷工具，以 X 光從不同角度照射身體，再利用電腦將資料組

合成掃描部位的 3D 立體影像。

肛門指診：醫生戴上手套、塗上潤滑液後，直接將手指插入患者直腸檢查有無異常，例如下直腸部位、骨盆、下腹部、男性攝護腺以及女性子宮的惡性腫瘤。

心電圖與心臟超音波：測量心臟電氣活動和血管結構的檢查，可能在某些會損害心臟的癌症治療（例如化療）進行前、進行中或進行後做這項檢驗。

內視鏡：使用一根細長的光學鏡頭經由各種管道伸入人體內，以檢查食道、胃、大腸、耳朵、鼻子、喉嚨、心臟、尿道、關節及腹部等身體內部的情況。

糞便潛血檢驗：大腸直腸癌的篩檢，以找尋糞便潛血。

實驗室檢驗：指的是血液和尿液檢驗，可以從中找出跟癌症有關的生物標記。這是發現癌症的有利工具，但不能單獨靠實驗室檢驗來診斷癌症。

核磁共振攝影（MRI）：使用機器配備的磁圈來掃描患者身體，再用電腦連結建立一個身體組織的 3D 診斷影像，顯示出身體部位的詳細影像。

乳房攝影：用低劑量的 X 光來檢查乳房組織的變化，能偵測各種乳房腫瘤、囊腫等病灶。3D 乳房攝影也稱為乳房斷層合成技術（breast tomosynthesis），這是一種新型的乳房攝影術，可將掃描的影像以 3D 立體影像呈現。

多閘門控式心室造影掃描（MUGA scan）：這是使用放射性示蹤劑和一種特殊的攝影機拍攝心臟每個心跳泵出血液的情形。由於有些化療藥物會影響心臟，因此要先檢查心臟功能是否運作正常，以確保心臟在化療時不會受損。

子宮頸抹片檢查：又稱為巴氏檢驗（Pap test），從女性子宮頸取出細胞，檢驗子宮頸有無癌前與癌症變化，是第一線的篩檢工具。

正子攝影（PET）：注射一種類似葡萄糖的放射性示蹤劑，由於癌細胞會快速消耗更多的葡萄糖，只要葡萄糖代謝異常就會顯現在電腦影像上，醫師可藉此看出是否有癌細胞，以及癌細胞是否擴散，並監看腫瘤對化療的反應。經常和 CT 掃描合併使用，稱為正子電腦斷層掃描。

乙狀結腸鏡檢查：使用一條細長可彎曲的軟式乙狀結腸鏡由肛門慢慢推入直腸，醫生可從電視屏觀察及診斷結腸、直腸內的病變。

糞便檢查：採集糞便檢體測量 DNA 生物標記，可以偵測大腸直腸是否有病變及發生癌變的可能性。

腫瘤基因體學（Tumor genomics）：針對某些腫瘤類型找出其特徵的基因分型檢驗，可做為治療參考。

腫瘤標記：測量血液、尿液或組織裡的某些特殊物質，用來追蹤癌症治療的效果。此外，當這些物質含量高時，代表有罹癌可能。

超音波檢查：一種醫學影像學的診斷技術，利用超高頻聲波來呈現體內器官與組織的構造。跟 X 光不同的是，超音波不會產生危害人體的游離輻射。

醫學新發現，非常規的檢驗方法

在本書出版時，可能已有其他方法可用來評估癌症。雖然我們無法做到如同百科全書的程度，但仍盡可能地提供一些有潛力用來評估癌症的醫療新方法。當然不是所有的檢測方法在任何時間都適用，而這正好凸顯出整合療法醫師的重要性，他們可以幫助患者在評估病情時如何選用最好的檢驗方法。以下是部分能用於評估癌症的檢測方法：

8- 羥基去氧鳥糞嘌呤核（8-OHdG）：8-OHdG 是 DNA 氧化後的主要產物之一，細胞中 8-OHdG 的含量可做為 DNA 氧化損傷指標，用以評估個體所承受的氧化壓力。這是疾病在逆轉或惡化時的另一個非特異性指標[9]。

抗致惡性素抗體血清檢測（AMAS）：AMAS 檢測是一種比較古老的非特異性癌症檢測方法，主要用來判定血液內的抗體濃度以早日發現癌症。近年來，AMAS 檢測越來越沒有說服力，加上還有更敏感的檢測方法可用，之所以收錄於此，只為了方便讀者參考[10,11]。

化療藥物敏感性檢驗：指的是在實驗室中用腫瘤細胞來檢測特定細胞對某種癌症療法的敏感度。有很多實驗室都在做這種檢測，整合療法的醫師通常會根據他們和實驗室合作的經驗、所在位置及檢測的長期結果而各有使用偏好[12,13]。

循環腫瘤細胞檢測及循環腫瘤 DNA 檢測

循環腫瘤細胞（CTC）是從原發部位或轉移性腫瘤脫落，並在血流裡循環的癌細胞。在癌症患者身上鑑別與分離 CTC 可以取代常規的切片檢查或兩者一起使用，以評估即時可能發生的情況。這個技術可用來評估患者的預後，以及他們對治療的反應。

循環腫瘤 DNA（ctDNA）：腫瘤細胞釋放到血漿中的 DNA，攜帶著跟原發腫瘤組織一致的基因突變，檢測 ctDNA 可以揭開腫瘤組織的突變資訊，目前已成為癌症分析較常見的一個方法。頃近的藥物療法把與患者癌症有密切關聯的特定基因突變當成目標，根據所獲得的突變資訊可以當成臨床用藥的參考，獲得更好的治療結果，並產生較少與治療相關的副作用 [14,15]。

人類絨毛膜促性腺激素（HCG）：這是一種由人類胎盤所分泌的荷爾蒙，根據其濃度可確認是否懷孕。HCG 也是很好的癌症指標，罹患某些癌症時，這種荷爾蒙的濃度會升高，並能促進腫瘤生長。有些癌症病例在追蹤治療期間的進展時，也會從尿液或血液中檢測 HCG 的濃度 [16,17]。

α-N- 乙醯乳糖胺酶（Nagalase）：在很多癌症病人身上，癌細胞會分泌這種 α-N- 乙醯乳糖胺酶，這是反映癌負荷的指標，有可能是癌症加強發展的一個跡象。在本書第七章所提到的兩種療法：葡萄糖 - 苯甲醛順勢療法及活化巨噬細胞療法 [18]，可以切斷產生 α-N- 乙醯乳糖胺酶的生化途徑，弱化腫瘤的免疫逃避作用 [19,20,21]。

IvyGene 檢驗：這是一種新型的癌症血液檢驗，使用先進的 DNA 定序方法檢測血液樣本中循環腫瘤 DNA（ctDNA）的 DNA 甲基化模式（發生癌變，必會出現異常的 DNA 甲基化模式）。除了檢測癌症外，還可確定腫瘤在體內的位置 [22]。

轉化生長因子 β（TGF-β）：這是一種多功能的細胞激素，可用於監測及治療炎症和腫瘤的特定進程。如同許多其他的組織因子，TGF-β 也是人體內許多種細胞都會分泌的一種激素，但在許多病例上，TGF-β 是一個重要的檢驗項目。TGF-β 參與許多疾病的機轉，有助於預測癌症本身或治療過程中對疾病的抑制或促進 [23]。

TK-1 檢測：胸苷激酶 -1（thymidine kinase-1，簡稱 TK-1）是檢測細胞增生的一種酵素，對急性或病理性組織壓力的代謝有重要作用。TK-1 活性在中度至高度的癌症患者，通常病情會迅速惡化，而且預後往往比較差。這項檢測通常被用於積極治療期間，以查看癌症的發展[24]。

其他檢測

碘和血清維生素 B12：碘和維生素 B12 的濃度被視為腫瘤擴散的非特異性指標。這不是表示這些必需營養素會「導致」癌症，而是說在癌細胞擴散時，由於非營養的生化活動（通常是由癌細胞的活動引起），這些營養素在血清中的濃度可能會上升[25,26,27]。再次重申，這不表示這些營養素與癌症有關，而是它們有「旁觀者效應」，可以當成監測目標。

其他的生化測量

很多時候，用於其他目的的實驗室檢測會隨著癌症的進程，而被用於（主要是非特異性指標）測量腫瘤的活性。這些測量項目包括：鹼性磷酸酶（ALP）、丙麩胺酸轉移酶（GGT）、乳酸脫氫酶（LDH）、C反應蛋白（CRP）、紅血球沉降速率（ESR）、纖維蛋白原（fibrinogen）、D-D 雙合試驗（D-dimer）以及其他。我有一位同事會定期監測 ESR、CRP、LDH 這三項檢驗，做為臨床發現早期癌症活性的方法。這些檢測項目和前面提到的許多檢驗一樣，通常是非特異性的。

從醫學技術到以人為本的醫療理念

所謂「醫學哲學」要探討的是醫藥與衛生保健領域中普遍存在的獨特議題，已經有專業期刊、書籍和學會專門討論並試圖解答從這些議題衍生出來的問題。

許多人認為醫學哲學的起源可以回溯至醫學之父希波克拉底（西元

前 460 ～ 375 年），這位古希臘醫師的醫德備受推崇，每個醫生在行醫前慎重念誦的希波克拉底誓詞就是以他為名，從古至今，這份醫師誓詞一直被奉為執業醫師的行為圭臬。

　　那麼，哲學又跟癌症有什麼關係呢？答案是：醫師對癌症是什麼以及如何引發的看法，還有他們最熟悉且感覺最自在的治療方式是什麼，都會大大影響到他們會使用什麼方法來治療癌症。換言之，他們治療癌症的理念會大幅左右他們治療的偏好。

整合的力量：整體大於部分之和

　　傳統的腫瘤學往往會採取簡約處置，就是只看導致癌症的基本機轉或是過程。例如，你做檢驗並找到一個遺傳因素後，治療就會集中用藥物製劑來鎖定這個遺傳因素。

　　這種簡約處置的另一個例子是把癌症當成某部位細胞的異常複製，於是以手術摘除或使用常規療法（例如放療、化療或冷凍療法）來摧毀該部位的異常細胞或組織。

　　簡約處置可能產生效果，比如說，假如有人罹患初期的黑色素瘤（惡性皮膚癌），動過手術適當摘除後，患者可能就痊癒了。然而，還有許多常見的癌症不是如此簡單，而且傳統醫學對癌症為何會復發，目前所知甚少。

　　相反的，腫瘤的整合醫療採取的是更全面更整體性的處置。整合療法的醫師知道癌症的形成不只單一原因，應該對所有可能的原因加以評估。如果身體某部位已知有癌變的細胞或組織，通常的做法就是鎖定這個部位進行常規治療。然而，對於癌症來說，即便是局部性的癌症，通常都是一個全身性的問題，只是在身體的一個或多個部位顯現出來而已。局部治療確實有必要，但這只是治標不治本，能全面兼顧患者整個人的身心靈情況來給予醫療處置，更可能有效地處理好根本原因，同時還會帶來各種抗癌機轉及好處。

舉例來說，如果一個人罹患乳癌或攝護腺癌，在癌細胞沒有轉移且開刀勢在必行的情況下，仍然要謹慎處理飲食、環境毒素、壓力程度及營養失衡，如此一來，身體才能更健康地對抗癌症和降低復發風險。同樣的處置，也適用於癌症已經轉移的情況下。

癌症的共同特徵

對癌症的了解仍在持續演進中。以前認為癌症是大量增殖的細胞，但現在已知癌症與複雜的組織有關，這些組織是由不同類型的癌變組織和正常細胞組成，彼此會交互作用[28]。

整合醫學的理念

大多數人都知道傳統醫學的理念，所以我們要介紹的是整合醫學的理念。身為自然療法的醫師，我們認為整合醫學最全面性的原則源自於自然療法的原則。美國自然療法醫師學會對這些原則的定義如下：

- **自癒力**：拉丁文是 Vis medicatrix naturae。希波克拉底曾以 Vis medicatrix naturae（自癒力）來總結人體自我修復的能力。自然療法醫學認為人體會自我修復，這個修復過程充滿智慧又有秩序。自然療法醫師的角色，在於識別及消除身體療癒和康復的障礙，同時加速並鞏固這個與生俱來的自癒過程。

- **鑑別與治療病因**：拉丁文是 Tolle causam。自然療法的醫師會設法找出並排除疾病的根本原因，而不只是消除或是抑制症狀。
- **以不傷害為首要原則**：拉丁文是 Primum non nocere。自然療法的醫師遵循以下三個指導方針，以避免傷害到患者：
  —使用副作用最小的方法和藥物，給予最小的外力來診斷及治療疾病。
  —盡可能避免對症狀做有害的抑制。
  —認可、尊重並配合個人的自癒過程。
- **做病人的老師**：拉丁文是 Docere。自然療法的醫師要教育並鼓勵病患對個人的健康負責。此外，他們也意識到並且能善用醫病關係的治療潛力。
- **全人醫療**：自然療法的醫師在治療每個病患時，會考慮個人的生理、心理、情緒、遺傳、環境、社會及其他因素。由於整體健康也包括精神健康在內，因此自然療法的醫師會鼓勵個人追求靈性成長。
- **預防**：自然療法的醫師特別強調經由評估風險因子、遺傳和疾病的易感性來預防疾病，並與患者成為夥伴關係，一起執行適當的介入措施來改善健康及預防疾病[29]。

　　整合療法的醫師所追求的是「治本」，也就是治療疾病的根本原因。不管是癌症的治療或預防，這一點都非常重要。至於癌症的幾個根本原因，可以參見第二章。

腫瘤的傳統治療方法

傳統治療腫瘤的重點，在於先診斷出癌症的類型，然後再開出治療或處置患者的方法。

依照癌症的類型、病情的進展以及患者的身體狀況，有幾個不同的治療方案可以選擇。手術、化療及放療是主要的三大療法，不過我們在第四章將會提到，目前還有一些其他的腫瘤療法被使用，也有其他更多的療法尚在研發中。

腫瘤整合療法的需求

研究清楚顯示，美國民眾對癌症整合療法有強烈的渴望。為什麼會如此？原因之一，是人們對另類療法和整體療法的接受度越來越高。這是因為有越來越多的研究證實，自然療法與整體療法的確有療效，其中還包括受到歐洲與亞洲傳統醫學的影響。原因之二，是許多美國人自己或親友有罹癌經驗。

美國民眾已意識到癌症影響的不只是身體，還包括許多層面。一如研究人員的紀錄所指出的：「……癌症及其治療所影響的不只是生理上的健康與安適，也影響到個人生活的每一個面向，包括心理的、社會的、經濟的以及生活上的健康與機能。[30]」

執業二十多年來，我們每個人都跟癌症患者談過話，非常知道他們擔心副作用可能影響短期和長期的生活品質，同時也擔心接受常規醫療可能要面臨的死亡風險。

茱莉亞・羅蘭（Julia H. Rowland）是美國國家癌症研究所癌症存活者辦公室主任，在她的職業生涯中，曾經在癌症的社會心理方面擔任過兒童與成人癌症存活者的臨床醫師、研究員及教師，也與患者的家屬合作[31]。對於腫瘤傳統療法帶來的副作用，羅蘭醫師指出：

> ……其中有些副作用（例如掉髮、噁心、嘔吐）在治療結束後很快就會消失，有些副作用（例如疲乏、性功能障礙及記憶力問題）可能會持續一段長時間，有些情況（例如淋巴水腫及疼痛症狀）則會變成慢性問題。此外，還有另一組副作用，可能在治療結束後數月或數年才會出現（心功能障礙、骨質疏鬆、糖尿病），而最令人擔心的是，癌症復發或是繼發性癌症[32]。
>
> 癌症患者的這些擔心，可能有助於理解他們為什麼想要最好的整合療法，來幫他們預防、對抗及處理這一長串的嚴重副作用。
>
> 國際癌症支持性照護學會（Multinational Association of Supportive Care in Cancer, MASCC）的官方期刊，刊登了對一百六十六名長期癌症存活者所做的研究摘要，發現這些人使用輔助療法（另類療法和整體療法）的常見理由是「減輕壓力（28%）、治療或預防癌症復發（21%）、減輕癌症相關症狀（18%），以及處理另一種疾病（18%）[33]。

　　重點在於：另類療法和整體療法能否完成這個任務？我們認為臨床經驗和研究紀錄都證明，對許多人來說，答案是正面的！

　　癌症整合療法，主要著重於以下四個方面：

支持：有好底子才能挺下去

　　我們遇到的癌症患者大都已開始接受常規的癌症治療，或者已經接受傳統的癌症照護。在某些情況下，他們已經接受過治療，同時也在尋找方法提高復原機率，好讓身體處於最好的狀態，並降低復發風險。

癌症整合療法提供的，主要是自然無毒的療法，重點放在支持患者度過目前正在接受的癌症治療。其中可能包括以身體系統為目標的多種介入治療：

- 對抗化療或放療引起的疲勞副作用。
- 幫助身體組織從手術中痊癒。
- 減輕焦慮和抑鬱。
- 改善消化問題，例如噁心、嘔吐、腹瀉及便祕。
- 緩解關節和肌肉疼痛。
- 加強免疫力以支持後續的癌症治療和防治感染。
- 減少熱潮紅以及使用荷爾蒙阻斷療法引起的其他症狀。
- 防止肝臟、心臟等體內器官受損的調養方案。
- 治療皮膚灼傷和起疹子。
- 維持健康的體重和脂肪比例（兩者不管太高或太低都有問題）。

我們使用的具體治療方案，會在第八章介紹。

強化：以更天然的方法來提高抗癌效果

癌症整合療法的一個重要目標，是提高患者正在接受的抗癌治療效果。使用自然力和更天然的方法直接或間接殺死癌細胞的效果，在傳統腫瘤學是一個長期被忽視的領域，大部分的腫瘤科醫師尚未意識到有這些類型的自然力或方法存在。

比如說，已發表的研究報告顯示，高劑量維生素 C 靜脈注射可以改善癌患的生活品質，還能延長壽命（參見第七章）。人體試驗也已顯示，包括蕈菇類萃取物在內的若干營養補充劑，可以減輕化療和放療的副作用，以及促進免疫細胞的活性來對抗癌症。

排毒與淨化：療程中及療程前後都要做的事

化療和放療之類的常規治療會產生大量的代謝廢物，比較容易有頭痛、疲乏、皮疹、消化不良、記憶力變差、注意力不集中、關節和肌肉疼痛以及其他可能的症狀。

常規醫療在這些治療類型進行期間及治療結束後，對解決排毒的問題幾乎無能為力。整合療法的醫師清楚意識到排毒和淨化的重要性，包括讓患者感覺更舒服、減少副作用的產生，以及更健康的免疫系統。最理想的情況，是在化療和放療開始之前就先開始進行排毒淨化，而且治療期間仍維持某種程度的排毒，尤其治療之後的排毒更是重要（參見第八章的排毒建議）。

最適化：找出個人防癌抗癌的最佳方案

就整合療法來說，一旦癌症患者接受常規治療之後，要做的工作更多。這個時候正是一個好時機，可以試著深入了解並找出一個人最初罹癌的根本原因。

比如說，如果一個人的生活習慣很差，包括不良的飲食習慣、缺乏規律的運動等等，這些都可以趁此機會改善。或者，假如曾經接觸過已知會致癌的毒素，也可以在整合療法醫師的協助之下，採行特定的排毒方案。又或者，體重過重（會提高得各種癌症的風險）的患者，現在正是時候制定減肥計畫來甩掉多餘的重量，保持更健康的體重。

透過現代化的檢驗，整合療法的醫師可以了解你的身體有什麼失衡之處。這類檢驗可能包括找出會傷害免疫系統和細胞 DNA 的因子，例如砷、鉛、汞、鎳等重金屬或殺蟲劑。你也可以檢驗荷爾蒙是否平衡，這對乳癌和攝護腺癌一類的荷爾蒙相關癌症非常重要。除此之外，你也可以評估自己是否缺乏維生素和礦物質，許多維生素和礦物質會左右免疫系統和 DNA 的健康。或者，你可能會有失眠或呼吸中止症等睡眠問題，這也會讓你的免疫力無法處於最佳狀態。另一個核心議題是腸道健康，可以針對消化系統的功能及重要的微生物群（腸道菌群）做評估與改善。最後也是理所當然的一點是，你處理壓力的方式，對免疫系統的健康也非常重要。

腸道，人體免疫力的第一道防線

　　整合療法的醫師非常明白消化道與免疫系統（及身體其他部位）息息相關。腸胃道是人體最大的免疫器官，占整個免疫系統的 70%，並高度集中在小腸部位，亦即所謂的「腸道相關淋巴組織（GALT）」，GALT 會製造稱為淋巴球的白血球及抗體，這些免疫細胞可以有效對抗感染和癌症。

　　人類的消化道還有數以千億計的細菌，其中許多對健康有益。這些益菌（也稱為腸道菌群）有若干功能，包括提高免疫力、預防感染、製造多種維生素及代謝荷爾蒙等等。

　　有健康的小腸，才有健康的消化道及免疫系統。腸胃道這個身體屏障，總表面積足足有四百平方公尺[34]，大約是一個網球場大小，同時也消耗了人體約四成的能量[35]。

　　小腸是身體的免疫最前線，提供身體第一道屏障，可以阻止有害的微生物和毒素進入人體。在此同時，小腸也從飲食中高效吸收營養，提供身體所需，並防止水分和電解質流失。萬一這個重要的屏障失靈，就會導致免疫系統的嚴重缺失，從而讓疾病伺機而起[36]。

　　因此，健康的腸道通透性（ntestinal permeability，指的是腸道黏膜細胞這層薄薄的屏障），對免疫力及抗癌防癌來說都十分重要。

　　改變或危害腸道屏障的因素不一而足，包括非類固醇消炎藥物、飲酒量、牛奶不耐症、高脂及高碳水化合物的西式飲食、小腸菌群生長過盛、胰腺功能不足（無法分泌足夠的消化酵素）、腸道感染、壓力、腸道炎、腸道菌群改變、營養不足（例如缺乏維生素 A 和短鏈脂肪酸）、化療及骨盆放療等[37,38]。

　　腸道通透性不正常，可能會造成諸多問題，包括胃潰瘍、感染性腹瀉、腸躁症、炎症性腸病、乳糜瀉、過敏、感染、急性和慢性發炎狀態（例如關節炎）、肥胖症相關的代謝疾病、多重器官衰竭、發炎性關節疾病、乾癬性關節炎、濕疹、心理疾患，甚至癌症（例如食道癌和大腸直腸癌）[39,40]。

　　整合療法的醫師會檢測腸道通透性的嚴重程度，並使用各種天然的方法來補強及改善消化功能，促進健康的腸道屏障功能，包括飲食、益菌生（一種不能被人體消化的纖維，是益生菌的食物）、益生菌、維生素和礦物質、胺基酸、藥草、酵素，以及其他的天然方案。

　　化療、放療和止痛藥都會影響小腸的健康，為了讓免疫系統處於最佳狀態及保持健康，結合支持腸道健康的整體治療方案才是上上之策。因此，在第八章和第九章中，我們會羅列非常具體的建議，讓消化道的機能能夠正常運作。

 毒素

　　環境中的化學物質暴露形形色色，有些是天然產生的，但大部分是人為的。整合療法的醫師特別在意的，是那些會嚴重耗損免疫系統並危害 DNA 造成癌變的毒素問題。美國總統癌症研究小組指出：「美國市場上有近八萬種化學製品，其中許多在日常生活中被數百萬名的美國民眾使用，卻未加以研究或未做充分研究，而且基本上不受管制，環境中所暴露的潛在致癌物質相當普遍。[41]」

我們日常會接觸到各種食物毒素，例如蔬果中的殺蟲劑、食用魚類（例如鮪魚）的汞、人工甜味劑以及基改食品。此外，供水系統有可能遭致癌物質砷、氯、藥物代謝產物所污染；美容護理產品所含的鄰苯二甲酸酯（phthalates）和對羥基苯甲酸酯（parabens），已知會干擾荷爾蒙，被視為荷爾蒙相關癌症的「嫌疑犯」。此外，我們呼吸的空氣也含有各種毒素，包括苯、揮發性有機化合物、煙霧、鎘及汞。家裡的黴菌和各種化學製品，也暗藏風險。這一類的毒素名單，可說是不勝枚舉。

重點在於，人體細胞在不計其數的毒素狂轟亂炸之下，免疫系統和細胞 DNA 會被破壞，而讓癌症有機會趁虛而入。如果你正在接受化療或其他常規的癌症療法，就還有其他的毒素需要處理。

這就是整合療法的醫師何以如此重視排毒的原因，被毒素侵入的不健康細胞，為癌症提供了一個適合發展坐大的環境。

延伸閱讀：

《環境毒害：九週排毒計畫，終結生活毒害》（*The Toxin Solution*）是一本很棒的排毒書，作者是約瑟・皮佐諾（Joseph Pizzorno）醫師。（繁體中文版由一中心有限公司發行）。

　　一個好的整合療法方案，必定會涵蓋若干種自然的排毒法。人體三個主要的排毒器官是腎臟、肝臟及皮膚，因此健康的飲用水、食物以及促進排毒的營養品，對正在接受常規癌症療法的人而言非常重要，在防治癌症上也占有一席之地。

　　透過運動或蒸氣浴來促進排汗，是行之久遠的一種排毒方式。另一個有利排毒的方法是禁食。整合療法的醫師所使用的禁食方式有好幾種，這些方法必須根據患者的健康情況來做規畫。因此，在制定治療策略之前，務必諮詢過你的整合療法醫師，共同擬定一個符合你目前的健康情況及需求的治療計畫。

整合療法醫師使用的各種輔助療法

　　整合療法的醫師會使用各種自然療法及整體療法來幫助罹癌的人。因為傳統的腫瘤療法會產生許多潛在的副作用，所以往往有必要用到這些「主流」以外的方法。

　　不同的整體療法是有益且必要的，因為癌症患者需要個別化治療。以下是整合療法醫師會使用的部分療法：

- 針灸
- 生物同質性荷爾蒙（結構與人體荷爾蒙一致，容易被細胞接受）
- 脊椎按摩／整骨療法／脊椎調整和人體功療
- 臨床營養
- 諮詢輔導
- 草藥療法
- 順勢療法

　・靜脈注射和注射療法
　・按摩
　・營養補充劑
　・物理治療
　・治療性運動

長期壓力大，免疫系統會出問題

　　和患者談到癌症確診前的生活，許多人都表示他們長期處於強烈的心理或情緒壓力之下。健康專家一致認為，無法處理與控制的壓力可能會產生致命的影響。

　　安德森癌症中心整合醫學計畫主任羅倫佐・柯亨（Lorenzo Cohen）研究的是腫瘤學與行為科學，他指出：「壓力對身體的系統功能有非常大的影響……壓力使身體更容易罹患癌症。[42]」

　　許多研究已證明壓力與癌症之間的關聯，包括：至少有一百六十五項研究的結果顯示，與壓力相關的社會心理因素跟較高的癌症發生率有關；至少三百三十項研究中的癌症患者存活率較低，以及至少五十三項研究顯示，癌症死亡率較高[43]。

　　通常來說，人體對短期壓力適應良好。然而，長期的高壓力會使大腦釋出荷爾蒙信息，刺激腎上腺（主要的壓力腺體）釋出皮質醇和腎上腺素之類的荷爾蒙。細胞長期暴露在這些壓力荷爾蒙之下，便會引發各種健康問題，例如：

　・促使體內自由基增加，導致 DNA 和免疫功能受損。
　・長期的壓力會產生大量的「細胞激素」，這種發炎性蛋白會增加發炎的可能性，從而損害免疫功能，促進癌細胞生長。

· 直接傷害免疫細胞的功能。

· 降低異常細胞啟動細胞凋亡和修復 DNA 的能力，這種能力是身體自我調節的一種重要抗癌機制。

· 刺激身體分泌第一型類胰島素生長因子（IGF-1）、血管內皮生長因子（VEGF）及其他會促使腫瘤細胞生長的生長因子[44]。

　　麻省綜合醫院的公共衛生學碩士及安寧治療主任薇琪‧傑克森（Vicki A. Jackson）和血液學／腫瘤學主任大衛‧萊恩（David P. Ryan）在合著的《與癌共存》（Living with Cancer）一書中，除了體適能活動和諮詢輔導之外，還提供了若干的抗癌對策：

抽離、分散注意力：花點時間分心去做其他事，比如看電視、上網或觀察動物。

樂觀：製造一件讓自己期待的事情，可以是參加兒女或孫兒女的演奏會、跟朋友逛街，或是來一次夢幻之旅。

感恩：每天專注地寫下三件值得感恩的事並養成習慣。

歡喜：把握機會停留在當下，享受一些簡單的事情，例如看日落、看體育賽事，或是與親人朋友交流。

靜坐和禱告：禱告和靈修可以讓精神有所寄託，不會胡思亂想。有基督信仰的人不妨看看《聖經》的〈詩篇〉第九十四篇十九節和〈腓立比書〉第四章六至七節。

幽默：一笑解千愁，幽默和歡聲笑語是正面的回應機制，你可以讀些笑話或看看喜劇。

心流（flow）：指的是全身心投入及享受的一種渾然忘我的狀態，

對有些人來說，這樣的活動可能是畫畫，對有些人來說可能就是與
三五好友定期聚會。

理智化：專注於治療自己的癌症，就像在玩拼圖一樣 *。

解決問題：這會包括研究癌症治療的選項，例如另類療法[45]。

　　有助於減輕壓力的方法還有很多，以下是 Cancer.Net 網站上提供的
有益建議[46]：

・錯開行程，避免行程安排有衝突。
・知道自己的極限。
・尋求幫助。
・把工作排出優先順序。
・把工作分解成較小的步驟。
・集中精力於自己能夠掌控的事情。
・尋求經濟上的幫助。

　　另外，還有一個紓解壓力的技巧：深呼吸。呼吸時把注意力放在下
腹部，可以降低壓力荷爾蒙的濃度。

　　需要諮詢輔導或宗教信仰支持時，千萬不要遲疑。一項針對乳癌患
者進行的研究顯示，比起完全不進行任何心理治療來降低壓力的受試
者，接受心理治療及建議的受試者，乳癌復發的風險可以降低 45%，
乳癌死亡風險可降低 59%[47]。

---

*編按：理智化是一種防衛機制，指的是面對不舒服的情境時，為了保護自我，刻意忽
　略情緒感受，完全以理性來看待及思考。

讓身體動起來

不要低估經常運動對身心的雙重好處。一項針對女性乳癌存活者所進行的研究，實驗人員把受試者分成以下三組：一組是做三個月特定的運動、一組是做六個月的特定運動、一組是完全不做運動。結果發現有做運動的人，不論是心肺耐力、疲乏或憂鬱症狀都有改善，而完全不做運動的那一組則毫無改善[48]。

另外，在探討生活方式對乳癌死亡率的影響上面，有一項綜合分析發現，在所有生活方式因素中，體能活動對於減輕乳癌復發率的作用最為明顯[49]，並能降低乳癌死亡率約四成[50]。參與這項研究的研究人員建議，一天至少做三十分鐘中等強度的體能活動，每週至少五天；或是每週做至少七十五分鐘更為費力的運動，外加二至三次的肌力訓練，包括主要肌肉群的鍛鍊。這個運動建議也獲得加拿大癌症學會和美國癌症學會的支持[51]。

在一項針對兩千七百零五名局限性攝護腺癌患者所做的研究中，比起每週只從事一小時費力體能活動的受試者，每週至少做三小時費力體能活動的受試者，因各種原因致死的風險可降低 49%，死於攝護腺癌的風險可降低 61%[52]。這些受試者中有近半數選擇的運動是走路，其中快走的受試者，癌症惡化速度比悠閒漫步的人低 57%[53]。

不被壓力荷爾蒙打垮，你需要一套回應方法

整合療法與整體療法的醫師知道如何做，才能讓身體主要的壓力腺體（腎上腺）保持健康。大腦在感知到壓力後會釋出信號，而腎上腺在接收到信號後會做出回應，因此減輕壓力的第一步，應該同時從身心靈

下手。皮質醇是腎上腺所分泌的一種荷爾蒙，如果皮質醇濃度太高會導致免疫系統受到抑制，進而提高發炎的風險。

幸運的是，有一些天然產品可以幫助平衡腎上腺壓力荷爾蒙。其中一個已獲得充分研究的是印度人參（或稱睡茄），有很強的抗壓特性。

針對六十四名有長期壓力問題的人所進行的一項雙盲隨機對照試驗中，實驗人員除了測量這些受試者血液中的皮質醇濃度外，也要求他們填寫問卷來評估自己的壓力程度。

在試驗的六十天期間，一組受試者每天服用兩次印度人參萃取劑膠囊，另一組服用的是安慰劑。試驗期結束後，印度人參組的知覺壓力分數**大幅**降低，改善程度高達 44%，而且他們填寫的總體健康問卷也顯示，所有類別的改善程度都在 59% 到 89%，效果十分驚人。不論是睡眠品質、生產力或安鎮精神方面，印度人參組都有改善。但最令人側目的，要算是皮質醇的濃度，在六十天試驗期結束後，服用印度人參的受試者，皮質醇的濃度平均降低了 27.9%，改善效果令人稱奇[54]。

有助於維持腎上腺功能的其他營養品，還包括維生素 B 群、維生素 C 及礦物質鎂。此外，茶胺酸（L-theanine）、γ-胺基丁酸（GABA）、西番蓮及洋甘菊等等營養補充劑，也有助於神經系統放鬆。針灸、熱療、按摩、生物回饋、諮詢輔導及芳香療法等多種自然療法，都有助於放鬆和恢復活力。有興趣的讀者，可以跟你的整體治療師談一談，選擇最適合你情況和症狀的方式。

癌症治療的副作用

癌症整合療法在處理常規癌症療法的副作用方面，可以提供很多幫助。對慣常與癌症患者接觸的醫師來說，這是最普遍在做的事。

　　倦怠、失眠、抑鬱、焦慮、注意力無法集中、健忘（化療腦）、周邊神經病變、皮疹、關節痛及消化不良，是癌症患者最常見也最需要幫助的問題。

　　雖然傳統醫療通常會用藥物和其他療法來抵銷這些副作用，但是使用整體療法可以更自然地大幅減輕這些副作用，改善生活品質。

　　接受化療和放療的人大部分都有身體倦怠疲乏的問題，而且在確診和治療後，這種倦怠感可能還會持續五到十年之久。一個有效減輕疲乏的食療方法，就是服用西洋參（花旗參）。《美國國家癌症研究所期刊》（Journal of the National Cancer Institute）所發表的一項隨機雙盲試驗發現，連續服用 2000 毫克的西洋參（Panax quinquefolius）八週，所獲得的好處明顯優於安慰劑，而且這個好處在統計學上是有意義的 [55]（參見第八章「復原力提案：擺脫常規療法的副作用」）。

預防勝於治療，你的防癌措施夠了嗎？

　　老實說，傳統醫療在防癌方面真的做得遠遠不夠。不管是曾經罹患過癌症或是想把防癌納入保健規畫的人，整合療法能提供的東西更多。

　　關於癌幹細胞（CSCs）在癌症緩解和復發所扮演的角色，不少科學文獻都提供了大量的資訊。《新英格蘭醫學期刊》（The New England Journal of Medicine）[56] 和許多其他知名期刊所發表的研究，都明顯指出一點：癌幹細胞（癌症母細胞）與正在治療的腫瘤細胞大大不同。就如同感染所見的情形，如果沒有完全治療好，最初的感染會變得更頑強。同樣的，經過看似有用的治療後，癌幹細胞可能會產生治療抗性，這就是為什麼「有效緩解」（以整合療法讓癌幹細胞安定下來，不自我複製或種植性轉移）在防癌上會如此重要。

　　癌症整合療法透過多種不同管道，從源頭有效處理癌症（如第二章所述），包括改良飲食、調整營養不足、找出並消除毒素、維持最好的消化功能及腸道通透性、處理有害的心理和情緒壓力模式、善用營養來改變表觀遺傳（藉由飲食及其他自然力來改善基因表現），以及調節固有的免疫功能與抗發炎的醫療方案。所有這些整合醫療的策略都有方法可以控制癌幹細胞，逐漸讓它們的作用減至最小。

本章重點摘要

　　在這一章中，你可以發現癌症的常規療法與整合醫療，在理念和治療手段上有種種不同。不可諱言的，傳統醫療在癌症的診斷和治療方面的確扮演了重要的角色，但是我們認為這種醫療並不完整。如果欠缺整合療法的任何一環，對那些因為癌症而痛苦惶惑的人來說是不道德的。在防治癌症方面，整合醫療把每個人都視為一個完整的個體，而且所使用的療法涵蓋面更廣。

第 **4** 章

療法、療效與副作用

認識癌症的常規療法

　　傳統腫瘤學有許多治療癌症的方法，其中牽涉到癌症療法的許多不同機轉及策略。在這一章中，我們會逐一介紹這些療法以及它們的作用原理，也會說明常見的副作用有哪些。如此一來，你就可以了解使用這些療法的風險。

外科手術

　　針對腫瘤的醫療措施，外科手術有很多用途，其中之一是用於診斷癌症。用手術方式來診斷癌症指的是手術採樣，亦即摘取組織樣本，送到檢驗室進行化驗。這時會用一個稱為「分期」的過程來評估該部位的癌細胞有多少以及擴散的程度（轉移），檢驗範圍通常包括淋巴結和附近的器官。

　　手術的另一個明顯用途就是摘除惡性腫瘤，稱為根治性手術或初次手術，目標是完全摘除惡性腫瘤。但在某些情況下，手術只能盡量摘除惡性腫瘤，而無法完全清除乾淨。這樣的手術仍有幫助，但可能還會需要其他療法配合，比如化療、放療或其他治療。

放射線療法（放療）

　　最早使用放射線來治療癌症是在十九世紀末，用於治療乳癌末期，然後隨著現代醫療的進步，也提高了這種療法的安全性和療效。放射線療法可用於治癒癌症、預防癌症復發、減少疼痛、停止或減緩癌細胞的生長，以及縮小腫瘤。一般來說，放射線治療會與其他癌症療法一起使用，例如化學療法和手術。

　　以放療來對抗癌症，指的是利用光子形式（X光或伽瑪射線）或粒子形式（中子、質子、電子）的高能量游離輻射來破壞癌細胞。當光子或粒子與組織或細胞發生交互作用時，會產生稱為「自由基」的負電荷分子。這些自由基會破壞癌細胞的 DNA（通常也會破壞健康細胞的 DNA），干擾癌細胞的複製能力，從而導致癌細胞死亡。此外，放療也會活化免疫反應來對抗癌細胞。

經放射線處理過的細胞也會在受到刺激時自行修復，這就是為什麼正確的放射線劑量、治療時機及治療次數會如此重要。

腫瘤細胞的含氧量會直接影響放射線敏感度，而決定放射線對細胞的殺傷力[1]。研究顯示，含氧量少的組織（稱為缺氧）會降低放療的療效；相反的，組織含氧量越高，對放射線越敏感，放療的效果就越好。此外，含氧量低的細胞也比較容易在放療的破壞作用下自行修復。

讓癌症患者接受高壓氧（將患者置於完全密閉的壓力艙內，透過高壓環境來吸入純氧）及放射線的合併治療，已經證明可以改善頭頸部癌症[2]。這可能就是氧化療法（例如高劑量維生素 C 靜脈注射或注射醫用臭氧[*]），能夠對某些癌症有幫助的原因（在第六章，會有更多這類整體療法的相關內容）。

放療有兩種主要類型。第一種也是最常見的放療類型稱為體外放射線治療，之所以稱為體外，因為是透過機器從體外利用放射線來照射需要治療的身體部位。診斷顯影設備，則用於定位需要治療的腫瘤和組織。

另一個放療的主要類型是體內放射線治療，也稱為近接治療（brachytherapy），主要是把密封性的放射源送進腫瘤內或人體腔室內做放射線治療。這種療法能近距離照射腫瘤，植入物可能在一段時間後移除，或者是永久性的置於體內。一個常見的例子是治療攝護腺癌，把

---

* 編按：臭氧是氧的同素異構體，分子含有三個氧原子。

放射線療法可能產生的副作用

治療的身體部位	可能的副作用	
腦部	・倦怠 ・掉髮 ・噁心／嘔吐	・皮膚變化 ・頭痛 ・視力模糊
乳房	・倦怠 ・掉髮 ・皮膚變化	・腫脹 ・觸痛
胸部	・倦怠 ・掉髮 ・皮膚變化	・喉嚨變化（吞嚥困難） ・呼吸短促 ・咳嗽
頭頸部	・倦怠 ・掉髮 ・口腔變化	・皮膚變化 ・味覺變化 ・喉嚨變化（吞嚥困難）
骨盆腔	・腹瀉 ・倦怠 ・掉髮 ・噁心／嘔吐	・性慾與生育力 ・皮膚變化 ・泌尿與膀胱變化
直腸	・腹瀉 ・倦怠 ・掉髮 ・噁心／嘔吐	・性慾與生育力 ・皮膚變化 ・泌尿與膀胱變化
胃和腹部	・腹瀉 ・倦怠 ・掉髮	・噁心／嘔吐 ・皮膚變化 ・泌尿與膀胱變化

3

像米粒大小的放射性粒子一顆顆植入要治療的攝護腺內。

　　既然健康的細胞也會在放療時受損，所以放療會帶來許多副作用，這稱為輻射中毒。兩個比較常見的放療急性副作用是噁心和疲乏無力，至於長期副作可能包括一些不可逆的問題，例如器官受損或甚至致癌（第八章有另類療法的資訊，可以減輕放療副作用）。

　　　　放療通常會導致皮膚受損，稱為放射線皮膚炎。一項研究把四十名接受放射線治療的乳癌患者隨機分成兩組，第一組服用營養補充劑麩醯胺酸（glutamine），一天三次，每次 5 公克；第二組使用安慰劑。結果顯示，比起安慰劑組，麩醯胺酸組發生放射線皮膚炎的情形明顯減少了[4]。

化學療法（化療）

　　化學療法指的是使用特殊的化學藥劑治療癌症。化療可以用來治療癌症、預防癌症復發、減少疼痛、阻止或減緩癌細胞生長，以及縮小腫瘤，通常會與其他常規療法併用，例如放療和手術。

　　化學療法一詞最早是德國化學家保羅‧艾利希（Paul Ehrlich）提出的。他專注於研發治療傳染病和癌症的藥物，在治療傳染病方面有所成就，但在治療癌症方面，卻沒有進一步的成果[5]。

　　一次大戰期間，因為德軍使用毒性很強的硫芥子氣（芥子氣）當作化學武器而引發各方注意。到了二次大戰期間，一次芥子氣意外洩漏事故，造成暴露者的骨髓受損，因而開始進行觀察及記錄。結果發現，這些毒氣暴露者的白血球數量減少，而淋巴結腫脹的程度減輕，這樣的結果讓研究人員推論，這個化學藥劑或許可以用於治療有這些症狀的癌症患者。

耶魯大學的研究人員後來證實，芥子氣可以讓老鼠體內快速分裂的癌細胞停止生長[6]。接下來的發展便是一九四三年使用氮芥治療一名非何杰金氏淋巴瘤的患者，並有顯著改善。這項研究於一九四六年發表後，引起後續一連串的淋巴瘤化療研究[7]。

二次大戰後，很快就研發出了另一種化療藥物：這是一種葉酸拮抗劑，可抑制 DNA 的合成及修復，對治療白血病兒童很有效果[8]。如今這支普遍使用的化療抗癌藥稱為胺甲葉酸（methotrexate），通常用於治療乳癌、白血病、肺癌及淋巴癌等多種癌症。

除此之外，另一個與二次大戰有關的計畫，目標是評估某些抗生素的抗腫瘤效果，從而研發出了一種稱為放射菌素 D（actinomycin D）的抗生素，並證明有明顯的抗腫瘤性質，於一九五○年代和一九六○年代用於治療兒童腫瘤[9]。從放射菌素 D 問世後，後續又啟動了若干抗腫瘤抗生素的研發。

> 六十五歲的黛比是史坦格勒醫師的新病人，不久前她被診斷出癌細胞轉移，從乳房擴散到頸部、肋骨及一枚肺葉。
>
> 她已經接受頸部（頸椎）的放療和手術，並開始做化療，同時也接受高劑量維生素 C 靜脈注射和臭氧療法。現在，她腫脹的腺體開始縮小，體力也大有改善，目前仍持續接受這些治療以維持療效。
>
> 根據腫瘤科醫師最近幫她做的掃描檢查顯示，她的癌症病灶已經大有改善。

就和放射線療法一樣，化療會同時殺死癌細胞和健康細胞，至於產生的副作用則會依患者個人和化療類型而定。同樣劑量的化療藥物可能對某個人有輕微毒性，但對另一人的毒性卻可能有致命之虞。最常見的副作用是疲乏無力，其他常見的副作用還包括：噁心、嘔吐、血球數量減少、口腔潰瘍、掉髮及疼痛。

腫瘤科醫師使用的化療藥物有很多種，可以用不同方式給藥，包括口服（膠囊、錠劑、液體）、靜脈注射、皮下注射或肌肉注射、脊髓鞘內注射（經由腰椎穿刺方式，將抗癌藥物注射到腦脊髓腔中）、腹腔內化療（將化療藥劑直接注射進腹腔內）、動脈注射（將化療藥劑注射在會通往癌細胞的動脈中），以及局部施用（通常用於皮膚癌）[10]。

化療的治療計畫各不相同，取決於幾個因素。一般來說，治療是按

約半數化療患者使用的抗癌藥物是含鉑的烷化基藥劑，例如順鉑（cisplatin）、卡鉑（carboplatin）、pyriplatin、益樂鉑（oxaliplatin）及菲鉑（phenanthriplatin）[18]。多項研究已證明這類抗癌藥物能引起鎂缺乏症，症狀可能包括：肌肉痙攣、焦慮、疲累、失眠、易怒、虛弱、癲癇、心律不整、偏頭痛、食慾不振、抑鬱及神經感覺異常。

研究顯示，使用低劑量順鉑的患者出現鎂缺乏症的比率是41% 到 100%[19]。研究也顯示，在接受含鉑藥物化療期間若能服用鎂補充劑可以大幅減輕低血鎂的程度[20]。因此，研究人員建議每個接受這類化療的人可以口服（每天 400 毫克）或注射方式來補充鎂劑。切記，在把鎂補充劑納入治療之前，先與你的腫瘤科醫師和整合療法醫師討論。

週期進行的，例如每天、每週或每月，但不論投藥的頻率如何，治療後
都會有一段休息期，讓身體能自行修復，並防止嚴重的副作用。

　　以上我們把常見的幾種化療、化療作用原理以及潛在的副作用，都
粗略介紹過了（關於減少化療副作用的另類療法資訊，參見第八章）。
接著，我們要介紹的是常用的幾種化療藥物。

化療用藥物：烷基化劑

　　烷基化劑（alkylating agent）是最早用於治療癌症的藥物類別之一[11]。
這類藥劑已使用五十多年，直到今日還在使用。烷基化劑會直接破壞癌
細胞的 DNA，影響癌細胞自行複製及轉錄的能力，被用於治療各種癌
症，包括：肺癌、乳癌、卵巢癌、白血病、淋巴瘤、何杰金氏淋巴瘤、
多發性骨髓瘤及肉瘤[12]。

　　烷基化劑帶來的毒副作用可能影響到骨髓、腸黏膜及其他器官，也
包括睪丸和卵巢[13]。使用劑量較高時，罹患白血病的風險也會提高[14]。
噁心和嘔吐，則是常規藥物無法有效控制的常見副作用[15]。

　　烷基化劑主要有以下六大類[16,17]：

- **烷基磺酸鹽類（Alkyl sulfonates）**：主成分白消安（Busulfan），
  商品名 Busulfex、Myleran。
- **環乙亞胺類（Ethyleneimines）／甲基三聚氰胺類（methyl-
  melamines）**：(1) 主成分六甲蜜胺（Altretamine），商品名 He-
  xalen；(2) 主成分塞替派（Thiotepa），商品名 Thioplex、Tepadina。
- **氮芥類（Nitrogen mustards）**：(1) 主成分二氯甲基二乙酸（Mech-
  lorethamine），商品名 Mustargen；(2) 主成分苯丙胺酸氮芥（Mel-
  phalan），商品名 Alkeran、Evomela；(3) 主成分苯丁酸氮芥（Chlo-

rambucil），商品名Leukeran；(4) 主成分環磷醯胺（Cyclophospha-
mide），商品名Cytoxan、Neosar、Cytoxan Lyophilized；(5) 主成分
異環磷醯胺（Ifosfamide），商品名Ifex。

- **亞硝基脲類（Nitrosureas）：**(1) 主成分卡莫司汀（Carmustine），
  商品名 BiCNU、Gliadel；(2) 主成分鏈佐菌素（Streptozotocin），
  商品名 Zanosar。

> 　　研究證實服用魚油補充劑可提高化療效果，而且不會產生
> 副作用。
> 　　在《癌症》（*Cancer*）期刊發表的一項為期一年的研究，
> 觀察四十六名非小細胞肺癌患者攝取魚油補充劑的效果，這些
> 肺癌患者都接受過標準的一線化療[*]——使用卡鉑及溫諾平
> （vinorelbine）或吉西他濱（gemcitabine）等抗癌藥物。你先要
> 知道的是，非小細胞肺癌患者對一線化療的反應率通常低於三
> 成。這四十六名患者中有三十一人只接受化療，另外十五人則
> 在化療之外，每天額外攝取魚油補充劑（2.5 克的 EPA 和
> DHA）。結果發現，魚油組對化療的有利反應比率是單做化
> 療組的兩倍以上（前者為60%，後者為25.8%）。此外，魚油
> 組的臨床療效也明顯較高（魚油組為80%，單做化療組為
> 41.9%）；在一年存活率上，魚油組也高於單做化療組（前者
> 為60%，後者為38.7%）[21]。

---

[*] 編按：患者接受的第一個化療方案稱為「一線治療」；如果一線治療無效，改為接受
另一種聯合化療方案，就稱為「二線治療」。

- **三氮雜苯類（Triazines）**：(1) 主成分達卡巴仁（Dacarbazine），商品名 DTIC-Dome；(2) 主成分替莫唑胺（Temozolomide），商品名 Temodar。
- **金屬鹽類（Metal salts）**：(1) 主成分卡鉑（Carboplatin），商品名 Paraplatin、CARBOplatin Novaplus；(2) 主成分順鉑（Cisplatin），商品名 Platinol、Platinol-AQ；(3) 主成分奧沙利鉑（Oxaliplatin），商品名 Eloxatin。

化療用藥物：抗代謝劑

抗代謝劑（antimetabolite）會影響核酸的代謝過程，讓 DNA 的合成受到阻礙，從而破壞癌細胞複製。這類藥物用於治療白血病、乳癌、卵巢癌、腸道癌以及其他癌症 [22]。

依使用藥物不同，可能產生若干副作用。例如，葉酸拮抗劑「胺甲葉酸」（Methotrexate）可能引起消化道出血、肝酵素升高、關節痛、腹瀉、口腔或嘴唇皰疹、胃痛、雙腳或下肢水腫 [23]。

依據干擾癌細胞複製的物質不同，抗代謝劑可以分成 [24]：

- **葉酸拮抗劑**：主成分胺甲葉酸（Methotrexate），商品名 Rheumatrex Dose Pack、Trexall。
- **嘧啶（Pyrimidine）拮抗劑**：(1) 主成分 5- 氟尿嘧啶（5-Fluorouracil），商品名 Adrucil；(2) 主成分氟尿苷（Floxuridine），商品名 FUDR；(3) 主成分阿糖胞苷（Cytarabine），商品名 Tarabine PFS、Cytosar-U、Cytosar；(4) 主成分卡培他濱（Capecitabine），商品名 Xeloda；以及 (5) 主成分吉西他濱（Gemcitabine），商品名 Gemzar。

- **嘌呤（Purine）拮抗劑**：(1) 主成分 6- 硫醇嘌呤（6-Mercaptopu-rine），商品名 Purinethol、Purixan；(2) 主成分 6- 硫代鳥嘌呤（6-Thioguanine），商品名 Tabloid。
- **腺核苷去胺酶（Adenosine deaminase）抑制劑**：(1) 主成分克拉屈濱（Cladribine），商品名 Leustatin、Cladribine Novaplus；(2) 主成分氟達拉濱（Fludarabine），商品名 Fludara；(3) 主成分奈拉濱（Nelarabine），商品名 Arranon；以及 (4) 主成分噴司他丁（Pentostatin），商品名 Nipent。

化療用藥物：抗腫瘤抗生素

　　抗腫瘤抗生素（antitumor antibiotics）與一般抗生素不同，不是用來治療感染，而是用來改變腫瘤細胞的 DNA，使其無法生長與複製。

　　副作用可能包括：嚴重的噁心和嘔吐、掉髮、骨髓抑制、黏膜炎、肝病、皮膚發紅、痤瘡、消化道出血、咳嗽或聲音嘶啞、發燒或畏冷、下背或側身痛、泌尿疼痛或泌尿困難、瘀青[26,27,28]。抗腫瘤抗生素的主要問題之一：若投以高劑量，會對患者的心臟造成永久性傷害[29]。

　　抗腫瘤抗生素可以分成以下幾種[30]：

- 唐黴素（Daunorubicin），商品名 Cerubidine。
- 艾黴素（Doxorubicin），商品名 Adriamycin、Rubex。
- 泛艾黴素（Epirubicin），商品名 Ellence、Pharmorubicin PFS、Pharmorubicin RDF。
- 艾達黴素（Idarubicin），商品名 Idamycin。
- 放射菌素 D（Actinomycin-D），商品名 Cosmegen。
- 博萊黴素（Bleomycin），商品名 Bleo 15k、Blenoxane。

- 絲裂黴素（Mitomycin-C），商品名 Mutamycin。
- 雙羥蒽醌（Mitoxantrone），商品名 Novantrone。

　　薑黃素類化合物是在香料薑黃中發現的一組化合物。在一項以正在接受八週化療治療腫瘤的四十名男性及四十名女性（年紀二十五至六十五歲）為對象所做的隨機雙盲安慰劑對照試驗中，讓這些受試者每天攝取 900 毫克的薑黃素產品，結果發現薑黃素補充劑不僅可以提高生活品質，還能降低血液中的發炎指標[25]。

　　大腸直腸癌、胃癌及乳癌是三種主要的癌症，常見的化療藥劑包括歐洲紫杉醇－順鉑－ 5- 氟尿嘧啶（docetaxel-cisplatin-5-fluorouracil）、托普樂肯－環磷醯胺－依託泊苷（topotecan-cyclophosphamide-etoposide）、環磷醯胺－胺甲葉酸－ 5- 氟尿嘧啶（cyclophosphamide-methotrexate-5fluorouracil）以及主成分為 5- 氟尿嘧啶的抗癌藥物。

化療用藥物：定位異構轉化酶抑制劑

　　定位異構轉化酶抑制劑（Topoisomerase inhibitors）是以定位異構轉化酶為作用目標的化療藥物，這種酵素是分離 DNA 雙鏈進行複製所不可或缺的，對於預防和解決 DNA 和 RNA 複製及分裂十分重要[31]。

　　這類藥物可用於治療白血病、肺癌、卵巢癌、胃腸癌及其他癌症[32]。

　　可能的副作用包括：腹瀉、便祕、噁心、嘔吐、胃痛、食慾不振、虛弱、發燒、疼痛、肝功能檢驗異常、短期掉髮以及提高罹癌風險（比如白血病）[33,34]。部分藥物帶有危害心臟的毒性[35]。

目前使用的定位異構轉化酶抑制劑包括[36,37]：

- 伊立替康（Irinotecan），商品名 Camptosar。
- 托普樂肯（Topotecan），商品名 Hycamtin。
- 依託泊苷（Etoposide），商品名 VePesid。
- 替尼泊苷（Teniposide），商品名 Vumon。
- 雙羥蒽醌（Mitoxantrone），商品名 Novantrone。

　　褪黑激素是一種睡眠荷爾蒙，已證實與化療併用對固態腫瘤患者有好處。針對八項隨機對照試驗所做的綜合分析（其中六項試驗含化療）所得出的結論是，只要 20 毫克的褪黑激素就能大幅提高完全緩解、部分緩解及一年存活率的比率。不同種類的癌症都有一樣的效果，而且目前未接獲發生嚴重副作用的報告[38]。（褪黑激素是非醫生處方藥，市面上有含褪黑激素成分的膳食補充劑。）

化療用藥物：有絲分裂抑制劑

　　有絲分裂抑制劑（Mitotic inhibitors）也稱為抗微小管藥劑，含有從天然產品（例如某些植物）衍生的化合物，可以抑制有絲分裂或細胞分裂，而這類抗癌藥發生作用的機轉，就是破壞細胞內稱為微小管的結構。微小管會在細胞分裂時，把細胞拉散撕裂一分為二。因此只要中斷微小管的活性，癌細胞就不能正常分裂。

　　第一種有絲分裂抑制劑是紫杉醇（taxane），這是一九六三年在研究過三萬五千種植物萃取物後所得到的成果：從太平洋紫杉的樹皮萃取物中發現了這種抗癌物質[39]；太平洋紫杉醇的商品名為汰癌勝（Taxol）。一九九二年，紫杉醇被核准用於治療卵巢癌，後來又被核准用於治療若干癌症[40]。自此以後，其他種類的紫杉醇也被研發出來，比如另一個著名的成分是歐洲紫杉醇（docetaxel），商品名剋癌易（Taxotere）。

紫杉醇令人擔心的副作用，包括：神經受損（神經病變）、白血球數量低（嗜中性白血球低下）、骨髓抑制、噁心、嘔吐以及過敏反應[41]。

另一種有絲分裂抑制劑是長春花生物鹼（vinca alkaloid），自從四十年前藥劑研發問世後，就一直普遍用為化療藥劑[42]。這種抗癌藥物的成分是從長春花（*Catharanthus roseus* G. Don）[43]的葉子萃取出來的，最早用於治療兒童癌症（血癌和惡性腫瘤），後來也用於治療成人血癌[44]，並帶動後續以半合成方式製造長春花生物鹼類藥物的一連串研發，例如溫諾平（Navelbine）注射液及口服藥，其他的長春花生物鹼還有長春地辛（vindesine）及長春氟寧（vinflunine）[45]。

長春花生物鹼會引發兩個主要的副作用，一個是嗜中性白血球減少症（白血球數量低），另一個是神經毒性。其他問題，還包括血小板低下、貧血、消化問題、掉髮及靜脈炎[46]。

另一個類別稱為「微小管拮抗劑」，這個類別最常見的化療藥物之一是磷酸雌莫司汀（Estramustine phosphate），用於治療荷爾蒙療法失敗的轉移性攝護腺癌。最常見的副作用是噁心和嘔吐，其他問題可能還包括男性女乳症、乳頭觸痛、水分滯留及血栓靜脈炎[47]。

接下來這一類的化療藥物稱為「有絲分裂驅動蛋白抑制劑」（mitotic motor protein inhibitor）。這是目前正在研發的藥品，包括極光激酶（aurora kinase）、pololike kinase 激酶抑制劑，以及紡錘體驅動蛋白抑制劑（kinesin spindle protein inhibitor）。

以下是常見的有絲分裂抑制劑：

- **紫杉醇類（Taxanes）**：(1) 太平洋紫杉醇（Paclitaxel），商品名 Onxol、Taxol；(2) 歐洲紫衫醇（Docetaxel），商品名 Docefrez、Taxotere；(3) 卡巴他賽（Cabazitaxel），商品名 Jevtana。
- **埃坡黴素（Epothilones）**：主成分依沙比酮（Ixabepilone），商品名 Ixempra。
- **長春花生物鹼類（Vinca alkaloids）**：(1) 長春花鹼（Vinblastine），商品名 Velban；(2) 長春新鹼（Vincristine），商品名 Oncovin、Vincasar PFS；(3) 長春瑞濱（Vinorelbine），商品名 Navelbine；(4) 長春氟寧（Vinflunine），商品名 Javlor。

　　化療引起的周邊神經病變（神經痛和異常感覺）在使用紫杉醇萃取藥物及其他化療藥劑（包括鉑化合物和長春花生物鹼）的癌症患者中很常見。

　　有一項前瞻性的隨機雙盲對照臨床研究，評估營養補充劑乙醯左旋肉鹼（acetyl-L-carnitine, ALC）對化療引起的周邊神經病變的療效和安全性。在兩百三十九名受試者中，有一百一十八人每天服用 3000 毫克 ALC，其他的一百二十一人服用安慰劑。結果顯示，比起安慰劑組，服用 ALC 組的周邊神經病變症狀大幅減輕；而且在不良反應方面，兩組沒有差別[48]。

化療用藥物：酪胺酸激酶抑制劑

　　酪胺酸激酶抑制劑（Tyrosine kinase inhibitor, TKI）是另一類的化療用藥。這類抗癌藥物是從現代遺傳學的角度來探討遺傳學與癌細胞形成的相關性，從而研發出來這類能抑制或阻斷酪胺酸激酶的酵素家族。酪

胺酸激酶在調節細胞功能方面占有重要角色，包括細胞分裂（複製）、
細胞代謝、存活、修復受損的 DNA、細胞移動能力，以及細胞對微環
境的回應[49]。由於酪胺酸激酶與細胞的訊號傳遞和生長因子有關，因此
只要酪胺酸激酶發生突變往往會引起癌症，也就是把健康的細胞變成癌
細胞[50]。過去十六年來的研究顯示，某些致癌基因的產物都具有酪胺酸
激酶的功能，因此抗癌藥物的一個發展重點就是研發能夠抑制這種酵素
的抑制劑[51]。

　　包括伊馬替尼（imatinib）和吉非替尼（gefitinib）在內的幾種 TKI
藥物，美國食品藥物管理局都已批准上市。第一支 TKI 的主成分是伊
馬替尼，於二〇〇一年獲准用於治療慢性骨髓性白血病[52]。由於反應率
非常高，後續才有這方面的更多研究。

　　TKI 的作用機轉與常規的化療藥物不同（雖然單株抗體的作用原理
類似），因為這類藥劑更常鎖定的是癌細胞而不是健康細胞，所以與常
規化療藥物相比，可能產生的毒性和副作用就大幅降低了。癌細胞的遺
傳基礎正在更有效地被篩除，標靶性的 TKI 藥物可以提供癌症患者及
醫師更多的用藥選擇。

　　潛在的副作用依使用的 TKI 抑制劑種類而大不相同，大部分的副
作用輕微，但還是有發生嚴重副作用的風險，包括白血球數量減少（感
染風險提高）、血小板減少（出血風險提高）、噁心或嘔吐、腹瀉、胃
灼熱、頭痛、肌肉痙攣、體液滯留和腫脹（尤其是眼周）、起疹子[53]。
TKI 藥物可能會導致嚴重的肝臟問題，甚至肝臟衰竭，例如舒尼替尼
（Sunitinib）；或者可能提高發生肺動脈高血壓的風險，例如達沙替尼
（Dasatinib）[54]。此外，所有的 TKI 類藥物都可能引發精神抑鬱[55]。

　　以下是常見的幾種酪胺酸激酶抑制劑：

- 達沙替尼（Dasatinib），商品名 Sprycel。
- 伊馬替尼（Imatinib），商品名 Gleevec。
- 尼洛替尼（Nilotinib），商品名 Tasigna。
- 索拉非尼（Sorafenib），商品名 Nexavar。
- 舒尼替尼（Sunitinib），商品名 Sutent。

化療用藥物：組織蛋白去乙醯化酶抑制劑

組織蛋白去乙醯化酶（Histone deacetylase, HDACs）是一種會除去乙醯基團的酵素，從而造成基因表現異常，引發致癌風險[56]。雖然一個人的遺傳基因是固定的，但新興的表觀遺傳學已經證實 DNA 的表達（活力）可以被改變。

組織蛋白是指包含在細胞裡頭的蛋白質，為緊密的 DNA 提供結構支撐，也在基因表現調控中占有一席之地，因此在細胞複製與轉錄（傳遞遺傳資訊）形成人體蛋白質的基本單位時，發揮重要的作用[57]。

HDAC 抑制劑主要用於治療白血病（血癌），特別是急性骨髓性白血病（AML）。頃近，已批准使用一種稱為帕比司他（panobinostat）的 HDAC 抑制劑來治療多發性骨髓瘤。

有許多種 HDAC 抑制劑，目前還在研究它們的抗癌作用。常見的可能副作用包括：噁心、嘔吐、食慾降低、倦怠、發燒、貧血、心律不整、腹瀉、嗜中性白血球低下，以及血小板低下[58]。

以下是目前在使用的組織蛋白去乙醯化酶抑制劑：

- 伏立諾他（Vorinostat），商品名 Zolinza。
- 羅醚酯肽（Romidepsin），商品名 Istodax。
- 貝利司他（Belinostat），商品名 Beleodaq。

・帕比司他（Panobinostat），商品名 Farydak。

化療用藥物：去甲基化藥物

去甲基化藥物（demethylating agent）的作用方式，是改變 DNA 的表達（表觀遺傳）。所謂 DNA 的甲基化（mthylation）是指在不改變 DNA 序列的前提下，在某些碳原子結構上加入一個甲基（CH3），以影響基因的表達和活性。DNA 甲基化異常已知是部分癌症的一個原因。

這類藥物被用於治療血癌，例如慢性骨髓單核細胞性白血病或骨髓癌，藥物的作用機轉有部分在於破壞脊髓異常分裂的細胞[59,60]。

常見的副作用，包括：膀胱痛、牙齦出血、便血、血尿、嘴唇和指甲發紫、視力模糊、身體疼痛、胸痛、畏寒、昏迷、抽搐、充血、咳嗽漏尿問題、頭暈、嗜睡、昏厥、心律快或不整、異常發冷、發燒、皮膚發紅和乾燥、呼吸有水果味、頭痛、蕁麻疹、聲音嘶啞、饑餓感增加、多汗、口渴、失眠、搔癢、關節痛、頭昏眼花、食慾不振、下背痛或側身痛、情緒或精神改變、肌肉痛或痙攣、抽筋、噁心或嘔吐、皮膚蒼白、皮膚有紅斑點、流鼻水、癲癇、發抖、呼吸短促、皮疹、打噴嚏、口瘡或舌痛、喉嚨痛、口腔潰瘍或有白色斑點、胃痛或脹氣、眼睛凹陷、身體不同部位水腫、頸部或腋窩或鼠蹊部淋巴結腫大疼痛、胸悶、顫抖、吞嚥困難、呼吸困難、沿肛痔、泌尿問題、體重減輕、虛弱無力或雙腿沉重、哮喘、皮膚起皺、眼睛或皮膚變黃[61,62]。

以下是常見的兩種去甲基化藥物：

・阿扎胞苷（Azacitidine），商品名 Vidaza。
・帝希他濱（Decitabine），商品名 Dacogen。

化療用藥物：多聚二磷酸腺苷核糖聚合酶抑制劑

簡稱「PARP 抑制劑」的多聚二磷酸腺苷核糖聚合酶〔poly（ADP-ribose）polymerase, PARP〕抑制劑，是一種用於阻斷細胞內生成 PARP 酶的抗癌藥物。PARP 酶在 DNA 的修復中扮演決定性的角色，因此阻斷這個細胞修復的機轉會讓癌細胞更難以修復受損的 DNA，加速癌細胞的死亡[63]。

PARP 抑制劑被視為「標靶治療」的化療手段，這代表它們能更準確去識別並攻擊癌細胞。這類藥物通常會與其他癌症療法合併使用[64]。

目前有幾支 PARP 抑制劑正在進行臨床試驗，有兩支主要的新藥已獲得美國食品藥物管理局核准上市。第一支是奧拉帕尼（olaparib）口服 PARP 抑制劑，主要用於治療有特定基因突變的末期卵巢癌病患[65]。另一支新藥尼拉帕尼（niraparib）則用於預防卵巢癌、輸卵管癌或腹膜癌等癌症復發[66]。

PARP 抑制劑常見的可能副作用，包括：腎功能異常、味覺改變、便血、牙齦出血、視力模糊、畏寒、感冒症狀、咳嗽、暈眩、心律或脈搏改變、消化不良、頭痛、肌肉或關節痛、緊張不安、排尿疼痛或困難、皮膚蒼白、皮膚紅斑、聽到血液衝擊耳膜的聲音、皮疹、潰瘍、口瘡或口腔有白色斑點、異常出血或瘀青、異常疲累或虛弱[67,68]。

以下是兩種常見的 PARP 抑制劑：

- 奧拉帕尼（Olaparib），商品名 Lynparza。
- 尼拉帕尼（Niraparib），商品名 Zejula。

其他化療藥物

其他還有幾種不同作用機制的化療藥物，總結做成下頁表格[69]。

藥物名稱	可治療的癌症
高三尖杉酯鹼（Omacetaxine） 商品名 Synribo	慢性骨髓性白血病
門冬醯胺酶（L-Asparaginase）	兒童和成人急性淋巴性白血病
博來黴素（Bleomycin）	何杰金氏淋巴瘤、惡性肋膜積水、非何杰金氏淋巴瘤，以及下列鱗狀細胞癌：子宮頸癌、鼻咽癌、陰莖癌、頭頸部癌、外陰癌及睪丸癌
甲基苄肼（Procarbazine）	何杰金氏淋巴瘤
維莫德吉（Vismodegib） 商品名 Erivedge	皮膚基底細胞癌
Ado-trastuzumab-emtansine 商品名 Kadcyla	末期 HER2 陽性轉移性乳癌
替西羅莫司（Temsirolimus） 商品名 Torisel	末期腎細胞癌
依羅莫司（Everolimus） 商品名 Zortress	末期腎細胞癌、乳癌、胰臟神經內分泌腫瘤
沙利竇邁（Thalidomide） 商品名 Thalomid	多發性骨髓癌、痲瘋性結節性紅斑
來那度胺（Lenalidomide） 商品名 Revlimid	多發性骨髓瘤、與 5 號染色體缺失有關的骨髓增生不良症候群
Pomalidomide 商品名 Pomalyst	多發性骨髓瘤

美國著名的醫學專業網站「醫景網」（Medscape）指出，美國和歐洲有一些研究發現，護理師和醫護人員因為放射線治療而造成的輻射暴露可能會危害到健康[70]。

文章指出，像藥劑師一類的醫療工作者有輻射暴露及副作用的風險；而潛在的傷害也包括給予化療藥物的護理師。該文提到，英國腫瘤科的護理師出現了常見的化療副作用，例如嚴重掉髮、高流產率及類流感症狀。

美國同樣也有這樣的顧慮。二〇一二年發表的一項研究發現，過去一年腫瘤科門診（不是二十四小時護理）的護理師，皮膚或眼睛的總暴露比率是 16.9%[71]。

荷爾蒙治療使用的藥物

荷爾蒙是身體腺體所分泌的化學物質，具有各種不同功能，以不同方式對身體產生作用，包括某些組織的細胞增生。荷爾蒙類的抗癌藥物通常用於阻止身體分泌荷爾蒙，或干擾、阻斷與荷爾蒙相互作用的細胞受體部位[72]，目標在於阻止或減少某些荷爾蒙對於荷爾蒙敏感組織的增生作用，特別是乳房、攝護腺及子宮（子宮內膜）[73]。

腫瘤科醫師透過荷爾蒙受體的檢測，判斷癌細胞是否對荷爾蒙敏感。荷爾蒙受體檢測會測量癌變組織中荷爾蒙受體的含量，雌激素和黃體素會附著在這些受體之上。如果癌細胞上的荷爾蒙受體為陽性，表示癌細胞容易受到荷爾蒙驅動而加速複製及增生，這同時也表示可使用抗荷爾蒙藥物來阻斷荷爾蒙與受體的結合[74]。

荷爾蒙類的藥物也可以用於腫瘤伴生症候群（由於腫瘤分泌的異常

活性物質，引發病人出現全身性的免疫反應），最常見的症狀是發燒[75]。
這類藥劑也可用於治療癌症產生的症狀，例如與癌症有關的厭食症（食
慾不振）[76]。

　　荷爾蒙治療一般是投以口服藥或注射劑，但有時候會用手術切除卵
巢和睪丸等器官，以減少荷爾蒙分泌。

　　不同種類的荷爾蒙藥劑會用不同方式控制內分泌系統，以下是幾種
主要的荷爾蒙藥劑。

選擇性雌激素受體調節劑

　　選擇性雌激素受體調節劑（SERM）是一種抗荷爾蒙藥物，藉由阻
斷乳房組織的雌激素受體，讓乳癌細胞難以生長。「選擇性」一詞指的
是 SERM 一方面阻斷乳房組織的雌激素受體，另一方面卻能活化其他
細胞裡的雌激素受體，例如骨骼、肝臟、子宮細胞[77]。

　　泰莫西芬（Tamoxifen）是全世界最普遍用於防治乳癌的 SERM 藥
物[78]。這是美國食品藥物管理局唯一核准用於預防停經前乳癌、治療乳
腺導管原位癌以及治療雌激素受體陽性且做過手術治療的停經前乳癌的
荷爾蒙藥物[79]。

　　SERM 藥物最常見的副作用是疲勞、熱潮紅、夜間盜汗、白帶、情
緒不穩，也可能引發血栓、中風、子宮內膜癌等嚴重的副作用[80]。

　　以下是幾種常見的選擇性雌激素受體調節劑：

・泰莫西芬（Tamoxifen），商品名 Novaldex。
・托瑞米芬（Toremifene），商品名 Fareston。
・雷洛昔芬（Raloxifene），商品名 Evista。

　　四十歲的溫蒂是兩個孩子的母親，最近做過乳癌治療，腫瘤科醫師開了泰莫西芬（tamoxifen），結果熱潮紅和夜間盜汗讓她常在半夜醒過來。她也發現心情經常起伏不定，暴躁易怒。後來史坦格勒醫師用稱為烏賊汁（Sepia）的順勢療劑，成功控制了她的這些不適症狀。

芳香環轉化酶抑制劑

　　芳香環轉化酶抑制劑（Aromatase inhibitors）是普遍用於防治乳癌的一種荷爾蒙類藥劑，用於防治停經婦女的雌激素陽性初期乳癌，比泰莫西芬的效果更好[81]，嚴重的副作用也比泰莫西芬少。

　　芳香環轉化酶抑制劑的作用是阻斷芳香環轉化酶，讓腎上腺分泌的性荷爾蒙無法轉化為雌激素[82]。

　　「來曲唑」（Letrozole）和「阿那曲唑」（Anastrazole）這兩支芳香環轉化酶抑制劑，治療轉移性乳癌的反應率和無惡化存活期已證明優於泰莫西芬[83]。

　　芳香環轉化酶抑制劑最常見的副作用是關節僵硬疼痛以及肌肉痛，有五成的用藥者會出現這些副作用[84]。

　　以下是三種常見的芳香環轉化酶抑制劑：

・阿那曲唑（Anastrazole），商品名 Arimidex。
・來曲唑（Letrozole），商品名 Femara。
・依西美坦（Exemestane），商品名 Aromasin。

六十歲的會計師派蒂是乳癌存活者，她的幾處關節有關節炎，腫瘤科醫師告訴她這是她服用抗乳癌藥安美達錠（Arimidex）的副作用。在她諮詢過史坦格勒醫師後，依照建議服用膠原蛋白、葡萄糖胺及有機硫化物 MSM 等有益軟骨和關節健康的營養補充劑，不到兩個禮拜就有了改善，八週後，她說關節痛和僵硬度已改善了八成。

選擇性雌激素受體下調劑

到目前為止，選擇性雌激素受體下調劑（Selective estrogen receptor down-regulator，簡稱 SERD）只有一種稱為「氟維司群」（fulvestrant，商品名 Faslodex）的抗乳癌藥。這種藥也稱為雌激素受體拮抗劑，會跟雌激素受體結合[85]，並完全阻斷所有雌激素受體下游的訊息傳遞路徑，換句話說，它可以預防雌激素活化細胞裡的雌激素受體。這支藥對雌激素受體的吸引力，大約是泰莫西芬的一百倍[86]。

氟維司群已被核准用於治療荷爾蒙受體陽性乳癌且已擴散到身體其他部位的停經婦女[87]。此藥的使用方式是肌肉注射。

最常見的副作用包括：熱潮紅、噁心、嘔吐、腹瀉、便祕、胃及腹部疼痛、喉嚨痛、背痛以及頭痛[88]。

黃體素釋放素促進劑（LHRH 促進劑）

黃體素是由腦下垂體（位於腦底）所分泌的一種性荷爾蒙，會刺激睪丸分泌睪固酮。黃體素釋放素促進劑（luteinizing hormone-releasing hormone agonist，簡稱 LHRH 促進劑），也稱為促性腺激素釋放激素阻斷劑或雄激素剝奪治療，會阻止促黃體素的分泌，同時阻止睪丸分泌睪固酮[89]。這類藥物是以注射方式給藥，或者以小型植入物置於皮下。

　　LHRH 促進劑用於治療男性攝護腺癌，併用氟他胺（Flutamide）護腺寧錠及放療來治療局部晚期攝護腺癌[90]。這類藥物已經核准用於減輕或緩解攝護腺癌的症狀[91]。雖然目前尚未證實睪固酮補充療法會導致攝護腺癌，但一旦得了攝護腺癌，睪固酮就會刺激細胞繼續分裂，因此這種藥物的重點在於抑制睪固酮及其代謝物二氫睪固酮（DHT）。

　　LHRH 促進劑也可用於治療乳癌，藉由阻止黃體素分泌以降低對雌激素和黃體素的刺激。這樣一來，就能大幅降低荷爾蒙陽性的乳癌細胞受體被這兩種性荷爾蒙驅動的機會。

　　LHRH 促進劑對男性用藥者的可能副作用，包括：腫瘤一開始會變大、熱潮紅、乳房觸痛或乳房組織增加、陽痿或性慾減退、骨質疏鬆、高血糖和糖尿病、心臟問題、癲癇、肌肉或背部或關節疼痛、疲乏、精子數減少或無精子[92,93]。

　　LHRH 促進劑對女性用藥者的可能副作用，包括：一開始腫瘤會變大、熱潮紅、骨質疏鬆、肌肉或關節疼痛、疲乏、陰道乾澀、頭痛、情緒起伏大、抑鬱和（或）嘔吐、高血糖和糖尿病、心臟問題、心臟病發和中風、癲癇及停經[94,95]。

　　以下是幾種常見的 LHRH 促進劑：

· 亮丙瑞林（Leuprolide），商品名 Lupron、Eligard。
· 醋酸戈舍瑞林（Goserelin），商品名 Zoladex。
· 曲普瑞林（Triptorelin），商品名 Trelstar。
· 組胺瑞林（Histrelin），商品名 Vantas。

黃體素釋放素拮抗劑（LHRH 拮抗劑）

　　黃體素釋放素拮抗劑（luteinizing hormone-releasing hormone antago-
nist，簡稱 LHRH 拮抗劑）目前只有一種新藥，即用來治療攝護腺癌的
「地加瑞克」（degarelix，商品名 Firmagon），這是一種人造蛋白質，
能阻斷腦下垂體分泌促性腺激素釋放素（GnRH）[96]，從而防止 GnRH
刺激睪丸分泌睪固酮，這樣的阻斷效果就是所謂的「藥物去勢」。

　　就像 LHRH 促進劑一樣，地加瑞克也被用來降低睪固酮含量，但
作用速度更快。它還有一個優點：不會像 LHRH 促進劑在一開始時會
造成腫瘤變大[97]。

　　這類藥物的可能副作用，包括：潮熱紅、乳房觸痛或乳房組織增
生、骨質疏鬆、精子量減少或無精子、肝臟酵素升高及體重增加[98]。

抗雄激素藥物

　　雄激素剝奪療法（ADT）也稱為雄激素抑制療法，指的是減少或
抑制睪丸和腎上腺分泌雄激素。使用抗雄激素藥物，可以阻斷睪固酮等
雄激素附著於攝護腺癌細胞表面的受體[99]，讓癌細胞無法繼續生長或生
長速度變慢。目前已有此類藥錠上市，需每天服用[100]。

　　ADT 療法通常不能做為唯一的治療方法。一般都是在睪丸切除術、
LHRH 促進劑或 LHRH 拮抗劑這些療法不再奏效後，會再加做 ADT 療
法。開始使用 LHRH 促進劑治療後，可以進行數週的 ADT 療法，以防
止腫瘤惡化（生長更快）[101]。

　　常見的可能副作用，包括：臉部、手臂及下肢腫脹，以及視力模
糊、充血、咳嗽或聲音嘶啞、喉嚨乾燥或疼痛、發燒、頭痛、下背痛、
焦慮緊張、聽到血液衝擊耳膜的聲音、體重快速增加、流鼻水、心跳緩
慢或過快、盜汗、頸部腺體腫大觸痛、男性女乳症、胸悶、手腳有刺痛

感、吞嚥困難、體重減輕、哮喘、背痛、骨盆痛或胃痛、夜間頻尿、無力、頭暈、噁心、腹瀉、便祕、黑便、血尿或尿液混濁、排尿困難或灼熱疼痛、膚色蒼白、呼吸困難且用力、異常出血或瘀青、畏寒、失眠、嘔吐、流鼻水、肌肉痠痛以及疲倦[102,103]。抗雄激素藥物尼魯米特（Nilutamide）的毒性會引發夜盲症和肺毒性[104]，因此使用不廣。

以下是三種常見的抗雄激素藥物：

· 氟他胺（Flutamide），商品名 Eulexin。
· 比卡魯胺（Bicalutamide），商品名 Casodex。
· 尼魯米特（Nilutamide），商品名 Nilandron。

> 七十歲的房地產經紀人唐恩一直都在接受積極的攝護腺癌治療，他在使用抗雄激素藥「可蘇多錠」（Casodex）後，出現了幾個副作用，其中最讓他在意的是身體疲乏無力。
>
> 史坦格勒醫師幫他擬定了一些增強體力的療法，除了採靜脈營養注射之外，還以營養補充劑來攝取維生素 B 群和礦物質鎂，讓腎上腺能夠正常運作。才不到四週，唐恩的體力及生活品質就改善了不少。

CYP17 抑制劑

末期攝護腺癌通常是投以 LHRH 促進劑及 LHRH 拮抗劑或切除睪丸進行治療，阻斷睪丸製造睪固酮等雄激素。即便如此，攝護腺癌細胞及體內的其他細胞仍可能分泌少量的雄激素，其中代號 CYP17 的酵素在製造雄激素的過程中扮演了關鍵角色。新一代的口服抗荷爾蒙藥物

「阿比特龍」（Abiraterone，商品名 Zytiga）可以阻斷 CYP17 酵素，讓其他細胞停止製造雄激素[105]。

CYP17 抑制劑是以錠劑形式每天服用，由於服用後體內的其他荷爾蒙也會隨之降低，所以必須和類固醇藥物強體松（prednisone）併用，防止出現某些副作用[106]。

CYP17 抑制劑的用藥者比較常見的副作用，包括：膀胱痛、臉及四肢腫脹、血尿或尿液混濁、視力模糊、骨折、胸痛或不適、抽搐、尿液減少、排尿困難、排尿時有灼熱感或疼痛、口乾、心跳或脈搏過快或心律不整、脈搏不規則、覺得熱、頻尿、頭痛、口渴、夜間頻尿、頭暈目眩、暈厥、食慾不振、下背或側身痛、肌肉痛或痙攣、噁心或嘔吐、焦慮緊張、手腳或嘴唇麻木或麻刺感、手臂或腿無故疼痛或腫起、聽到血液衝擊耳膜的聲音、體重迅速增加、臉頸及手臂發紅、上胸部偶爾發紅、呼吸短促、心跳緩慢、盜汗、皮膚凸起或凹陷、異常疲累或虛弱無力，以及體重異常增加或減少[107]。

其他抗雄激素製劑

抗攝護腺癌新藥安可坦（Enzalutamide，商品名 Xtandi）是一種抗雄激素及雄激素受體抑制劑，可多重作用於腫瘤細胞雄激素受體的訊號傳送路徑[108]。對治療沒有反應的末期攝護腺癌患者，可投以此藥，以錠劑方式每日服用。

常見的可能副作用，包括：頭痛、頭暈、天旋地轉的眩暈感、呼吸短促、無力或疲勞、血壓升高、麻木、灼痛、皮膚下面有刺痛感、潮紅、背痛、關節或肌肉痛、骨骼痛、四肢腫脹、食慾不振、體重減輕、腹瀉、便祕、感冒症狀（流鼻水、打噴嚏或喉嚨痛）[109]。

其他的性類固醇療法

還有一些藥物可用於干擾癌細胞生長所需要的性荷爾蒙刺激，一一介紹於下：

氟每特隆（Fluoxymesterone）：這是一種較新的合成雄激素（合成睪固酮），用於治療婦女的轉移性乳癌。她們身上的癌細胞對荷爾蒙有反應，但對泰莫西芬或麥格斯口服劑（Megestrol acetate）等其他荷爾蒙療法反應不佳[110]。此藥是以錠劑方式每日服用。

可能的副作用包括：多毛症（臉毛或體毛過度生長）、雄性禿、聲音低沉（嘶啞）、痤瘡、性衝動、紅血球增多以及肝功能指數升高。

雌激素：早期攝護腺癌的治療方法之一，使用的是稱為雌激素的合成女性荷爾蒙。由於心血管系統會出現副作用，現在已不常使用[111]，但偶爾會在傳統的荷爾蒙療法失敗後使用。雌激素療法通常是以錠劑方式每日服用。

雌激素的男性用藥有普力馬林錠（Premarin）及雌二醇（estradiol）。

醋酸甲地孕酮及甲羥孕酮：醋酸甲地孕酮（megestrol）和甲羥孕酮（medroxyprogesterone）是黃體素的衍生物，但結構與人體分泌的黃體素不同。這些藥物是以錠劑方式每日服用。

以往甲地孕酮是做為治療末期乳癌的荷爾蒙藥劑，但現在最常用於治療對荷爾蒙有反應的轉移性子宮內膜癌，偶爾也用於治療攝護腺癌，以及治療與癌症相關的厭食症和惡病質。對於乳癌引發的熱潮紅，以及做過去勢療法（雄激素剝奪療法或手術）的男性熱潮紅，也有控制效果。雖然用藥者會出現噁心和嘔吐現象，但已證明可以減輕末期乳癌患者的噁心和嘔吐程度約三分之二[112]。

甲羥孕酮的活性和甲地孕酮非常類似，這支藥在歐洲用於治療乳癌的情形比美國普遍[113]。

　　這兩種藥物抗腫瘤作用的機轉還不完全清楚，目前已知道的作用包括：抑制腎上腺素類固醇合成、抑制雌激素受體的含量、改變腫瘤荷爾蒙代謝、提高類固醇代謝，以及直接殺死腫瘤細胞[114]。

　　常見的可能副作用，包括：噁心、放屁、腹瀉、陰道出血、輕微皮疹、虛弱無力及水腫[115,116]。

　　酮康唑（Ketoconazole）：酮康唑（商品名 Nizoral）主要以抗真菌（黴菌）作用而聞名，但用於阻斷荷爾蒙分泌（例如雄激素）的方式，與抗荷爾蒙藥物「阿比特龍」類似。此藥可用於治療男性末期攝護腺癌，能夠快速降低睪固酮含量[117]。由於酮康唑會阻斷荷爾蒙皮質醇的分泌，所以用藥的男性患者通常需要配合使用皮質類固醇，例如氫化皮質醇（hydrocortisone）或強體松。以錠劑形式每日服用。

　　常見的可能副作用，包括：噁心嘔吐、胃痛、搔癢或皮疹、頭痛、暈眩、乳房腫脹、陽痿及失去性慾[118]。

其他的荷爾蒙療法

　　體抑素胜肽（Octreotide）：體抑素胜肽是一種合成藥物，作用類似身體自然產生的化學物質「體抑素」。體抑素是由腦下垂體分泌，有數種功能，包括抑制體內參與控制潮紅和腹瀉的某些化學物質。比起體抑素，體抑素胜肽是更好的選擇，因為更穩定且作用時間更長[119]。

　　體抑素胜肽可用於治療類癌症候群，以及與某些胰島細胞癌和肢端肥大症有關的荷爾蒙過多症狀[120]。

　　新生血管抑制劑（Anti-angiogenesis agents）：新生血管指的是新血管的形成，這是健康組織受損後正常的修復過程。問題在於，就癌症腫瘤而言，新生的小血管可以提供營養讓腫瘤持續生長。

　　新生血管抑制劑是一種標靶治療用藥，使用藥物直接阻止腫瘤形成新血管[121]。這類藥物可用錠劑每日服用或用靜脈注射方式每日施打。

　　不同種類的新生血管抑制劑，各自有不同的機轉來阻止腫瘤生成新血管，切斷對腫瘤的供血。其中一種最常見的藥是貝伐單抗（bevacizumab，商品名 Avastin），屬於單株抗體，可以識別血管內皮生長因子（VEGF）並與之結合，中和其生物活性，減少腫瘤新血管的生成[122]。其他的新生血管抑制劑，還包括索拉非尼（sorafenib，商品名 Nexavar）及舒尼替尼（sunitinib，商品名 Sutent），阻斷 VEGF 活性的機轉都不一樣[123]。

　　可能的副作用包括：高血壓、皮疹、皮膚乾燥和發癢、手足症候群、腹瀉、疲倦、血球數低下、傷口癒合困難或傷口再度裂開。較少見但更嚴重的副作用，包括：嚴重出血、心臟病發、心臟衰竭或血栓[124]。

　　以下是幾種常見的新生血管抑制劑：

- 阿西替尼（Axitinib），商品名 Inlyta。
- 貝伐單抗（Bevacizumab），商品名 Avastin。
- 卡博替尼（Cabozantinib），商品名 Cometriq。
- 依維莫司（Everolimus），商品名 Afinitor、Zortress。
- 來那度胺（Lenalidomide），商品名 Revlimid。
- 帕唑帕尼（Pazopanib），商品名 Votrient。
- 雷莫司單抗（Ramucirumab），商品名 Cyramza。
- 瑞戈非尼（Regorafenib），商品名 Stivarga。
- 索拉非尼（Sorafenib），商品名 Nexavar。
- 舒尼替尼（Sunitinib），商品名 Sutent。
- 沙利竇邁（Thalidomide），商品名 Synovir、Thalomid。

‧凡德他尼（Vandetanib），商品名 Caprelsa。

‧阿柏西普（Ziv-aflibercept），商品名 Zaltrap。

免疫療法

免疫療法是一種支持人體的免疫系統對抗癌症及感染的癌症治療方式，被視為一種生物療法，這是因為免疫療法使用的原始材料是活的微生物[125]。

免疫療法有各種不同的形式，包括：單株抗體、T 細胞輸入療法（adoptive cell transfer）、細胞激素、癌症治療疫苗，以及原本用來預防肺結核的卡介苗（BCG）[126]。雖然這些療法不像手術、化療及放療那麼普遍，但治療方法仍在隨著研究而持續進步中。

專一性抗癌：單株抗體

單株抗體是在實驗室製造出來的抗體，僅由一種類型的免疫細胞製造而成，可用於幫助免疫系統鎖定及摧毀癌細胞，改變信息傳送系統，防止腫瘤接收到刺激而長大[127]。

單株抗體能夠透過幾種方式發揮作用，協助免疫系統對抗癌症。說得更精確一點，其中包括：標記癌細胞讓免疫系統辨認、啟動細胞膜破壞作用、阻斷細胞生長、防止新血管生成、阻斷免疫系統抑制劑、直接攻擊癌細胞、運送放射線和化療的殺癌物質到癌細胞，以及把癌細胞和免疫細胞結合在一起[128]。

到目前為止，美國食品藥物管理局已經核准十幾種單株抗體來治療癌症，日後可能還有更多的單株抗體會被研發出來[129]。

　　不同種類的單株抗體協助免疫系統對抗癌症的機轉都不一樣 [130]，最常用於治療癌症的單株抗體，稱為非修飾單株抗體（naked monoclonal antibody），它們會附著於癌細胞的蛋白質（抗原），刺激免疫反應。另一種是複合型單株抗體（conjugated monoclonal antibody），會再添加一支化療藥或一種輻射粒子，直接把這些物質帶到癌細胞。第三種稱為雙特異性單株抗體（bispecific monoclonal antibody），是取兩種不同的單株抗體的片段組成，因此能同時附著於不同的蛋白質上面。

　　單株抗體產生的副作用往往比化療藥物少 [131]，可能的副作用包括：發燒、畏寒、虛弱、頭痛、噁心、嘔吐、腹瀉、低血壓及皮疹 [132]。

　　以下是幾種常見的單株抗體生物製劑：

- 阿昔單抗（Abciximab），商品名 Reopro。
- 妥昔單抗（Inflectra），商品名 Remicade。
- 阿達木單抗（Adalimumab），商品名 Humira、Amjevita。
- 伊匹單抗（Ipilimumab），商品名 Yervoy。
- 阿法賽特（Alefacept），商品名 Amevive。
- 伊賽珠單抗（Ixekizumab），商品名 Taltz。
- 納武單抗（Nivolumab），商品名 Opdivo。
- 阿侖單抗（Alemtuzumab），商品名 Campath。
- 那他珠單抗（Natalizumab），商品名 Tysabri。
- 巴利昔單抗（Basiliximab），商品名 Simulect。
- 奧拉珠單抗（Olaratumab），商品名 Lartruvo。
- 貝利木單抗（Belimumab），商品名 Benlysta。
- 奧馬珠單抗（Omalizumab），商品名 Xolair。
- 貝洛托單抗（Bezlotoxumab），商品名 Zinplava。

- 帕利珠單抗（Palivizumab），商品名 Synagis。
- 卡納單抗（Canakinumab），商品名 Ilaris。
- 帕尼單抗（Panitumumab），商品名 Vectibix。
- 賽妥珠單抗（Certolizumab pegol），商品名 Cimzia。
- 派姆單抗（Pembrolizumab），商品名 Keytruda。
- 西妥昔單抗（Cetuximab），商品名 Erbitux。
- 利妥昔單抗（Rituximab），商品名 Rituxan。
- 達利珠單抗（Daclizumab），商品名 Zenapax、Zinbryta。
- 蘇金單抗（Secukinumab），商品名 Cosentyx。
- 地諾賽單抗（Denosumab），商品名 Prolia、Xgeva。
- 托珠單抗（Tocilizumab），商品名 Actemra。
- 依法利珠單抗（Efalizumab），商品名 Raptiva。
- 曲妥珠單抗（Trastuzumab），商品名 Herceptin。
- 戈利木單抗（Golimumab），商品名 Simponi、Simponi Aria。
- 優特克單抗（Ustekinumab），商品名 Stelara。

T 細胞輸入療法

　　T 細胞輸入療法又稱過繼免疫療法，可以增強免疫系統的 T 細胞（一種白血球）對抗癌症的能力。研究人員從腫瘤取出 T 細胞，然後分離出抗癌活性最強的 T 細胞，有時會對這些 T 細胞再進行基因改造工程，讓它們打擊腫瘤的能力更強大，然後在實驗室大量培養[133]。

　　接受 T 細胞輸入療法的人可能需要先降低免疫力，然後再以靜脈注射的方式輸入實驗室培養出來的 T 細胞[134]。這些 T 細胞輸入體內後可以擴張一千倍以上[135]，它們會群集在癌組織附近，攻擊癌細胞造成腫瘤萎縮[136]。

　　潛在的副作用依不同的腫瘤目標而定[137]，例如治療黑色素瘤時，可能會產生白斑、聽力缺損及葡萄膜炎；而在治療大腸直腸癌時，可能會出現腸炎副作用。

免疫調節：細胞激素

　　細胞激素（cytokines）是人體白血球製造的一種小分子蛋白質，可視為訊號傳遞分子，與免疫系統對癌症的反應有關[138]。用於治療癌症的主要細胞激素包括干擾素（interferon）和介白素（interleukin）[139]，其中介白素-2（IL-2）和干擾素 α-2b 是美國食品藥物管理局核准用於治療癌症的兩種細胞激素[140]，兩者都是以靜脈注射的方式給藥。

　　高劑量 IL-2 的副作用，包括：極度疲勞、低血壓、肺部積水、呼吸困難、腎臟受損、心臟病發、腸道出血、腹瀉或腹痛、高燒和畏寒、心跳加快及心理變化[141]。干擾素 α-2b 的副作用，包括：類流感症狀（發燒、畏寒、肌肉痠痛）以及疲倦和噁心[142]。

抗癌疫苗

　　用疫苗來治療癌症已有進展，主要是治療已經形成的癌症而不是預防[143]。這些疫苗含有與癌症有關的抗原，可以提高免疫系統對腫瘤細胞的反應[144]。

　　治療男性末期攝護腺癌的疫苗「sipuleucel-T」（商品名 Provenge），是美國食品藥物管理局第一個核准上市、也是目前唯一的抗癌疫苗[145,146]，以靜脈注射方式給藥[147]。

　　副作用依疫苗種類而定。使用 sipuleucel-T 疫苗可能會產生的一種副作用，包括：背痛、輕微噁心、頭痛、身體輕微疼痛，或是對注射液產生過敏反應[148]。

卡介苗

　　卡介苗是用一種稱為牛型分枝桿菌（*Mycobacterium bovis*）的活菌株培養出來的疫苗，適用於肺結核高危險群，以及用來治療膀胱腫瘤或膀胱癌[149]，目前是美國食品藥物管理局唯一核准用為原發性膀胱癌的初級治療用藥[150]。卡介苗療法已證實可以降低復發風險，持續使用還可降低高度惡性的非肌層浸潤性膀胱癌患者病情惡化的風險[151]。

　　卡介苗有多種不同的作用機轉，包括誘發膀胱的免疫反應[152]。

　　進行治療時，直接以導管在膀胱內灌注卡介苗的液態溶劑。典型的療程是從每週一次連續做六週，然後減少為每個月到每三個月一次，或是每六個月一次；維持療法通常是一年至少一次[153]。

　　可能產生的副作用，包括：膀胱灼熱感和類流感症候群（發燒、畏寒及疲倦）[154]。

皮膚癌外用藥 Imiquimod

　　咪喹莫特（imiquimod，商品名 Aldara）是一支局部用於治療早期皮膚癌或癌前狀況的外用藥膏，可改造人體的免疫反應，製造出更多的干擾素，常用於臉部的表淺型基底細胞癌或日光性角化症[155]，一般是一週塗抹五次，連續使用六週[156]。

　　可能產生的副作用，包括：塗抹部位的皮膚會輕微刺痛、搔癢、乾燥、脫屑、患處結痂、結硬皮、皮膚發紅或皮膚硬化[157]。

光照治療：光動力療法

　　光動力療法（photodynamic therapy，簡稱 PDT）指的是使用無毒性的「光敏劑」這種專門藥劑，暴露在特定波長的光照下，從而產生化學反應，活化「光敏劑」去殺死表淺的癌細胞。這種治療類型也稱為光輻射療法、光療法或光化療[158]。

　　光敏劑的使用通常會採注射方式或塗抹在皮膚上，等癌細胞吸收之後，再對這個需要治療的部位做光照治療。特定波長的光照會讓光敏劑與氧分子起化學反應，形成一種可以殺死癌細胞的化學物質。這個療法也可以活化免疫系統，殺死癌細胞，以及破壞供養癌細胞的血管[159]。

　　研究顯示光動力療法治療某些癌症和癌前病變的效果，和手術或放射線治療不相上下[160]。

　　美國食品藥物管理局已核准將光動力療法用於治療非小細胞肺癌、食道癌、巴瑞特氏食道癌前病變，也用於治療初期的日光性角化症及表淺的皮膚癌[161]。

　　使用得當時，這種療法有多種優點，包括：沒有長期的副作用、侵入性小於手術、治療時間短、可在門診進行、可精確鎖定癌症部位、可在同一部位反覆多次治療（這一點就和放療不同）、幾乎不會留疤，以及醫療費用通常低於其他癌症療法[162]。

　　不過，光動力療法有其限制，包括：只能治療光線可接觸到的表淺部位、不能治療轉移性癌症、皮膚的光敏感只能持續一段時間，以及患有特定血液疾病的人不能使用等等[163]。

　　以下是美國食品藥物管理局核准使用的光敏劑種類[164]：

・泊芬納（Porfimer sodium），商品名 Photofrin。

．5- 胺基酮戊酸（5-aminolevulinic acid），商品名 Levulan。

．胺基戊酮酸甲酯（Methyl aminolevulinate），商品名 Metvix。

　　光動力療法使用的光源有雷射、脈衝光、LED、藍光、紅光，以及其他許多的可見光（包括天然的陽光）。至於哪種是最適合的光源，取決於所使用的藥品及目標組織的理想波長 [165]。

　　可能的副作用，包括：皮膚輕微刺痛、疼痛及腫脹 [166,167]。

雷射療法

　　雷射（laser）是 Light amplification by stimulated emission of radiation 的縮寫，指的是經過激發放大強度後的光線。雷射光有特定的波長，能夠集中於一個非常窄的射束，因此可以進行精確強大的治療，包括切除及破壞小部位 [168,169]。

　　少數醫師會以雷射療法來治療表淺型癌症。以雷射治療癌症的案例，包括：基底細胞皮膚癌、非常初期的子宮頸癌、陰莖癌、陰道癌、會陰癌、非小細胞肺癌 [170]，還有一些病例也曾使用雷射來治療頭頸部的小癌塊 [171]。此外，臨床上正在嘗試使用雷射來治療腦癌、攝護腺癌及其他癌症 [172]。

　　雷射也可用來緩解癌症的某些症狀，例如出血或阻塞 [173]。把雷射用來治療腫瘤的一個例子，是切除堵住氣流的喉嚨（氣管）腫瘤；雷射也可用來除去大腸或胃部息肉 [174]。

　　雷射治療通常是透過可彎曲的內視鏡（一條細光管，可讓醫師看到體內組織）進行；雷射治療搭配使用光敏劑的光動力療法，也是相當普遍的做法（參見前面的光動力療法內容）。

用於治療癌症的雷射有三個主要類型，均以所使用的發光物質來命名，包括液態、氣態及固態三種形式，例如二氧化碳雷射、氬雷射及鈥雷射[175]。

雷射治療有許多優點，包括：比手術刀更準確精密的切割，對身體組織邊緣的殺菌效果可降低感染危險；雷射熱度可密封血管，減少出血；腫脹程度較小、疼痛減輕、比較不會留下疤痕；通常手術時間較短，對健康組織的切割和損害較少；以及可在門診進行，復原時間通常比較短[176]。

雷射手術的限制，則包括：受過雷射治療訓練的醫護人員較少、部分雷射手術的效果比較不持久，以及治療費用比較高昂[177,178]。

幹細胞移植

幹細胞移植又稱骨髓移植，目的是恢復造血幹細胞的功能，適用於骨髓因為化療、生病或放療而遭到破壞的人[179,180]。

造血幹細胞可以說是人體所有血球的母細胞[181]。大部分幹細胞都存在於骨髓內，它們會分別發展成不同功能的白血球（免疫）、紅血球（攜帶氧氣）及血小板（凝血）。

幹細胞是以靜脈注射方式送到患者體內，經由血液流動到骨髓，並在這裡取代被治療或被疾病破壞的細胞。

幹細胞的來源，包括骨髓、血液或臍帶血[182]。移植類型主要有以下三種[183]：

- **自體幹細胞移植**：幹細胞來自患者本人（即接受治療的人）。
- **異體幹細胞移植**：使用的是與患者配對成功的捐贈者幹細胞。

・**同系幹細胞移植**：幹細胞來自患者的同卵雙胞胎手足。

　　幹細胞移植主要是要幫做完高劑量放療或化療（或兩者都做過）的人恢復身體正常功能，最常用於白血病及淋巴瘤患者，但也可能用於神經母細胞瘤和多發性骨髓瘤的患者[184]。此外，幹細胞移植還可直接用來治療癌症，例如多發性骨髓瘤和白血病[185]。

　　出血和感染風險提高，是幹細胞移植可能引發的副作用[186]。異體幹細胞移植者還要承受另一種風險：捐贈者的白血球可能攻擊他們的體內器官[187]。同樣的，幹細胞移植的費用也非常高昂，估計在三十五萬到八十萬美元之間[188]。

第 5 章

吃什麼？怎麼吃？

防癌抗癌從飲食做起

　　對於飲食是否能有效防癌及抗癌，一直以來都是眾說紛紜，令人難以適從。一方面是健康食品發燒友（通常沒有受過正規的醫學教育）熱心建議你：未經加工的天然全食物，不論對什麼樣的癌症或處於哪一個階段的病人都有好處。另一方面是腫瘤科醫師，對於應該給予患者什麼營養建議，顯然沒有太在意。很多癌症病人告訴我們，腫瘤科醫師告訴他們：「想吃什麼就吃什麼，飲食跟你正在接受的癌症治療無關！」

　　當然，我們是舉雙手贊同天然食物的那一個陣營。不過，根據研究及個別患者的需求，我們還有一些不同的看法，而且彈性也更大。經驗會告訴你，在醫療方面，沒有人人適用這回事。

　　在抗癌這條路上，營養非常非常重要。我們吃的食物可以阻礙或促進我們的健康，這不是無的放矢。顯而易見的，像癌症這樣的重大疾病更需要患者注重飲食來促進身體健康。

　　營養不良對癌症病人是一個很嚴重的問題。例如，對近兩千名罹癌的成人所進行的一項觀察研究發現，「91% 的人營養不良，9% 的人過度營養不良，43% 的人有營養不良的風險，以及 40% 的人食慾不振[1]！《用營養打敗癌症》（*Beating Cancer with Nutrition*）的作者派崔克・奎林（Patrick Quillin）在他的研究中發現，『有四成以上的癌症患者死於營養不良』。[2]」

　　防治癌症整體療法的一個原則，就是為正常的細胞分裂提供正常的環境，而所謂「正常的環境」必須具備良好的營養、排毒及避開環境毒素三大要件。

　　常規腫瘤學專注的，是研究遺傳學與癌症之間的關係。然而，新證據卻支持表觀遺傳學，告訴我們營養等後天的環境影響能夠對基因表達產生正面作用。正如《營養與癌症》（*Nutrition and Cancer*）期刊所述：「表觀遺傳的改變是可逆的，這表示營養和生物活性化合物有可能調整基因表現。因此，表觀遺傳修飾會因應環境刺激而調節，這等於在癌症病因學中，把易感基因與環境因素連結在一起。[3]」

　　我們吃進肚子的食物，不管是好是壞，都會影響細胞 DNA 接收細胞分裂的訊號。在《癌症治療與研究》（*Cancer Treatment and Research*）期刊所發表的一篇文章指出：「許多包含生物活性物質的天然膳食因子，已證實能有效防治癌症，而且這些保健食品通常會傳遞有利的表觀遺傳改變。[4]」文中還提供一些科學文獻，佐證大家熟悉的抗癌食物，例如綠茶和十字花科蔬菜（含有蘿蔔硫素）如何透過表觀遺傳影響到癌症的預防與治療[5]。

　　醫學界都已認同健康飲食有預防癌症的作用，但是健康飲食的重要性卻往往被低估。遺憾的是，腫瘤科醫師和家庭醫師通常很少提供或完全沒有提供防治癌症的臨床營養資訊，更別提有研究數據為基礎的防治癌症營養對策。在我們看來，常規醫療只告知患者要「吃得健康」，這樣的做法一無幫助。因為不同的人，對「吃得健康」四字各有不同看法。在這一章，我們會幫你整理出你應該考慮納入的食物和飲食法。

　　強而有力的證據顯示，良好的營養有助於抗癌。例如，著名的飲食與生活型態研究員狄恩・奧尼斯（Dean Ornish）帶領一組研究人員，研究攝護腺癌病人改變飲食（以植物為主，脂肪含量非常低）和生活方式之後的變化。在該研究中，九十三名攝護腺癌患者被隨機分為兩組，一組接受常規治療（對照組），另一組是同時在飲食和生活方式都做改變的實驗組。一年後，研究人員發現實驗組的攝護腺特異抗原（PSA）含量降低（代表病情改善了），而接受常規治療的對照組則惡化了（PSA 增加）。實驗組中沒有任何一人因為 PSA 增加或 MRI 掃描結果需要再接受常規治療，但對照組中有六人確實需要再接受常規治療。同樣引人注意的是，體外試管實驗顯示，實驗組的腫瘤生長 70% 被抑制下來，而對照組只有 9%[6]。

　　在另一項進行多年的研究中，研究人員追蹤約一千五百名接受初期乳癌治療的婦人，結果發現一天攝取五份以上蔬果加上運動（相當於一天走三十分鐘，一週六天）的結果，讓乳癌的死亡率降低了 50%[7]。

　　常規治療的醫師越來越相信，良好的營養是抗癌重要的一環。尚・拉曼提亞（Jean LaMantia）和尼爾・柏瑞斯頓（Neil Berinstein）在合著的《癌症治療必需的營養指南和食譜》（*The Essential Cancer Treatment Nutrition Guide & Cookbook*）中提到：「某些食物可以減少發炎和促進免疫系統，而有些食物則會致癌，促使失控的細胞分裂來餵養癌症。[8]」

　　二〇〇七年十一月，美國癌症研究學院（AICR）與世界癌症研究基金會合作，由二十一名世界知名的科學家獨立審核了七千多項科學研究，發表了〈飲食、營養、體能活動及癌症預防：全球觀點〉的重量級報告，這是迄今對飲食、營養、體能活動和癌症之間的關聯所做的一份最全面性的報告[9]。這項研究一直在持續進行，並且經由「持續更新計畫」不斷更新內容[10]。二〇一七年更新的報告，包括以下關於營養與癌症的結論[11]：

有力證據顯示會提高癌症風險的食物

- 醃製食物會提高罹患胃癌風險。
- 喝酒會提高罹患腸癌（大腸直腸）、乳癌（停經前和停經後皆然）、肝癌、口腔癌、咽癌與喉癌、食道癌（鱗狀細胞）及胃癌的風險。
- 瑪黛茶（南美洲花草茶）會提高罹患食道癌（鱗狀細胞癌）的風險。不過，只有在用金屬吸管喝滾燙茶水時，罹癌風險才會明顯增加。

- 廣式鹹魚會提高罹患鼻咽癌的風險。
- 加工肉品會提高罹患腸癌（大腸直腸）和胃癌的風險，例如培根、香腸及美式火腿。
- 紅肉會提高罹患腸癌（大腸直腸）的風險，牛肉、豬肉、羊肉及山羊肉都屬紅肉。
- 高升糖負荷（升糖負荷是指食物攝入後會對血糖濃度造成什麼影響）會提高罹患子宮內膜癌的風險。
- 黃麴毒素（食物貯存不當會產生的某些真菌毒素）會提高罹患肝癌的風險。一般來說，暖和的地區比較會受到黃麴毒素危害，而可能產生黃麴毒素的食物包括：早餐穀類食品、香料、花生、開心果、巴西胡桃、辣椒、黑胡椒、乾燥水果及無花果。

有力證據顯示會降低癌症風險的食物

- 非澱粉類的蔬菜可降低罹患口腔癌、咽癌和喉癌的風險。非澱粉類蔬菜包括：綠花椰菜、高麗菜、菠菜、羽衣甘藍、白花椰菜、胡蘿蔔、萵苣、小黃瓜、番茄、韭菜、瑞典甘藍（蕪菁甘藍）。
- 水果可降低罹患肺癌、口腔喉、咽癌和喉癌的風險。
- 高纖維質食物可降低罹患腸癌（大腸直腸癌）的風險。富含膳食纖維的食物有蔬菜、水果、堅果、種子、豆類，以及全穀類的穀類製品、義大利麵、糙米飯及麵包。
- 全穀物可降低罹患腸癌（大腸直腸癌）的風險。全穀物包括：糙米、全穀物麵包、燕麥及布格麥（bulgur wheat）。
- 咖啡可降低罹患肝癌和子宮內膜癌的風險。
- 乳製品和鈣可降低罹患腸癌（大腸直腸癌）的風險。
- 酒精性飲料可降低罹患腎臟癌的風險，但一天的上限是 30 公克

（大約兩杯）。

根據這項全球性的研究，參與研究的科學家提出以下的飲食建議：

- 避開高熱量食物和含糖飲料。
- 多吃穀物、蔬菜、水果及豆類。
- 限制紅肉的攝取，不要吃加工肉品。每週最多吃 500 克（煮熟後的重量）紅肉，例如牛肉、豬肉及羊肉。少吃加工肉品，例如火腿和培根。
- 要預防癌症，最好不要喝酒。
- 少吃鹽，少吃用鹽加工的肉類，將每日的鈉攝取量控制在 2400 毫克以下。
- 不吃發黴的穀物和早餐穀類製品，有可能遭到黃麴毒素污染。

這項國際性的研究，反映出不同的食物與不同癌症風險之間的關聯。接下來，我們要根據世界癌症研究基金會從二〇〇七年到現在所發表的研究報告，提出有力證據來說明有可能會提高或降低罹癌風險的食物與幾種常見癌症之間的關聯 [12]。這類資訊可以幫你根據自己罹患的癌症類型、病史及常見的家族病史做飲食規畫，同時我們也會根據第九章的更多相關研究，提出具體的飲食建議。**除非有其他特殊狀況（會另加說明），這些建議都有強而有力的證據背書。**

大腸直腸癌

- 全穀物可降低罹患大腸直腸癌的風險。
- 高膳食纖維的食物可降低罹患大腸直腸癌的風險。

* 乳製品可降低罹患大腸直腸癌的風險。
* 紅肉會提高罹患大腸直腸癌的風險。
* 加工肉品會提高罹患大腸直腸癌的風險。
* 每天喝兩杯或以上的酒精性飲料會提高罹患大腸直腸癌的風險。

乳癌（停經前和停經後）

* 酒精性飲料會提高罹患乳癌的風險。

食道癌

* 酒精性飲料會提高罹患食道鱗狀細胞癌的風險。
* 經常飲用滾燙的瑪黛茶（南美洲傳統有喝熱茶的習慣），會提高罹患食道鱗狀細胞癌的風險。

胃癌

* 每天喝三杯以上的酒精性飲料會提高罹患胃癌的風險。
* 用鹽醃製的食物會提高罹患胃癌的風險。研究指的主要是含鹽量高的食品及鹽漬類食物，包括亞洲人傳統製作的醃漬蔬菜、鹹魚及魚乾。
* 加工肉品會提高罹患非賁門胃癌的風險。

膀胱癌

* 喝含有砷的飲用水會提高罹患膀胱癌的風險。

腎臟癌

* 每天喝 30 公克（約兩杯）的酒精性飲料會降低罹患腎臟癌的風

險。但沒有足夠的具體證據，表明喝更多是否能讓風險降得更低，例如一天喝 50 公克（約三杯）或 70 公克（約五杯）。

肝癌

- 一天喝約三杯或三杯以上的酒精性飲料可能導致肝癌。
- 遭黃麴毒素（真菌產生的毒素）污染的食物會提高罹患肝癌風險（黃麴毒素是因為食物貯存不當而產生，通常在潮濕暖和的開發中地區，食物更易受到黃麴毒素污染）。可能遭黃麴毒素污染的食物，包括：早餐穀類製品、香料、花生、開心果、巴西胡桃、辣椒、黑胡椒、水果乾及無花果。
- 喝咖啡與降低肝癌風險有關。

攝護腺癌

- 未給出建議。

乳癌（給乳癌存活者通用的飲食建議）

- 攝取含有纖維質的食物。
- 攝取含有大豆（黃豆）的食物。
- 減少攝取全脂肪及飽和脂肪，尤其是飽和脂肪。

卵巢癌

- 有限的證據顯示非澱粉類蔬菜可降低罹患風險[13]。

子宮內膜癌

- 喝咖啡可降低罹患風險。

・升糖負荷較高的食物會提高罹患風險。

子宮頸癌

・有限的證據顯示胡蘿蔔可降低罹患風險。

胰臟癌

・含有葉酸的食物可降低罹患風險。

・有限的證據顯示水果可降低罹患風險。

・有限的證據顯示紅肉會提高罹患風險。

肺癌

・吸菸者攝取蔬果可大幅降低罹患風險。

口腔癌、咽癌及喉癌

・含有類胡蘿蔔素的非澱粉類蔬果及食物可降低罹患風險。

・攝取酒精性飲料會提高罹患風險。

・瑪黛茶會提高罹患風險（但只有在用金屬吸管喝滾燙茶水時，才有明顯的罹癌風險）。

鼻咽癌

・有限的證據顯示非澱粉類蔬果可降低罹患風險。

・廣式鹹魚會提高罹患風險。

攝護腺癌

・含有茄紅素和硒的食物可降低罹患風險。

- 有限的證據顯示豆類以及含有維生素 E 的食物可降低罹患風險。
- 富含鈣質的食物會提高罹患風險。
- 有限的證據顯示加工肉品、牛奶和乳製品會提高罹患風險。

膽囊癌

- 有限的證據顯示甜椒、魚、咖啡、茶及酒精性飲料可以降低罹患風險。

皮膚癌

- 喝含砷的飲用水會提高罹患風險。

甲狀腺癌

- 蔬菜可降低罹患風險。
- 在普遍碘不足的地區,多吃魚類可降低罹患風險。

睪丸癌

- 牛奶和乳製品的攝取會提高罹患風險。

淋巴癌和血癌

- 蔬果攝取量增加與這兩種癌症發生率降低有關。
- 肉或紅肉與這兩種癌症發生率提高有關。
- 酒精性飲料可降低非何杰金氏淋巴瘤的發生率,尤其是勃氏淋巴瘤(Burkitt's lymphoma)。
- 提高牛奶及乳製品的攝取量,與非何杰金氏淋巴瘤的發生率增加有關。

植化素是蔬果中的珍寶

除了世界癌症研究基金會所做的這項大規模研究之外，許多流行病學和病例對照研究也已證實，富含蔬果的飲食可以大幅降低多種癌症的罹患風險[14]。而與癌症相關的飲食建議中都有一個明顯的共通點，就是增加蔬果的攝取量。

植物性食物是植化素的來源，這些天然的植物性化學物質可以對抗癌症和其他疾病，是證明植物性食物與若干癌症風險降低有關的另一個重要原因。實驗室研究已經證實，植化素具有以下的潛在好處[15]：

- 刺激免疫系統。
- 阻止我們攝取、飲用及吸入的物質成為致癌物質。
- 減少可能致癌的慢性發炎。
- 預防 DNA 受損並幫助 DNA 修復。
- 減少可能致癌的氧化壓力。
- 減緩癌細胞生長的速度。
- 在受損細胞複製之前，誘發它們自行摧毀。
- 協助調節荷爾蒙。

植物性食物中含有好幾千種的植化素，納入各種蔬果、全穀類及豆類的日常飲食，可以為身體補充這些抗癌鬥士。研究人員發現，蔬果所含的植化素有多種複雜的抗癌機轉，之所以如此，極可能就是這些植化素無數組合加乘的結果[16]。

發表於《食品化學》（*Food Chemistry*）期刊的一項研究，把多種新鮮蔬菜榨汁後，分別加入取自胃癌、腎癌、攝護腺癌、乳癌、腦癌、胰臟癌及肺癌的癌細胞株中，結果發現，取自攝護腺癌和胃癌的腫瘤細胞減緩了增殖速度；而其他癌症的腫瘤細胞也受到蔬菜汁的抑制，只是敏感程度沒有那麼高[17]。

在同一項研究中，抗癌活性最高的蔬菜有球芽甘藍、高麗菜、皺葉甘藍、大蒜、青蔥、羽衣甘藍、韭菜及菠菜；活性次高的蔬菜有蘆筍、甜菜、綠花椰菜、白花椰菜、蕨菜嫩芽、青豆、蘿蔔、紫甘藍、蕪菁甘藍、黃洋蔥；活性中等的蔬菜有芹菜和茄子[18]。

要注意的是，這項研究未必表示這些蔬菜用嘴巴吃進肚子後能有同樣的抗癌作用；研究測試的是癌細胞株，而不是喝蔬菜汁的受試者。不過，這項研究至少證實這些蔬菜的抗癌特性，對癌症來說，沒有靈丹妙藥可用，但是許多抗癌食物的協同效應也能發揮最好的效果。

除了多吃蔬果之外，喝新鮮的蔬果汁也是增加攝取蔬果及植化素的一種理想方式。

酸鹼平衡

坊間許多書籍都推薦一種可以促進「血液鹼化」和降低「血液酸性」的飲食，許多患者都在詢問我們這個方法。說到底，血液酸鹼度的概念是有它的道理，但又和大部分作者說的不太一樣。

人體血液偏弱鹼性（不同於尿液和唾液），而血漿的 pH 值約為 7.4（大概維持在 7.35 和 7.45 之間）。腎臟是身體血液酸鹼平衡的重要器官，這又跟所攝取的食物息息相關，腎臟會決定食物的營養成分是對血液產生鹼性或酸性作用，並協調身體的反應。

　　人們通常會把食物的味道或在胃裡的反應，當成判斷食物是酸性或鹼性的標準。然而，帶點酸的番茄雖然會引起胃灼熱，卻與血液的酸鹼值完全是兩回事。

　　醫師通常會使用「內源性酸的淨生成（NEAP）」一詞來形容食物如何影響血液的酸鹼值。從日常生活的角度來說，血液的酸鹼值與食物的酸性或鹼性代謝作用有關，不論這個食物是否是酸性。

　　舊社會的飲食，鉀含量通常高於鈉，而碳酸氫鹽又高於氯化物。鉀是對抗酸性 pH 值的天然緩衝劑。過去人們攝取的鉀鈉比率是十比一，這是最適合人類這種生物的比率，但是現代高鈉的加工食品卻讓這個比率增加到三比一。大部分的蔬果都可提高血液的鹼性，因為它們最後的代謝物通常是碳酸氫鹽[20]。肉、蛋及乳製品則會增加硫酸的含量，讓血液產生酸性。氯化鈉（或鹽）也會形成酸性，而鉀鹽和鎂則呈鹼性[21]。

　　我們可以看到標準的美式飲食把大多數人帶往淨酸的那一端。相較於偏鹼性的另一端（pH 值 7.42 到 7.44），長期食用促酸化的飲食會讓血液酸鹼值接近正常範圍的低值（pH 值 7.36 到 7.38）。要提醒你的是，你無法自己測量血液的酸鹼值，這必須在研究機構做專門的動脈血液檢驗。

　　沒有研究顯示飲食造成的血液酸化，與癌症有直接關聯。然而，可以確認的是，飲食引起的酸中毒（血液 pH 值低於 7.35）可能會影響細胞層次的分子活性，從而促進癌症形成[22]。這可能是富含蔬果及低動物性蛋白質的飲食具有抗癌作用的另一個原因。

植化素	蔬果來源	可能的好處
類胡蘿蔔素 （例如 β 胡蘿蔔素、茄紅素、葉黃素、玉米黃素）	紅色、橘色及綠色果蔬，包括綠花椰菜、紅蘿蔔、煮過的番茄、綠色葉菜類、地瓜、印度南瓜、杏仁、哈密瓜、橘子及西瓜	可能抑制癌細胞生長，有抗氧化作用及促進免疫反應
類黃酮 （例如花青素、芸香素和槲皮素）	蘋果、柑橘類水果、洋蔥、黃豆、豆類製品（豆腐、豆奶、毛豆等）、咖啡及茶	可抑制發炎和腫瘤生長；可能有助於提高免疫力以及促進體內解毒酵素的分泌
吲哚和硫配糖體 （蘿蔔硫素）	十字花科蔬菜（綠花椰菜、高麗菜、芥藍菜、羽衣甘藍、白花椰菜及球芽甘藍）	可能會誘發致癌物質的排毒作用；限制癌症相關荷爾蒙的分泌；阻斷致癌物質，預防腫瘤
肌醇 （植酸）	玉米、燕麥、米、黑麥、小麥、堅果、黃豆及豆類製品（豆腐、豆奶、毛豆等）的麩質	可延緩細胞生長；抗氧化作用
大豆異黃酮 （大豆異黃酮苷素、金雀異黃酮）	黃豆和豆類製品（豆腐、豆奶、毛豆等）	可抑制腫瘤生長；限制癌症相關荷爾蒙的分泌；通常有抗氧化作用
異硫氰酸鹽	十字花科蔬菜（青花椰菜、高麗菜、芥藍菜、羽衣甘藍、白花椰菜、球芽甘藍）	可誘導致癌物質的排毒作用；阻斷腫瘤生長；抗氧化作用
多酚類 （例如鞣花酸和白藜蘆醇）	綠茶、葡萄、紅酒、漿果、柑橘類水果、蘋果、全穀物、花生	可預防腫瘤形成；防止發炎；抗氧化作用
萜烯 （例如紫蘇醇、檸檬烯、鼠尾草酚）	櫻桃、柑橘類水果的皮及迷迭香	可保護細胞不發生癌變；減緩癌細胞生長；強化免疫功能；限制癌症相關的荷爾蒙分泌；抗病毒；有抗氧化作用

資料來源：美國癌症研究學院。可清楚看出很多蔬果都含有抗癌作用的不同植化素[19]。

飲食與發炎

慢性發炎是癌症形成及惡化的一個危險因子。美國國家癌症研究所指出：「長期下來，慢性發炎可能造成 DNA 受損，導致癌症。[23]」造成慢性發炎的原因不一而足，例如感染、腸道菌群失衡、抽菸、肥胖、糖尿病、毒素及缺乏運動。上述原因，你最能夠控制的一個就是飲食。

哈佛公共衛生學院的營養與流行病學教授法蘭克・胡（Frank Hu）肯定健康飲食在對抗發炎方面的必要性。他說：「許多實驗結果顯示，食物或飲料的成分有抗發炎的作用。[24]」他還建議多攝取蔬果來降低發炎反應[25]。

研究也顯示，高飽和脂肪及反式脂肪的飲食會增加發炎反應[26]，而富含 ω–3 脂肪酸的食物則與發炎指標減少有關[27]。在碳水化合物方面，高升糖負荷（GL）* 的飲食會增加「細胞激素」的分泌，這種化學物質會參與發炎反應[28,29]。

一般而言，植物性食物有抗發炎作用，而動物性製品（除了魚以外）可能會促進發炎反應。從飲食下手來減少發炎指標，迄今做過最詳盡的研究是地中海式飲食，我們很快會討論到。

糖在癌症方面所扮演的角色

許多患者告訴我們，他們的腫瘤科醫師告訴他們單糖跟癌症無關，他們可以吃單糖類食物。這樣的說法真的科學嗎？我們不這樣認為。

---

*編按：升糖負荷（glycemic load, GL）是指吃了一定量的特定食物，血糖升高的風險。計算方式如下：一份食物所含的碳水化合物重量（以克數計算）乘以升糖指數再除以100。升糖負荷同時考慮到了食物的質與量，同一樣食物吃得越多，GL 就越高。

研究顯示，美國約半數的成年人口患有糖尿病或糖尿病前期[30]，而且許多人不知道自己有這兩種情況之一[31]。通常糖尿病的診斷標準是空腹血糖值等於或大於 126mg/dL，或是糖化血紅素（A1C）值等於或大於 6.5%[32]；而糖尿病前期則是空腹血糖值在 100 到 125 mg/dL 之間，A1C 值在 5.7%到 6.4%之間[33]。你可以請醫師幫你檢驗這些濃度，或是自行到藥局購買檢測工具做檢測。

第二型糖尿病及糖尿病前期的病理機轉，就在於胰島素抗性。什麼是胰島素抗性？答案是：出於某些原因，身體的肌肉、脂肪及肝臟細胞沒有對胰島素做出正常的回應或不接受胰島素。由於胰島素負責把葡萄糖送到細胞，所以最後的結果就是血糖含量高，這時身體便會分泌比正常量更多的胰島素來回應。

第一型糖尿病是比較少見的一種糖尿病，又稱為「胰島素依賴型糖尿病」，這是因為身體無法自行合成足夠的胰島素，因此需要靠注射足夠的胰島素來維持正常的生理功能。不過。第二型糖尿病沒有控制好的人，也會以胰島素治療。

新的證據證實，胰島素抗性和各種癌前或癌變情況有關[34]。胰島素釋出過量被視為有致癌作用，這可能就是需要胰島素治療的第二型糖尿病患者大腸直腸癌罹患風險較高的原因。其他研究也顯示，人類胰島素劑量增加會提高癌症死亡率和惡性腫瘤的風險[35]。

胰島素抗性促進癌細胞增生的可能機轉有以下幾個，包括：啟動傳訊級聯反應，促進腫瘤生長；活化類胰島素生長因子（IGF）及 IGF 結合蛋白等生長因子；活化發炎介質；以及游離荷爾蒙濃度增加，例如雌激素雌二醇[36]。

出現胰島素抗性的原因很多，包括：壓力、藥物、體重過重、環境毒素、飲食，以及缺乏運動。傳統的北美式飲食富含簡單的碳水化合物，意味著身體會攝入大量的糖分。麵包、義大利麵、汽水、餅乾、酥皮甜點、糖果這些簡單的碳水化合物都會讓血糖濃度竄升，導致胰島素釋出。

世界衛生組織建議成人每日攝取的總糖量（從蜂蜜、楓糖、軟性飲料、含糖飲料到果汁），不可超過每日總熱量攝取的 5%。以每天 2000 大卡的總熱量來說，總糖量就是 25 克[37]。

許多人光是吃一份取代正餐的代餐棒或喝汽水，糖攝取量就遠多於此。以此推估，一般美國人每天的糖攝取量就高達 82 克（19.5 茶匙）[38]！這不發胖都不可能，接著就出現胰島素抗性，再然後就是癌症來報到（肥胖症是癌症的另一個危險因子）。

提到健康飲食，穀物是一個經常令人混淆的話題。精製穀物產品是美國人單糖攝取的主要來源，也是胰島素抗性及糖尿病的一大推手。普通的一個美式全麥麵包，其升糖指數評級（食物被轉化成葡萄糖並吸收到血液中的速度）比可口可樂還要高[39]！

除了升糖指數（可上網查詢）以外，攝取碳水化合物還要注意的另一個問題是：你到底吃了多少份量（也就是升糖負荷）。碳水化合物如果攝取量太低，可能會覺得疲累，體重也會減輕，這些狀態都是罹癌時必須監看的。

下頁表是常見的碳水化合物和它們的升糖指數及升糖負荷評級[40]。升糖指數（GI）和升糖負荷（GL）越低，身體越不會發生血糖及胰島素激增的效應。

食　物　種　類	升糖指數 （葡萄糖＝100）	每份大小 （公克）	每　份 升糖負荷
烘焙產品與麵包			
香蕉蛋糕（加糖）	47	60	14
香蕉蛋糕（不加糖）	55	60	12
海綿蛋糕（原味）	46	63	17
香草蛋糕（使用添加香草糖霜的 DIY 包）	42	111	24
蘋果瑪芬（使用傳統的燕麥片和糖）	44	60	13
蘋果瑪芬（使用燕麥片，不加糖）	48	60	9
鬆餅（使用 Aunt-Jemima 鬆餅粉）	76	35	10
貝果（白麵，冷凍）	72	70	25
法式長棍麵包（白麵，原味）	95	30	14
粗麥麵包（80%大麥粒）	34	30	7
漢堡麵包	61	30	9
凱撒麵包	73	30	12
德式黑麥麵包	56	30	7
50%碎麥粒麵包	58	30	12
白小麥麵粉麵包	75	30	11
Wonder 麵包	73	30	10
全麥麵包	69	30	9
100%全穀物麵包（商品名 Natural Ovens）	51	30	7
口袋麵包（白麵粉）	68	30	10
墨西哥玉米薄餅	52	50	12

食　物　種　類	升糖指數 （葡萄糖＝100）	每份大小 （公克）	每　份 升糖負荷
墨西哥小麥薄餅	30	50	8
飲料			
可口可樂（美國配方）	63	250 毫升	16
芬達（橘子口味）	68	250 毫升	23
葡萄適能量飲料（商品名 Lucozade，原味），有氣泡的葡萄糖飲料	95	250 毫升	40
蘋果汁（不加糖）	41	250 毫升	12
蔓越莓汁雞尾酒（品牌 Ocean Spray）	68	250 毫升	24
開特力運動飲料（橘子口味，美國配方）	89	250 毫升	13
橘子汁（不加糖）	50	250 毫升	12
番茄汁（罐裝，無糖添加）	38	250 毫升	4
早餐穀物和相關產品			
全麥維即食麥片（All-Bran）	44	30	9
家樂氏可可力營養麥片	77	30	20
家樂氏玉米片	81	30	20
Cream of Wheat 早餐麥片	66	250	17
Cream of Wheat 即食麥片	74	250	22
Grape Nuts 全穀麥片	75	30	16
Muesli 燕麥片	56	30	10
普通燕麥片	55	250	13
即食燕麥片	79	250	21

食　物　種　類	升糖指數 （葡萄糖＝100）	每份大小 （公克）	每　份 升糖負荷
膨化小麥穀物	80	30	17
Raisin Bran 玉米片	61	30	12
家樂氏香脆麥米片（美國配方）	69	30	14
穀物類			
洋薏仁	25	150	11
玉米棒	48	60	14
非洲小米（couscous）	65	150	9
藜麥	53	150	13
白米飯（無特定種類）	72	150	29
快煮印度香米	63	150	26
糙米飯	50	150	16
Uncle Ben's 微波即食飯	38	150	14
全麥粒	45	50	15
布格麥（碎小麥）	47	150	12
餅乾類			
全麥餅乾	74	25	13
香草威化餅乾	77	25	14
奶油酥餅	64	25	10
普通米糕	82	25	17
黑麥薄脆餅	64	25	11
蘇打餅乾	74	25	12

食　物　種　類	升糖指數 （葡萄糖＝ 100）	每份大小 （公克）	每　份 升糖負荷
乳製品及替代品			
冰淇淋	62	50	8
Sara Lee 冰淇淋（頂級）	38	50	3
全脂牛奶	31	250 毫升	4
脫脂牛奶	31	250 毫升	4
低脂水果優格	33	200	11
水果			
蘋果（中等大小）	36	120	5
生鮮香蕉（中等大小）	48	120	11
棗子乾	42	60	18
葡萄柚	25	120	3
紅葡萄	59	120	11
橘子（中等大小）	45	120	5
桃子（中等大小）	42	120	5
桃子罐頭（糖水）	52	120	9
梨子（中等大小）	38	120	4
梨子罐頭（有梨子汁）	44	120	5
去核梅乾	29	60	10
葡萄乾	64	60	28
西瓜	72	120	4

食　物　種　類	升糖指數 （葡萄糖＝ 100）	每份大小 （公克）	每　份 升糖負荷
豆類和堅果			
烤豆子	40	150	6
豇豆	50	150	15
黑豆	30	150	7
鷹嘴豆	10	150	3
罐裝鷹嘴豆（鹽漬）	42	150	9
菜豆	39	150	12
蠶豆	34	150	9
扁豆	28	150	5
黃豆（一般）	15	150	1
腰果（鹽味）	22	50	3
花生	13	50	1
麵食類			
義大利寬麵條	32	180	15
通心粉（一般份量）	50	180	24
Kraft 起司通心粉	64	180	33
義大利麵（白麵，一般份量）	46	180	22
義大利麵（白麵，煮 20 分鐘）	58	180	26
義大利麵（全穀物）	42	180	17
零食類			
玉米片（原味及鹽味）	42	50	11

食 物 種 類	升糖指數 （葡萄糖＝ 100）	每份大小 （公克）	每 份 升糖負荷
Fruit Roll-Ups 水果軟糖捲	99	30	24
M & M 花生巧克力	33	30	6
微波爆米花（原味）	65	20	7
洋芋片	56	50	12
椒鹽捲餅（烤箱烘烤）	83	30	16
士力架巧克力棒	51	60	18
蔬菜類			
青豆	54	80	4
胡蘿蔔	39	80	2
歐防風	52	80	4
烤馬鈴薯	111	150	33
水煮馬鈴薯	82	150	21
即食馬鈴薯泥	87	150	17
地瓜	70	150	22
山藥	54	150	20
其他			
鷹嘴豆泥（鷹嘴豆蘸醬）	6	30	0
冷凍雞塊（微波加熱 5 分鐘）	46	100	7
原味餅皮披薩（佐加帕馬森乳酪和番茄醬）	80	100	22
必勝客超級至尊披薩	36	100	9
蜂蜜	61	25	12

糖的替代品

　　我們不建議使用人工甘味劑，因為與健康問題有關。普渡大學（Purdue University）行為神經科學教授蘇珊・史威瑟（Susan Swithers）在重新看過已發表的人工甘味劑研究報告後，提出警告：「經常攝取這些糖的替代品可能……會提高體重過度增加、代謝症狀、第二型糖尿病、冠狀動脈疾病的風險。[41]」一項研究長期追蹤近十二萬五千人二十二年，這項引起爭議的研究發現，男性一天喝一份（340 公克）含有阿斯巴甜的無糖汽水會提高罹患非何杰金氏淋巴瘤和多發性骨髓瘤的風險，但女性不會[42]。

　　如果你是嗜糖一族，可以避開人工甘味劑，選用羅漢果、木糖醇、蜂蜜、甜菊糖等天然甜味劑，攝取的糖分會少很多。你也可以把果汁和汽水或其他加糖飲料換成調過味的氣泡水和花草茶，或是吃漿果、其他水果和少量黑巧克力，滿足你對甜食的喜愛。

癌細胞愛吃糖？瓦氏效應告訴你

　　粒線體是細胞內一個製造能量的胞器，需要氧氣來產生能量供應細胞所需。這樣的有氧呼吸（利用氧氣產生能量）效率非常高。不過，細胞也會從一個稱為「糖解作用」的發酵過程產生能量〔能量生產是指製造一種稱為三磷酸腺苷（簡稱 ATP）的化合物〕。這個過程是葡萄糖經過數個步驟轉換為兩個丙酮酸分子，然後便可以進入有氧呼吸循環來產生能量，或是經由發酵作用來產生能量，並得到一種稱為乳酸的廢物。糖解作用產生能量的效率，比起呼吸作用要低得多。當我們需要瞬間爆發力時，人體就會使用糖解這種能量產生的方式。

　　一九二四年，德國醫師、生理學家及諾貝爾獎得主奧托‧瓦爾堡（Otto Warburg）發現，癌細胞的代謝與成熟的正常細胞不同。他發現，即使有氧氣時，癌細胞仍依賴糖解作用來提供能量。結果，比起正常組織，癌細胞更能得心應手地利用大量的葡萄糖來餵養自己，為細胞增殖供應重要能量。事實上，瓦爾堡更進一步得出這樣的理論：所有癌症都是源自不正常的細胞能量生產（細胞呼吸）[43]。這就是大家熟知的瓦氏效應。

　　時日一久，這個理論就被棄置了，取而代之的看法是：癌症源自遺傳因素[44]。但近年來，醫學界再度對瓦爾堡的研究產生興趣。二〇一二年，生化遺傳學家湯瑪斯‧西佛里德（Thomas Seyfried）在所出版的《癌症代謝療法》（*Cancer as a Metabolic Disease*）一書中，延伸了瓦爾堡的研究成果。西佛里德把重點放在癌症主要是粒線體受損而產生的代謝疾病，需要不一樣的治療，並對基因突變是癌症主要病因的說法提出質疑[45]。他認為基因突變往往是粒線體受損的結果[46]。西佛里德所關注的是：熱量限制會減少乳酸形成、降低葡萄糖和胰島素含量，以及產生酮這種副產物，而腫瘤細胞無法利用酮來產生能量[47]。（本章稍後會討論生酮飲食及斷食療法。）

　　事實證明，癌細胞改造了人體內一種稱為己糖激酶（hexokinase）的酵素，這種酵素在癌細胞與正常細胞的表現不一樣（前者稱為己糖激酶2），導致癌細胞吸收葡萄糖的速度比正常細胞快很多[48]。其中一個結果就是乳酸堆積，理論上這種情形會破壞周圍的正常組織，使癌細胞更容易侵入和轉移[49]。

　　有趣的是，普遍用來尋找體內活躍癌細胞的正子電腦斷層掃描（PET）找到癌細胞的前提是，活躍的己糖激酶2允許示蹤葡萄糖（一種狀似葡萄糖的分子，但有一個氧原子被氟的同位素取代）集中在癌細胞裡頭[50]。因此，PET 掃描才能夠發現癌細胞的代謝活動。

　　顯然的，瓦爾堡的理論大致上是正確的。洛杉磯加州大學的研究小組與史隆・凱特琳紀念癌症中心（Memorial Sloan Kettering Cancer Center）及康乃爾大學醫學院的合作結果證明，除去癌細胞的葡萄糖確實會使癌細胞死亡。當你拿掉葡萄糖後，身體的回應方式是製造自由基來摧毀癌細胞[51]。

延伸閱讀：

在特拉維斯・克里斯托費松（Travis Christofferson）這本出色的著作《癌症代謝理論是如何顛覆醫藥界最根深柢固的一個典範》（*Tripping Over the Truth: How the Metabolic Theory of Cancer is Overturning One of Medicine's Most Entrenched Paradigms*）中，回顧了瓦爾堡生平與他的研究，也收錄了當代的相關理論與研究。

營養預防，良好的飲食才是保健王道

　　我們確信，某些飲食的確可以達到營養預防的效果，在防治癌症及整體治療上都扮演了重要的角色。這樣的飲食，包括地中海式飲食、傳統中式飲食、考夫曼飲食、生酮飲食及斷食。

地中海式飲食

　　對於地中海式飲食以及它對心血管疾病出色的預防效果，幾乎每個人都耳熟能詳了。幸運的是，這個被廣為宣傳的健康飲食方式也具有強大的抗癌特性。

地中海式飲食的內容，通常會包括水果、蔬菜、特級初榨橄欖油、魚、全穀物、豆類、適量紅酒及少量紅肉。大量的觀察研究已經顯示，這個飲食方式與癌症發生率較低有關。

美國一項人數超過三十八萬人的研究發現，經過五年的長期追蹤，採行地中海式飲食讓男性的癌症死亡率降低 17%、女性的癌症死亡率降低 12%[52]。其他研究也證明地中海式飲食對大腸直腸癌[53,54,55]、乳癌[56,57]、肝癌[58]、胃癌[59]、攝護腺癌[60,61] 及食道癌[62] 的抗癌特性。

地中海式飲食一個獨有的特色，就是特級初榨橄欖油。一項針對女性所進行的隨機對照試驗，分析每週攝取一公升（67 匙）特級初榨橄欖油併行地中海式飲食（A 組）的影響，以及每天攝取 30 公克各種堅果併行地中海式飲食（B 組）的影響。這些受試婦女的平均年齡是六十七點七歲，五年後，相較於對照組，A 組婦女得乳癌的風險減少了 68%，B 組婦女得乳癌的風險也比對照組低，但沒有 A 組這麼低[63]。

我們推薦地中海式飲食，特別是它還有防癌作用。然而，對於北美地區的人來說，因為習慣吃的穀物類製品（麵包、麵食及糕點）都是高升糖指數的食物，所以我們也建議同時限制飲食中的穀物類或是將食用份量減至最少。

傳統中式飲食

二〇〇五年，柯林‧坎貝爾父子（T. Colin Campbell 及 Thomas M. Campbell II）在合著的《救命飲食》（*The China Study*）一書中，重新檢閱了中國鄉村地區（人們吃當地種植的食物）與生病（包括癌症）風險間聯性的營養數據。這是迄今為止，對健康與營養最全面性的研究之一。書中得出的結論是，攝取的動物性蛋白質和乳製品超過一定量時，就是癌症的一個危險因子。二〇一六年出版的《救命飲食》修訂版再得出以下結論：攝取以植物為主的全食物，可以降低罹癌及得其他慢性病的風險。

考夫曼飲食法

考夫曼飲食法是真菌毒素專家道格・考夫曼（Doug Kaufmann）以研究員身分多年發展出來的，這個飲食法的前提是攝取不會被病原性真菌（黴菌）污染的食物，因為病原性真菌感染是許多癌症的源頭。

濫用抗生素、高糖飲食（包括酒精性飲料）及飲食中的化學物質（例如基改食物），會使真菌在體內過度生長。真菌毒素（真菌的代謝產物）在食物供給中很常見，比如玉米、花生、穀物、牛奶、棉花籽、巴西胡桃、山胡桃、開心果及核桃等等 [64]。

環境中的真菌毒素已證明是致癌物質。許多人驚訝地發現有些藥物也含有真菌毒素，包括盤尼西林。真菌毒素除了有直接致癌的作用之外，也會抑制身體的免疫力。

考夫曼投入數十年的時間進行研究，推測「當真菌的 DNA 與人類白血球結合形成一種新型『腫瘤或囊』時，癌症就開始了。這種『雜交型』腫瘤會避開免疫系統的防禦，繼續生存下去，因為它有五成是人類，所以足以被當成『自己人』。[65]」

新證據也支持考夫曼的上述假設。例如，人體的 p53 抑癌基因是癌症中最常見的突變基因 [66]。一旦這個基因受損，會讓帶有受損 DNA 的細胞大量增殖。大部分的 p53 基因突變都屬後天的突變 [67]，而在主流醫學期刊發表的研究報告證明，由黃麴菌（*Aspergillus flavus*）及寄生麴菌（*Aspergillus parasiticus*）等黴菌所分泌的代謝產物──黃麴毒素 B1，已知會誘發 p53 突變和肝癌[68]。

　　此外，考夫曼也注意到癌症與真菌（黴菌）之間有幾個相似之處[69]：

・兩者都可以在囊狀組織中繁殖生長。
・兩者都可以在缺氧狀態下代謝養分。
・兩者都會產生乳酸。
・兩者都依賴宿主維持生命、繁殖及複製。
・兩者在有糖情況下都會快速繁殖生長，在缺糖情況下死亡。
・兩者都會釋出狗狗可以偵測出來的揮發性有機化合物。
・兩者都對抗真菌藥物有反應。

　　醫師們開始採行考夫曼飲食法並擬定飲食計畫，這種飲食法不能攝取穀物、酒、酵母、真菌／蕈菇類及花生，還要額外加入抗真菌藥物和營養補充劑。由於偏重蛋白質來源和蔬菜，考夫曼飲食法與生酮飲食很類似，只是攝取的蛋白質較多。

　　這種飲食方式有兩個階段。第一個階段非常嚴格，尤其是在碳水化合物的攝取方面。目標是餓死真菌，如此一來，就能減少對細胞 DNA 的損害、減少發炎、提高免疫力，使細胞可以正常進行細胞分裂和產生能量。第二個階段可以增加健康碳水化合物的攝取量。想獲取更多資訊，請上 www.knowthecause.com 網站查詢。

生酮飲食

　　生酮飲食（ketogenic diet）被醫界用於治療癲癇（特別是兒童）已有數十年的歷史，近年來也用於治療阿茲海默症、帕金森氏症、肌萎縮性脊髓側索硬化症（漸凍人）、創傷性腦部傷害、缺氧／缺血性腦部傷害（中風）、自閉症、憂鬱症、頭痛、猝睡症、代謝性遺傳疾病、各種癌症以及心肌缺血[70]，也成功用於減重[71]。

生酮飲食的重點，在於攝取非常低的碳水化合物、豐富的天然脂肪，以及低至中等份量的蛋白質食物。之所以稱為生酮飲食，是因為身體為了產生能量會分解脂肪而釋出酮體（通常稱為酮）。這個過程就稱為血酮化（ketosis）。

在前面的瓦氏效應中討論過，人體會把碳水化合物分解為葡萄糖，做為能量的主要來源（這就是糖解作用）。當碳水化合物被限制一天最多攝取約 50 公克時，我們的身體就會仰賴肝臟提供葡萄糖（肝臟含有肝醣）。然而，在碳水化合物的攝取受限及肝醣消耗經過二十四到四十八小時之後，就必須利用酮體做為燃料來源（產生 ATP），而這些酮體就得自飲食中的脂肪酸或得自分解的身體脂肪。

研究顯示，大部分的腫瘤細胞因為粒線體結構或功能的改變，無法利用酮體產生能量[72]。這導致了腫瘤細胞的代謝壓力，從而產生一種抗癌作用[73]。此外，酮體對某些癌細胞也有毒[74]。

生酮飲食已證明會增加癌細胞的氧化壓力，有額外的抗癌作用[75]。除此之外，生酮飲食還有以下的好處：抗血管新生、抗發炎、促使細胞凋亡[76]，以及充當組織蛋白去乙醯酶的抑制劑[77]（可降低癌細胞增殖的能力）。由於生酮飲食會降低胰島素濃度，從而減少 TAF（腫瘤血管生長因子）和 IGF-1（類胰島素生長因子）這一類支持癌症的荷爾蒙，間接發揮抗癌作用[78,79]。

最早的生酮飲食研究之一完成於一九八七年。研究人員發現有大腸癌的老鼠攝取生酮飲食後腫瘤重量減輕，惡病質也有改善[80]。後續更多的動物研究，也顯示惡性黑色素瘤、大腸癌、胃癌、攝護腺癌的腫瘤生長速度減慢，而且存活率提高[81]。在這類動物研究中，也發現生酮飲食

提高了放療的療效 [82]。

　　至於在人類研究方面，雖然已發表的文獻所含的資料有限，卻也令人振奮。一九九五年，一起病例報告描述兩名末期腦癌（惡性星狀細胞瘤）女病童在攝取生酮飲食八週後，她們的 FDG-PET 正子掃描顯示，葡萄糖攝取量減少了 21.8%，這意味著出現了抗癌效果；而且兩名病童的身體機能和營養狀態都有改善 [83]。其中一名病童一年後已無腦癌細胞，十年後還活著 [84]。

　　二〇一二年，愛因斯坦醫學院的放射醫學教授尤金・法恩（Eugene Fine）完成了十名末期癌症患者的四週生酮飲食試驗。PET 掃描顯示，在九名原先病情快速惡化的患者中，有五人病情穩定下來或是得到部分緩解。這些患者均未出現不安全的不良反應 [85]。

　　二〇一六年，德國的娜塔莉・詹森（Natalie Jansen）醫師在一家私人診所為七十八名癌症患者用生酮飲食治療十個月。他們罹患的癌症種類和所處階段都不一樣。她說：「在接受安寧治療的患者中，從嚴格攝取生酮飲食的患者身上看到一個明顯的趨勢……遵守這個飲食方式的人從這種飲食法獲得正面結果。[86]」

　　目前有幾個臨床研究在美國國家衛生研究院的資助下進行，以生酮飲食配合放療和化療來治療各種癌症，監測確實的治療效果。

　　由於生酮飲食在有限的幾個研究中已證明對某些癌症患者有幫助，所以可以在有醫師監督的整體治療中加以利用。正式的研究並沒有發現任何嚴重的不良反應，而且通常只要調整飲食就能解決副作用的問題。

　　不過，高脂肪攝取量有可能會引起嗜睡、噁心、嘔吐等不良反應，特別是兒童 [87]。兒童也容易有低血糖現象 [88]。在我們的臨床經驗中，根據生化知識，我們發現添加左旋肉鹼（一種胺基酸）可以阻止上述這些副作用，因為肉鹼可以促進粒線體的脂肪代謝。

　　成人可能會因為高脂肪攝取量和膽固醇含量增加而有消化不良的反應[89]，也可能出現低血糖、饑餓、對食物的渴望、虛弱、暈眩、疲憊、便祕、肌肉痙攣、脫水、輕微酸中毒、酮呼吸 *、體重減輕、血壓變化、心悸及噁心[90]。腎臟受損是理論上會有的問題，但研究並未顯示生酮飲食有這個副作用[91]。比起兒童的生酮飲食結果，成人採取生酮飲食會出現的副作用比較少，也輕微許多[92]。

　　如果你曾經有過胰臟炎、膽囊疾病、肝機能受損、脂肪消化能力受損、營養不良、做過胃分流術及腹部腫瘤病史的話，在開始採取生酮飲食之前務必諮詢醫師意見[93]。

　　有些研究報告指出，生酮飲食會消耗身體的礦物質，例如硒、銅、鋅[94]，因此建議在採取生酮飲食期間要攝取礦物質補充劑。

　　有些作者提出，典型的生酮飲食對富含植化素的蔬菜攝取量太少，但《癌症的代謝方法》（ *The Metabolic Approach to Cancer* ）一書的作者認為，採取生酮飲食的人大部分都能攝取到適當的植化素[95]。

　　生酮飲食的食物重量比，按一般標準是：脂肪與（碳水化合物＋蛋白質）的比例是三比一至四比一[96]，所以卡路里的組成約是 8% 的蛋白質、2% 的碳水化合物及 90% 的脂肪。而典型的美式飲食，則是含有 15% 的蛋白質、50% 的碳水化合物及 35% 的脂肪[97]。

　　要達到血酮化，大多數人一天只能攝取不到 20 公克的淨碳水化合物（即總碳水化合物的公克數減掉攝取的纖維質公克數），但有些人可能攝取 30 公克就能達到血酮化的程度。

　　生酮飲食必須除去糖分、所有穀類製品，以及所有的澱粉類蔬菜（例如玉米、馬鈴薯、豌豆、秋葵、洋薊及大部分莢豆類）。糖分高的

---

* 編按：指的是呼吸快且深，以及呼氣時有爛蘋果味。

水果也不能吃，但不包括酪梨、檸檬、萊姆和小量漿果（草莓、藍莓、黑莓及覆盆子等）。

有許多非澱粉類蔬菜可以選擇，綠色的葉菜類和生菜就很好。其他不錯的選擇，還有苜蓿芽、蘆筍、甜菜葉、青江菜、綠花椰菜、球芽甘藍、高麗菜、白花椰菜、芹菜、韭菜、芥藍菜、黃瓜、茴香、大蒜、羽衣甘藍、大頭菜、大蔥、蕈菇類、橄欖、蘿蔔、德國酸菜、青蔥、荷蘭豆、菠菜、瑞士甜菜、蕪菁、荸薺及西葫蘆。攝取這些富含植化素的蔬果，對維持健康的生酮飲食非常重要。

生酮飲食最好挑脂肪含量較多的蛋白質，比如野生海鮮、有機雞蛋、草飼肉類，可以選擇的有：肉類（牛、豬、小羊、小牛、山羊、鴨、鹿、水牛／野牛）；家禽類（雞、火雞）；魚類（鯷魚、鱈魚、大比目魚、鯡魚、鮭魚、沙丁魚、鱒魚）；貝類和海鮮類（蛤蜊、蟹、龍蝦、干貝、蝦、淡菜、牡蠣）；堅果和種子類（夏威夷果、山胡桃、杏仁、核桃、亞麻、大麻、奇亞籽）；以及蛋白質粉（要選低糖的）。

生酮飲食的脂肪和油脂類，可以選擇動物脂肪（酥油、牛油）、酪梨油、杏仁油、可可脂、橄欖油、椰子油及椰子奶油。

此外，你應該確保你的生酮飲食有做到位，所以準備好家用驗尿試劑或血酮機來檢測你是否處在生酮（血酮化）狀態。剛開始採行生酮飲食時要頻繁檢測，確定你的飲食一直讓你保持在生酮狀態。有專家建議一個方法：在早餐前、午餐後兩小時及晚餐後兩小時檢測血酮[98]。一旦身體適應生酮狀態之後，你只能使用血酮機來檢測血酮，因為尿液試劑只在初期有用。營養師或整合療法的醫師會指導你如何執行生酮飲食，但如果你把生酮飲食當成一種癌症療法，隨時監測就非常重要了。

西佛里德醫師是全球生酮飲食及癌症方面的專家，他特別為癌症患者開發出一種血糖血酮指數計算器（GKIC），並針對腦癌的生酮飲食治療和代謝管理進行研究 [99]。他的理論基礎是：比起只用血糖濃度或只用血酮濃度，血糖血酮指數（GKI）更為可靠 [100]。GKI 是把血糖濃度（mmol/L，毫莫耳／升）除以血酮濃度（mmol/L），而最理想的濃度是等於或小於 1.0 [101]。把血糖讀數除以 18，就可以把血糖值從標準的 mg/dL（毫克／分升）換算成 mmol/L；或者讓電腦幫你：上網查找兩者的換算公式。

西佛里德建議在餐後二至三小時測量血糖血酮值，最好一天量兩次。通常建議使用血酮計 Precision Xtra 來測量血糖和血酮。

再次提醒你，如果你想要採行生酮飲食（特別是在患有癌症的情況

延伸閱讀：

關於生酮飲食的膳食規畫有幾本很棒的書，例如《生酮廚房》（*The Ketogenic Kitchen*），作者多米尼・坎普（Domini Kemp）及派崔西亞・達利（Patricia Daly）；《生酮飲食抗癌》（*Fight Cancer with a Ketogenic Diet*），作者艾倫・戴維斯（Ellen Davis）；《癌症的代謝方法》（*The Metabolic Approach to Cancer*），作者娜莎・溫特斯（Nasha Winters）及傑斯・希根斯・凱利（Jess Higgins Kelley），書中對生酮飲食和以代謝為主的療法有深入說明；《從癌症治療到康復的飲食大全》（*Cooking through Cancer Treatment to Recovery*），作者莉莎・普萊斯（Lisa Price）及蘇珊・金斯（Susan Gins），內容豐富充實，把準備和規畫癌症患者的健康飲食變成一件簡單的事。

下），務必在合格的醫學醫療技術人員監看下進行。通常，一般人會間歇性採用生酮飲食及其他飲食方法，例如改良的地中海式飲食、間歇性斷食、生酮飲食三者可以輪流使用。

間歇性斷食

在癌症的整合型飲食法中，間歇性斷食算是較新的一種，也稱為定期斷食。

採行斷食法後，會發生和生酮飲食同樣的代謝作用。在把肝醣當成主要能量來源之後，胺基酸會轉化為葡萄糖，身體會開始分解脂肪來提供脂肪酸，接著再轉化為酮體，當作能量來源。

一百多年前，研究人員就已證實限制熱量攝取與老鼠的抗癌作用有關[102]。自此以後，許多動物研究都證明限制熱量攝取可以減緩腫瘤惡化[103]。此外，在一項長達二十年的獼猴研究中，發現限制熱量攝取可以讓癌症發生率減少 50%，並且降低老化相關的死亡率[104]。

間歇性斷食對荷爾蒙和其他促使腫瘤形成的因子（包括 IGF-1、胰島素、葡萄糖、IGFBP1*）都有正面影響，同時也能促使血液中的酮體含量提高到抗腫瘤的濃度。專家指出，間歇性斷食「為正常細胞營造具有保護性的環境，同時也營造一個不利於癌前細胞和（或）癌細胞的代謝環境」[105]。研究人員在各種研究中發現，間歇性斷食（持續兩天或以上）可能是「一個高度有效的策略，既可保護正常細胞和器官免遭許多毒素和有毒環境的侵害，也提高許多種癌細胞的死亡率」[106]。

在一項臨床試驗中，要求受試者模擬斷食的飲食方式，每個月持續

---

*編按：IGFBP1 是類胰島素生長因子結合蛋白，從 IGFBP1 到 IGFBP6 共有六種，IGFBP1 會與類胰島素生長因子 IGF-1 結合。

進行五天，只提供正常熱量攝取的 34% 到 54%，飲食組成包括至少 9% 到 10% 的蛋白質、34% 到 47% 的碳水化合物，以及 44% 到 56% 的油脂。受試者被隨機分成實驗組：每個月採行模擬斷食五天，連續三個月（三個週期）；以及對照組：繼續平常的飲食方式。在三個月實驗結束後，受試者被要求重拾以前的正常飲食，不要對他們的飲食或運動習慣做任何改變。研究人員發現，實驗組的老化生物指標、糖尿病、心血管疾病及癌症等危險因子都減少了，並且沒有重大的副作用。空腹時的血糖值和 IGF-1 濃度大幅降低，而且即便在最後一個模擬斷食週期結束又重新恢復正常飲食後，兩者仍維持在基礎值濃度 [107]。

在另一項研究中，十名患有不同惡性腫瘤的患者自願在化療前（四十八到一百四十小時）和／或在化療後（五到五十六小時）進行斷食。這些患者平均接受四個週期的治療，使用各種化療藥物，同時併行斷食療法。結果顯示，嘔吐、腹瀉、倦怠、無力這些常見的化療副作用減少了。對病情仍繼續惡化的受試者，則沒有證據顯示斷食對腫瘤有促進生長的作用或是干擾化療的治療效果 [108]。

在一項先驅性的研究中，十三名 HER2 陰性第二／三期乳癌患者中，有七人隨機被分派在接受化療（歐洲紫杉醇／艾黴素／環磷醯胺併用）二十四小時前和化療結束後二十四小時禁食，其他六人則是採行正常的健康營養飲食。這兩組受試者中，短期禁食組的耐受性較佳，而且也沒有出現其他的副作用。短期禁食的其他好處，還包括紅血球和血小板數量明顯高於非禁食組，健康細胞 DNA 受損率也比較低 [109]。

由此可見，對罹患癌症又無法長期限制熱量攝取的人來說，間歇性斷食不失為一個替代的好選擇，尤其是在化療之前和化療之後可當成策略性的飲食調整。

有一個斷食做法是在化療前和（或）化療後一兩天只喝水；另一個

做法是一年斷食幾次（只喝水、蔬菜汁或其他改良版），以預防癌症復發（我們在第八章會再深入討論）。

維持體重及肌肉質量，你才能好好抗癌

我們發現飲食對預防及治療癌症患者的惡病質（骨骼肌大量流失，通常伴隨體重大幅減輕及身體虛弱）非常重要[110]。高達八成的末期癌患都有惡病質[111]。

有幾個可能會造成惡病質的因素，例如慢性發炎、疼痛，以及抗癌藥物、癌細胞代謝和行動受限。顯而易見的，你和醫師目前能處理的一個因素，就是營養。專業期刊《惡病質、少肌症和肌肉》（*Journal of Cachexia, Sarcopenia and Muscle*）的研究人員，針對男性癌症患者所進行的一項研究，得出以下結論：可從癌症所處期別、血清白蛋白（一種蛋白質）及體重減少，推斷出患者的生存機率[112]。換句話說，讓癌症患者攝取最好的營養來防止消瘦，對存活率至關緊要。

如果你有惡病質的問題，請跟醫師、營養師一起擬定一套飲食方式，來預防或減輕這個問題。這通常包括添加可以輔助消化和吸收的營養補充劑，以及蛋白質粉。蛋白質粉和胺基酸可用來支持肌肉質量。在《生物醫學與藥物治療》（*Biomedicine & Pharmacotherapy*）期刊發表的一篇綜述性文章中，建議的營養療法是：每天為每公斤體重提供 30 ～ 35 卡路里；以及每天為每公斤體重提供 1 ～ 1.2 公克蛋白質，同時油脂的攝取要占非蛋白質卡路里的三成到五成。文中又說：「在慢性病患者身上，口服營養補充劑已證實有益於身體機能及增加體重。[113]」

不飽和的 ω–3 脂肪酸也在若干對癌末患者的研究中，被證實能穩住身體日益消瘦的情形，以及減少無脂肪組織的消耗，從而提高癌末患

者的存活率 [114,115,116,117] 。

　　為什麼你需要與醫療專業人士合作，把飲食調整（如生酮飲食、斷食或間歇性斷食）當成整合療法的一環，惡病質就是主要原因之一。

健康飲食的基本原則

　　不論你在醫療專業人員的監督下採行哪一種飲食方式，以下這些基本原則是大部分癌症營養專家一致認同的：

- ‧盡量多吃有機食品。
- ‧喝純淨水。
- ‧吃富含纖維質的食物（植物性食物）。
- ‧吃富含 ω-3 脂肪酸的食物（深海魚及部分植物性食物）。
- ‧吃未經加工的食物。
- ‧避開氫化植物油，例如大豆油、玉米油及棉花籽油。
- ‧攝取健康食用油，例如橄欖油和椰子油。
- ‧把乳製品減到最少。
- ‧避開人工甜味劑和食品防腐劑。
- ‧不吃油炸、燒烤的肉類。
- ‧避開加工零食和速食中的反式脂肪。
- ‧鹽不要攝取過量（可以考慮使用鹽替代品，例如由氯化鉀製造的鉀鹽）。
- ‧避免喝軟性飲料、過多的果汁及高果糖玉米糖漿。
- ‧喝天然花草茶，例如有機綠茶。
- ‧避開酸敗油脂和過多的多元不飽和脂肪。

．用餐時可添加天然香料。

．把糖分和單一碳水化合物的攝取量減至最少。

．不吃遭到真菌毒素污染的食物，例如花生。

．避開防腐劑，例如加工肉品使用的硝酸鹽。

．酒精性飲料減至最少。

．在輕鬆的氣氛下進食。

　　良好的飲食與營養，才能為所有的癌症療法打好底子。我們一次又一次看到，很多對治療有良好反應的癌症患者，卻因為漠視飲食和營養的重要性而功虧一簣。在許多情況下，要改變飲食習慣非常困難，但是我們的經驗可以告訴你，改變飲食方式才是固本保命之道，是值得你去努力嘗試的。然而，比飲食更重要的，是你對癌症治療的態度，這才是癌症治療是否成功的首要決定因素。

第 6 章

防癌治癌一把抓

你需要哪些營養補充劑？

　　在已發表且證實營養補充劑的安全性和療效的文獻支持之下，整合療法的醫師通常會開營養補充劑做為全面治療的一部分，改善患者的生活品質和治療效果。許多營養品可納入癌症整合治療之中，包括維生素和礦物質、草藥和其他植物萃取物，以及順勢療法。常規治療的醫師通常不太會留意那些已發表的研究報告，無從知道營養補充劑的安全性和療效，而且大部分的腫瘤科醫師也沒有受過關於營養品和癌症整合療法的相關培訓。

　　我們承認關於營養補充劑的研究只做為輔助療法，而不是癌症的主要療法。因此，營養補充劑的建議通常是當作整合醫學（包括常規療法和整體療法）治療計畫的其中一環。我們強烈認為，全面性的防癌抗癌策略應該包含營養補充劑（搭配飲食、運動及降低壓力等）。要提醒的是，這些營養品最好能在諮詢整合醫學的專科醫師後使用。

　　值得注意的是，許多研究都顯示，營養品與常規療法一起使用時，在減少副作用、提高免疫力、改善生活品質及提高療效方面，可以發揮協同及加乘作用。也有一些研究證明，某些營養品確實有防癌的好處。

　　在這一章中，我們會介紹許多種不同的營養補充劑，這些營養品都是曾經做過徹底研究且是我們使用經驗最多的。此外，我們針對每一種營養補充劑的簡介都能做為你的選購參考，用來增進你的健康，也更能了解整合療法的醫師要推薦給你的是什麼，或者你可以和腫瘤科醫師分享資訊，改善你的治療情況。

活性多醣化合物（AHCC）

　　這是什麼？活性多醣化合物（Active hexose correlated compound，簡稱 AHCC）是一種天然保健食品，由幾種擔子菌類蘑菇（包括香菇）

的菌絲體製備而成：先用米糠培養出菌絲體，再經過發酵萃取。

用途：活化免疫系統、預防癌症、癌症整合治療，以及預防化療副作用。

如何作用？ 含有稱為「葡聚醣（glucan）」的天然化合物，能啟動及調節身體的免疫系統，已證明可增加自然殺手細胞、T 細胞免疫反應以及其他的免疫因子[1,2]。試管與動物研究、有限的人類研究，都顯示有抗癌作用[3,4,5]。

主要研究：相較於對照組，有肝癌病史且需要做肝臟手術的人在給予 AHCC 補充劑後，整體存活率提高了[6]。另一項對末期肝癌患者的研究，則讓患者接受支持性照護並且服用 AHCC 或安慰劑。比起安慰劑的對照組，AHCC 治療組的存活時間明顯延長[7]。

AHCC 已在研究中顯示，可以降低癌末患者以及胰臟管腺癌患者的化療副作用[8,9]。

安全性：副作用罕見，但有可能出現腹瀉及搔癢。經由細胞色素 CYP450 2D6 路徑代謝的藥物，比如止吐劑歐丹西挫（ondansetron）、艾黴素、選擇性血清回收抑制劑及泰莫西芬，可能會與 AHCC 互相作用，不過研究中沒有看出來[10]。

劑量：每日 3000 到 6000 毫克。

乙醯左旋肉鹼（ALC）

這是什麼？ 乙醯左旋肉鹼（Acetyl-L-Carnitine，簡稱 ALC）是人體內產生的一種胺基酸，也可以從營養補充劑攝取。

用途：主要用來減輕稱為神經病變的神經痛，包括由化療和糖尿病引起的神經痛。可能對增強記憶力有幫助。

如何作用？ ALC 可以增強神經傳導物質「乙醯膽鹼」和多巴胺的活力來促成更好的記憶能力，也會把脂肪酸輸送到細胞裡的粒線體來產生能量。至於 ALC 如何幫助神經病變的機轉尚不清楚，但可能是多管齊下的結果，包括改善神經傳導、結構及機能，以及阻斷疼痛信號 [11]。ALC 也已經證實對神經組織有再生作用 [12]。

主要研究： 在一項針對二十五名做化療（紫杉醇、5 鉑）而引發周邊神經病變的癌患所進行的研究中，讓受試者服用 1000 毫克的 ALC，一天三次，持續八週。研究結束時，其中二十三名受試者的神經病變大幅改善 [13]。在另一項試驗中，則讓化療（順鉑或太平洋紫杉醇或併用這兩支藥）引發神經病變的癌患每天注射一公克 ALC（最少十天，最多二十天），結果多數都至少有輕微改變，而且治療的耐受性良好 [14]。

使用 ALC 改善失智者的認知功能或減緩認知能力衰退的效果，則好壞參半。ALC 已顯示能改善嚴重的肝性腦病變（因肝衰竭引發的思維混淆）患者的認知功能 [15]。

安全性： ALC 的耐受性良好；可能造成消化不良和坐立不安。

劑量： 服用 1000 毫克，一天三次，最好空腹服用。

青蒿素（Artemisinin）

這是什麼？ 從黃花蒿提取的化合物；青蒿琥酯（artesunate）是青蒿素的半合成衍生物。給藥方式有口服及注射（肌肉注射或靜脈注射）兩種。

用途： 治療瘧疾和其他寄生蟲感染 [16]；已被視為一種可能的癌症治療方式，正在進行研究 [17,18]。

如何作用？ 青蒿素有幾種抗癌機轉，並已在幾個細胞株研究中被證明對於癌細胞有積極的治療效果 [19,20,21,22]，青蒿素會與鐵起反應而形成可以殺死癌細胞的自由基 [23]。

主要研究：一項體外研究顯示，青蒿素可抑制人類神經母細胞瘤的細胞增殖並引起細胞凋亡 [24]。另一項體外研究也證實，青蒿素可以抑制大腸直腸癌的腫瘤活性 [25]。其他的體外研究，則顯示青蒿素對於攝護腺癌 [26]、乳癌 [27]、肝癌 [28]、白血病 [29] 及口腔癌 [30] 有療效。

安全性：患有潰瘍的人不宜使用口服劑型 [31]；可能會引發消化不良和皮疹 [32]。

劑量：青蒿素有口服劑型、微脂粒劑型及栓劑。

黃耆

這是什麼？黃耆是傳統中藥的常備藥物，在西方國家多用來增強免疫力。

用途：主要用於支持免疫系統；通常建議用於預防癌症患者的上呼吸道感染及增強免疫力。

如何作用？含有多種化合物，包括多醣類、皂素及類黃酮，這些化合物全都有提升免疫力、抗發炎、抗氧化及抗癌作用 [33]。

主要研究：針對四百九十八名急性骨髓性白血病患者所做的研究發現，使用多種草藥產品（包括黃耆、丹參、蜜花豆）可以延長患者的存活時間 [34]。研究顯示，黃耆（和以黃耆為主要藥材的複方）可以減輕化療副作用 [35,36]。實驗室試管研究也證明黃耆有抑制乳癌生長和轉移的作用 [37]，而黃耆複方則對胃癌 [38]、大腸癌 [39,40,41] 及肝癌 [42] 有療效。

安全性：非常高的劑量可能引發消化不良；有血液稀釋和降血壓的輕微作用。

劑量：每日 1500 到 3000 毫克。

龍葵生物鹼皂苷提取物 BEC

這是什麼？ BEC（Solasodine rhamnoside）的另一個商品名是 Cura-derm[BEC5]，這種藥劑是從俗稱「惡魔蘋果」的茄屬植物果實及茄子萃取物混合而成的[43]。這個配方主要用為局部藥膏。

用途： 局部治療非黑色素瘤皮膚癌，包括日光性角化症、角化棘皮瘤、基底細胞癌及皮膚表層鱗狀細胞癌[44]。

如何作用？ BEC 所含的兩種生物鹼「澳洲茄邊鹼（solamargine）」及「澳洲茄鹼（solasonine）」會跟癌細胞受體結合，引起細胞死亡[45,46,47]；而且這個作用不會在正常細胞發生[48,49]。BEC 也含有 10% 的水楊酸和5% 的尿素，可潤濕患部並分解皮膚，使 BEC 藥膏能夠滲入腫瘤。

主要研究： 日光性角化症是一種癌前的皮膚症狀，可能惡化成鱗狀細胞癌。有一項研究把 Curaderm[BEC5] 藥膏隨機分給臉部、身體或四肢有日光性角化症的患者使用，一天塗兩次，連續塗三天。到第五十六天，實驗組中有 92% 的受試者日光性角化症完全消失，安慰劑對照組則是38%。持續追蹤一年後，實驗組的絕對成功率是 82%，而安慰劑組則是只有 18%[50]。

在英國一項隨機雙盲研究中，觀察以澳洲茄鹼萃取藥膏或安慰劑藥膏治療基底細胞癌的效果。其中六十二名受試者使用這種活性化合物，三十二人使用安慰劑。八週後，前者的治癒率是 66%，而安慰劑組是25%。持續追蹤一年後，投藥組受試者有 78% 未再復發[51]。

發表於《癌症治療期刊》（*Journal of Cancer Therapy*）的一篇文章引述成功使用 Curaderm[BEC5] 的病例報告，其中包括兩起鱗狀細胞癌和四起基底細胞癌病例，監督治療的是皮膚科醫師和腫瘤科醫師[52]。

安全性： 嚴重不良反應不常見[53]；可能發生局部皮膚反應，例如灼熱、發紅、搔癢及潰瘍。

　　劑量：Curaderm^BEC5^ 局部應用於病變部位，劑量只要蓋住病灶即可。一天兩次（間隔十二小時）；塗抹後，應在每處患部使用透氣膠帶一類的敷料覆蓋包住，一直到下次塗抹才拿下。等患部完全好了，且皮膚恢復正常後才能停止用藥 [54]。

印度乳香

　　這是什麼？ 乳香是印度阿育吠陀醫學使用歷史悠久的一種藥材，由印度乳香樹（*Boswellia serrata*）所分泌，現在是西方國家熱門的抗發炎藥物。

　　用途：廣泛用於治療關節炎，也有研究顯示對支氣管炎和潰瘍性結腸炎也有療效；也可用作癌症的輔助治療，特別是正在做放療的患者。

　　如何作用？ 乳香含有抗發炎物質，乳香脂酸（boswellic acid）就是其一。說得更精確一點，就是可以抑制 5- 脂氧化酶（5-lipoxygenase）[55] 和環氧合酶（cyclooxygenase-1）[56]，以及抑制經由轉錄因子、核因子（NF-kappa B）、細胞激素腫瘤壞死因子（TNF-α）[57] 的發炎路徑傳送訊號。試管和動物研究均證明有抗癌特性 [58,59,60,61]。

　　主要研究：在《癌症》期刊發表的一項前瞻性雙盲對照實驗報告，研究乳香對放療腦瘤患者的腦水腫有何作用。受試者隨機分為放療加乳香（每天 4200 毫克）及放療加安慰劑兩組。結果 MRI 測量發現，比起安慰劑組，乳香組大幅縮減了腦部水腫症狀。乳香組有六成的人腦水腫縮小 75% 以上，而安慰劑組只有 26% 的人縮小到這個程度 [62]。

　　另一項研究，則檢驗局部使用乳香來治療放療乳癌患者皮膚發紅及其他皮膚反應的效果，結果耐受性良好，而且顯示能夠減少局部皮質類固醇的使用，以及減輕皮膚發紅及其他皮膚症狀的嚴重程度 [63]。

　　安全性：乳香的耐受性良好。偶爾會出現消化不良的問題；可能有輕微的血液稀釋作用，有使用抗凝血劑的人應慎用 [64]。

　　劑量：乳香萃取劑一般的口服劑量在每日 1500 到 4500 毫克之間。

藥用大麻素

　　這是什麼？藥用大麻是從一般常見的大麻種類提取，例如大麻（*Cannabis sativa*）和印度大麻（*Cannabis indica*），這是好幾個世紀以來遍生於全球各地的野生植物。這兩種大麻被用於各種用途，包括製繩和紡織、藥品及致幻性毒品。要注意的是，大麻是對麻類植物的統稱，不見得都有致幻作用，比如「漢麻（hemp）」雖然同屬於大麻類，對心理狀態的影響卻非常低。大麻素有七十多種，但一般指的是大麻二酚（CBD）和四氫大麻酚（THC），而後者的致幻性更大。其他已被發現的大麻素還有大麻酚（CBN）、大麻萜酚（CBG）、大麻環萜酚（CBC）及四氫大麻素（THCV）。大麻還有其他成分，例如萜烯（芳香油）和檸檬烯，有安撫神經、保護肝臟、幫助免疫力的作用；以及一種特殊的類黃酮 cannaflavins，有抗發炎的作用。

　　如何作用？人體存在著一個內源性大麻素系統，負責調控許多生理機制，這個系統已有若干研究，但未知部分似乎還很多 [65]。內源性大麻素系統在臨床使用藥用大麻時非常重要，善用的話可以提高人體原本就有的潛力。

　　在癌症照護方面，藥用大麻具有以下多種作用 [66,67]：

・降低會引發癌症的發炎機會。

・提高免疫功能。

・可能改善一些標準療法的功效。

・可能降低對止痛藥的需求。

・可能降低對睡眠、放鬆肌肉及抗焦慮藥物的需求。

・減輕噁心反應，提振食慾。

・平衡免疫系統。

・以及許多其他潛在的好處。

主要研究：藥用大麻可減少或取代止痛藥物、抗焦慮藥物和安眠藥物，這方面的作用已經過充分研究。臨床上，鴉片類止痛藥的劑量越低，免疫系統的運作越好，也因此患者往往想擺脫這類處方安眠藥或抗焦慮藥物。我們發現藥用大麻在這些方面都有幫助[68,69,70]。

除了有止痛、安眠、抗焦慮以及改善生活品質的好處外，藥用大麻直接抗癌的潛力也開始出現在研究數據中[71,72,73,74]。再加上臨床經驗，我們認為藥用大麻在癌症整合療法具有舉足輕重的位置。

安全性：大麻的副作用是依用藥方式（直接吸食、霧化吸食或萃取膠囊、口服液及其他方式）與大麻活性化合物的劑量而定。例如大麻二酚的某些大麻素已經過深入研究，被認為耐受性良好，人體可安全使用，甚至包括高劑量的使用情況[75]。四氫大麻酚可能會強烈改變意識及情緒、擾亂行動自主、記憶力受損和精神無法集中，以及產生幻覺（高劑量）、錯覺（高劑量）及精神錯亂（高劑量）[76]。

劑量：使用劑量不一，依照想要達到的作用來決定 CBD 和（或）THC 的劑量。只含單一 CBD 的劑量是每日 25 到 200 毫克。對於癌症患者，我們通常會把劑量分成四次，每一劑從 10 毫克到 25 毫克不等。要注意的是，從漢麻提取的 CBD 製劑，在總劑量 250 毫克的大麻油

（hemp oil）中只含有 25 到 65 毫克真正的 CBD。

　　當治療開始用到 THC 時，由於人們對 THC 的反應不一，所以安德森醫師通常會使用標準酊劑（一般 THC 含量是 20% 到 30%），然後慢慢增加劑量。未曾吸食過大麻的人，THC 的劑量不能大，必須循序漸進慢慢增加。雖然研究還在持續進行中，但顯然單用 CBD 就具有上述的大部分好處，在抗癌方面，混合使用 THC 和 CBD 的效果可能最好（如果兩者都能合法取得的話）。臨床結果似乎顯示，THC 及 CBD 的比例從一比一至一比四，對純抗癌的作用是有益的。若是患者只能合法取得 CBD，我們就只使用 CBD，效果也是明顯的。

　　如果是 THC 加 CBD 一起使用，我們白天還是會把 CBD 劑量分為四次，因為 CBD 的劑量很少會影響到「大腦」（比如出現睏倦等情況）。晚餐後和睡前再給予 THC 酊劑，依患者的耐受性給藥。THC 含量 20% 的酊劑 1 毫升（很小量，5 毫升等於 1 茶匙）就含有 200 毫克的 THC。等到清楚病人的耐受性後，我們會嘗試白天把 THC 和 CBD 的劑量調到一比一，開始治療癌症。知道劑量的耐受性後，晚上就可能加入 THC 栓劑，來提高 THC 的劑量。

　　補充說明：再沒有比使用醫用大麻更具爭議性的抗癌方法了。有些論辯聚焦於大麻的合法性，以及社會對使用大麻的觀感；有些論辯只是單純因為不同轄區對醫用大麻的管制程度不同；而有些爭議，則是因為漠視新證據。

　　我們的目標是提供有醫學證據的最可靠資料，讓讀者在使用藥用大麻來抗癌時，能夠做出更明智合理的決定。多年來，安德森醫師在華盛頓州是合法授權使用藥用大麻的執業醫師，擁有使用過數千劑藥用大麻來治療數百名患者的經驗。在寫這本書時，很多大麻素的使用，仍具高度的「轄區依賴性」（也就是各州郡的管制程度不一），但從漢麻（大麻的亞種）提取的大麻二酚（CBD）在美國五十州都能合法使用。

人參

這是什麼？人參有各種不同品種，但這裡主要提到的是兩種人參，一種是亞洲參（高麗參，*Panax ginseng*），另一種是西洋參（花旗參，*Panax quinquefolius*）。

用途：人參用於治療疲勞和壓力已有悠久歷史。若干研究已證明有抗癌特性 [77,78,79,80,81,82]，並能減輕常規腫瘤療法的副作用 [83,84]。

如何作用？動物研究顯示亞洲參能抑制細胞增殖及新血管生成（為腫瘤供血），還有其他防癌機轉 [85]。吃下亞洲參後，其特有的天然活性成分會在腸道菌群的作用下形成一種稱為人參皂苷 Compound K 的代謝化合物，取自大腸直腸癌細胞的檢體已證實這種代謝化合物有抗癌作用，例如誘導細胞凋亡 [86]。西洋參所含有的人參皂苷（ginsenoside），也已證明有抗癌特性 [87,88]。

主要研究：在一項針對一千四百五十五名中國乳癌患者所進行的研究中，讓受試者平均攝取 1300 毫克的人參根，結果發現，人參「可提高整體和無病存活率，並改善生活品質」[89]。另外韓國的人口研究也發現，人參可降低乳癌存活者罹患子宮內膜癌的風險 [90]。在《美國國家癌症研究所期刊》所發表的一份為期八週的多點隨機雙盲試驗中，針對西洋參與癌症相關疲勞的潛在好處進行研究，在三百六十四名癌患參與者中，攝取 2000 毫克西洋參的患者改善程度明顯高於安慰劑組 [91]。

安全性：這兩種人參的耐受性都很好。西洋參還可降低糖尿病患者的血糖濃度 [92]。但這兩種人參都應在手術前一星期停用 [93]。

劑量：每日攝取 1300 到 2000 毫克。

穀胱甘肽（Glutathione）

這是什麼？這是一種由麩醯胺酸（glutamine）、半胱胺酸（cysteine）及甘胺酸（glycine）所組成的抗氧化劑。這種小分子蛋白質存在於蔬果中，人體也會自然產生。

用途：在癌症整合治療中，穀胱甘肽用於常規治療之後，幫助病人從化療和放療的副作用恢復過來。也可做為預防性治療的一部分，對於改善抗氧化狀態、修復 DNA、正常細胞複製、免疫力、排毒及減少 DNA 受損都有好處。

如何作用？穀胱甘肽參與能量生成、藥物排毒、DNA 修復、中和自由基、調節細胞增殖、細胞凋亡、消除環境毒素和致癌物質，以及神經再生[94,95]。

主要研究：在一項雙盲隨機對照研究中，受試者是五十名正在接受鉑化療胃癌末期患者，其中部分患者以靜脈或肌肉注射穀胱甘肽，其他注射安慰劑。前一組在第九週後，沒有明顯的神經病變（神經受損）證據；反之，安慰劑組中只有十六名患者有如此表現。十五週後，二十四名接受穀胱甘肽治療的患者中，有四人出現神經病變，而安慰劑組的十八人中卻有十六人出現神經病變。比起安慰劑組，穀胱甘肽組對輸血的需求也明顯減少[96]。

另一項研究的對象，是接受奧沙利鉑（oxaliplatin）化療的大腸直腸癌末期患者，注射穀胱甘肽後，確實減輕了神經病變的問題，而且奧沙利鉑的抗癌活性也沒有減少[97]。

還有另一項研究的對象是接受順鉑化療的卵巢癌婦女，結果發現，在接受穀胱甘肽治療後，患者的腎臟過濾功能及生活品質分數都提高了，包括憂鬱症、嘔吐、周邊神經毒性、掉髮、呼吸急促及無法集中精神的情形也都有大幅改善[98]。

在《歐洲營養學期刊》（*European Journal of Nutrition*）發表的一項研究報告證明，相較於安慰劑組，實驗組在服用一種特殊的穀胱甘肽口服液後，自然殺手細胞的活性增加了一倍[99]。

安全性：穀胱甘肽的耐受性良好。但即便如此，在化療和放療期間使用穀胱甘肽仍有爭議性，通常都是在兩次常規腫瘤治療之間或是之後使用，目的在於恢復和預防。

劑量：口服的穀胱甘肽劑量通常是每日 500 到 1000 毫克，市面上的營養補充劑都是更好吸收的微脂粒劑型。在醫師的監看下，穀胱甘肽也會以栓劑、經皮吸收劑型（局部塗抹在皮膚）、肌肉注射或靜脈注射方式給藥。

有機鍺

這是什麼？有機鍺或丙帕鍺（germanium sesquioxide，縮寫為 CEGS）是一種化合物，可以用營養補充劑和靜脈注射的方式給藥。如果是補充劑，通常是更安全的有機形式。

用途：有抗氧化、加強免疫系統功能及抗腫瘤的作用[100]。

如何作用？動物研究證明，有機鍺有抗癌作用，包括促進干擾素及自然殺手細胞的活性、抑制腫瘤生長和轉移[101,102]。

主要研究：在一項研究中，連續十天提供癌症患者 1000 毫克的有機鍺。三天後，自然殺手細胞的活性大幅增加[103]。

動物研究顯示，攝取或以營養補充劑形式補充鍺，對自發性白血病、肺癌、化學誘導性消化系統腫瘤都有好處[104]。

安全性：研究已經證實，有機鍺（補充劑型）即使大劑量使用也是

安全的 [105]，其他劑型的鍺則可能有毒。

　　劑量： 口服劑型一般都設計成脈衝式釋放給藥，每日 275 到 1000 毫克。一般是每週只服用二至三天，有四到五天不用藥。

白藜蘆醇（Resveratrol）

　　這是什麼？ 白藜蘆醇是存在於食物（葡萄皮和漿果）中的一種天然化合物。

　　用途： 通常用做抗氧化劑，預防細胞因為自由基受損；也用於癌症的預防及整合治療。

　　如何作用？ 經由細胞凋亡來抑制癌細胞增殖，可能也有阻斷雌激素的作用 [106,107,108]。

　　主要研究： 若干試管和動物研究，已經證明白藜蘆醇可抑制癌細胞增殖 [109,110,111,112]，這也包括試管及人類細胞株的攝護腺癌細胞 [113]。此外，給予患有大腸癌的老鼠低劑量的白藜蘆醇，腫瘤縮小了 50% [114]。

　　安全性： 副作用不常見。非常高的劑量可能引起消化不良 [115]；對荷爾蒙敏感的癌症，患者在使用前，要先諮詢過醫師 [116]。

　　劑量： 每日 250 到 1000 毫克。

舞茸（Maitake）

　　這是什麼？ 舞茸（*Grifola frondosa*）是一種可食用的蕈類，長期以來用於日本醫學和中醫治療各種健康問題。舞茸萃取物可提升免疫力，是受歡迎的保健食品。

　　用途： 治療高血壓、高膽固醇、三酸甘油酯、糖尿病、病毒感染、防癌及癌症整合治療 [117]。

　　如何作用？含有稱為 β- 葡聚醣（β-glucan）的多醣體物質，可刺激免疫系統的各種成分。更精確來說，舞茸萃取物含有 β-1-3 葡聚糖及 β-1-6 葡聚糖 [118]。舞茸能活化免疫力，包括巨噬細胞、自然殺手細胞、T 細胞、介白質 -1 和介白質 -2、干擾素、淋巴激素以及超氧陰離子 [119,120,121,122,123]，同時也會上調促凋亡基因 BAK-1 的基因表達 [124]。動物研究證實，舞茸的萃取物可以保護健康細胞免於發生癌變、預防癌細胞轉移，以及減緩或阻止腫瘤生長 [125]。

　　主要研究：一項針對十八名骨髓增生不良症候群（MDS，一種骨髓無法產生足夠健康細胞的癌症）患者所進行的研究，讓患者服用舞茸萃取物十二週，劑量是每一公斤體重服用 3 毫克。結果證明，舞茸可提高嗜中性白血球和單核球的免疫參數，而且耐受性良好 [126]。

　　在一項包括三十三名癌末患者的非隨機臨床試驗中，讓患者服用舞茸膳食補充劑 MD fraction，或是 MD fraction 加上化療。十六名乳癌患者中有十一人、十二名肝癌患者中有七人、八名肺癌患者中有五人，可觀察到腫瘤萎縮或病情大幅改善的情形 [127]。

　　對六百七十一名化療癌患所進行的一項調查發現，舞茸可以減輕癌末患者的不良反應和疼痛 [128]。

　　乳癌老鼠的研究中也發現，舞茸萃取精滴劑 D-fraction 可以減少癌症擴散和腫瘤形成 [129]。

　　安全性：舞茸萃取物非常安全，只有小比例的使用者有軟便情形，減少劑量後便可緩和下來。要注意的是，使用免疫抑制藥物的患者在未經醫師同意下，不應擅自使用舞茸萃取物。舞茸可能有降低血糖濃度的作用 [130]，但我們尚未發現明顯效果。有一起病例報告顯示，服用舞茸後可能與抗凝血劑可邁丁（Coumadin）交互作用 [131]。不過，我們並未發現舞茸有明顯的抗凝血作用。

　　劑量：研究最徹底的舞茸製劑是熱水萃取物，包括舞茸 D-fraction 和 MD-fraction。在治療劑量上，建議是每天每一公斤體重服用 0.5 到 1 毫克，或是每日服用 35 到 70 毫克。如果是單純保健或增加免疫力，建議使用較低的劑量。最好空腹服用。

發酵小麥胚芽萃取物（FWGE）

　　這是什麼？ FWGE 是匈牙利癌症患者使用的一種營養補充劑，用於提高生活品質 [132]。在北美洲也買得到，但品牌名稱不同，包括愛維麥（Avemar）、Avé 及 AvéULTRA。

　　用途：主要是做為癌症整合療法的一種膳食補充劑，也用於自體免疫疾病。

　　如何作用？ FWGE 的抗癌作用，被認為是因為含有一群稱為苯醌（benzoquinone）的化學物質 [133]。FWGE 可以切斷癌細胞的葡萄糖養分供給 [134]，也可以提高自然殺手細胞的活性及細胞間黏附分子 1（ICAM-1）的表現而提升免疫功能，讓癌細胞死亡 [135,136]。

　　主要研究：在一項 FWGE 抗癌作用的實驗中，讓六十六名大腸直腸癌患者補充 FWGE 六個月以上，另外一〇四名對照組的患者只做常規癌症治療。實驗結束後，有 23% 的常規癌症治療組患者癌細胞擴散；相反的，FWGE 組只有 8% 的患者出現惡化現象。研究人員指出，FWGE 有益於整體存活率及無惡化存活率 [137]。

　　在一項隨機的臨床試驗中，把黑色素癌患者分成兩組，一組接受標準化療，一組是化療加上補充 FWGE 一年。在七年追蹤期間，研究人員發現補充 FWGE 的患者死於黑色素瘤的風險降低了 50%。研究人員說：「強烈建議把愛維麥 FWGE 補充劑納入高風險的黑色素瘤患者的輔助療法中。[138]」

在另一項規模較小的研究中，研究人員追蹤二十二名攝取 FWGE 補充劑的口腔癌患者，以及二十一名未補充 FWGE 的口腔癌患者。結果發現，攝取 FWGE 的患者惡化風險降低了 85%[139]。

洛杉磯生物醫學研究中心對十六名肺癌患者進行了一項公開試驗，讓這些接受標準癌症治療的患者補充 FWGE，並以問卷方式追蹤患者的症狀和生活品質。研究人員發現，患者在整體健康狀況上有明顯提升，疲乏感和疼痛減輕了，而且胃口與情緒狀態都有改善[140]。

在一項針對人類乳癌細胞所進行的研究中，FWGE 配合阻斷雌激素的乳癌用藥泰莫西芬一起使用，可以提高癌細胞的死亡率[141]。

此外，FWGE 似乎也對化療兒童及青少年的感染有療效。研究人員追蹤二十二名因為不同癌症而接受治療的兒童和青少年，發現補充 FWGE 的患者在化療期間，感染和發燒大幅減少[142]。

安全性：FWGE 的耐受性非常好，只偶爾有消化不良的報告。但有以下情形的人不宜使用 FWGE：孕婦或正在哺乳、做過器官或組織移植手術、出血性腸胃潰瘍、吸收不良症候群、麩質過敏的腸疾（麩質過敏性腹瀉）、果糖不耐症，以及對麩質或小麥胚芽高度敏感的人[143]。

劑量：一般劑量是每日 9 公克，有粉末或錠劑可使用。最好空腹服用。在補充 FWGE 兩小時內，不應攝取維生素 C 補充劑或含有大量維生素 C 的飲料[144]。

綠茶

這是什麼？綠茶是茶葉的一種，市面上有各種不同的綠茶產品，包括綠茶、綠茶萃取液、綠茶膠囊、綠茶錠及綠茶栓劑。

用途：可用於預防及治療癌症、心血管疾病以及其他病症。

如何作用？綠茶含有統稱為茶多酚（tea polyphenol）的一群化合物，其中包括了 EGCG 和 ECG 這兩種重要的兒茶素，有非常強的抗氧化性質，可以保護細胞 DNA 免於受損[145]。在實驗室和動物研究中，這群多酚類物質已被證實可抑制腫瘤細胞的增生及誘導細胞凋亡。綠茶中的化合物也可抑制血管新生（指的是發展出新的小血管網，供應腫瘤養分），以及抑制腫瘤細胞的侵犯性[146]。其他防癌抗癌機轉，還包括保護皮膚少受中波紫外線的輻射傷害[147]、調整免疫系統[148]，以及提升身體的解毒能力[149]。

主要研究：范德堡大學癌症中心（Vanderbilt-Ingram Cancer Center）所做的一項研究中，調查七萬五千名中老年的中國婦女，她們大部分都有喝綠茶的習慣。研究人員發現，一週至少喝三次綠茶並持續喝六個月以上者，與罹患所有消化道癌症的總風險降低 17% 有關。經常喝綠茶至少二十年以上者，所有消化道癌症的總風險可降低 27%，其中又以防治胃癌、食道癌及大腸直腸癌的效果最好[150]。

四十三項流行病學研究、四項隨機臨床試驗以及一項綜合分析都發現，58% 的研究成果證明長期喝綠茶有防癌作用，並有半數以上（58%）的研究顯示，長期喝綠茶可以降低罹患某些癌症的風險，尤其是食道癌、胃癌、胰臟癌、肝癌、大腸直腸癌等腸胃癌[151]。

發表於《臨床腫瘤學期刊》（*Journal of Clinical Oncology*）的一項研究，觀察患有慢性淋巴性白血病的人使用不同劑量 EGCG 兒茶素的效果：一天兩次，每次 400 到 2000 毫克不等。其中 33% 的患者，絕對淋巴球數值降低了，而 92% 患者的淋巴結腫脹程度至少消減了 50%[152]。

在一項安慰劑對照組雙盲實驗中，追蹤六十名患有高度分級攝護腺上皮內腫瘤（攝護腺的癌前病變）的男性，讓他們每天分別服用 200 毫克的綠茶萃取劑或安慰劑，一天三次，持續一年。結果發現，服用綠茶萃取劑的實驗組比較少發生攝護腺癌（三十名男性中只有一人），而安慰劑對照組的三十名男性中有八人演變為攝護腺癌。此外，也沒有發現明顯的副作用紀錄[153]。

目前已經證明使用紫杉醇化療藥治療攝護腺癌時，補充綠茶萃取物可以產生協同加乘作用，而且效果良好[154]，還可降低結腸腺瘤（癌前息肉）的發生率達 51%[155]。

安全性：一般來說，美國食品藥物管理局認為各種綠茶劑型沒有安全上的顧慮。雖然綠茶含有咖啡因，但對綠茶咖啡因過敏的情形並不常見。較高劑量的補充劑可能會引發輕微的消化不良、頭痛、暈眩或肌肉痛[156,157]。肝酵素濃度可能升高，但減少劑量或中斷補充便可逆轉[158]，不過我們發現這些不良反應並不常見。綠茶已在一項動物研究中證實，能夠增加抗癌口服藥泰莫西芬的療效[159]。

劑量：綠茶萃取物通常有 EGCG 的標準含量，每日劑量從 800 毫克到 4000 毫克不等。較高劑量適用於癌細胞活躍的患者，較低劑量可用於日常保健及預防。

薑黃

這是什麼？ 這是由薑科植物的根莖所磨成的深黃色粉末，是印度食物中常用的香料，市面上也有營養補充劑形式。長期以來，在亞洲地區也用薑根入藥。

用途：印度傳統醫學阿育吠陀及中醫都把薑黃當成修補身體的天然藥材，現在北美洲的執業醫師和自然療法醫師也因其抗發炎的作用而普遍使用。癌症整合治療、關節炎、憂鬱症及消化疾病也建議使用。

如何作用？薑黃含有一組稱為類薑黃素（curcuminoid）的化合物，有出色的抗氧化及抗發炎功效[160]。薑黃素是最重要的類薑黃素之一，也是許多研究的重點。試管研究已證明，薑黃素有抗發炎[161,162]和抗癌特性[163,164]。

薑黃素可以調節許多與細胞增殖有關的信號傳送路徑，包括轉錄因子 Nrf2 和 NF-kB[165]，也能抑制與發炎反應有關且可能與癌症生成有關的化合物，包括細胞激素、趨化因子（chemokines）、黏著分子、生長因子、環氧化酶（cyclooxygenase）、脂氧合酶（lipoxygenase）以及一氧化氮合酶（nitric oxide synthase）[166]。此外，薑黃素也能啟動癌細胞凋亡、改變基因表現，阻止癌細胞繼續生長[167]。市面上的薑黃素補充劑通常是單一的薑黃素萃取物，沒有加入其他成分。

主要研究：一項針對大腸直腸癌患者所進行的研究，讓患者在手術前口服薑黃補充劑一段時間。結果發現，患者的體重增加且整體健康狀況改善，在生物指標上還出現了一些有利的改變（包括提高腫瘤細胞的死亡率）[168]。

另一項持續三十天的研究，讓十六名老菸槍和六名不吸菸者服用1500毫克的薑黃素補充劑，結果發現老菸槍尿液中引起 DNA 受損的化合物明顯減少，而對照組沒有變化[169]。薑黃素抗癌的機轉還在持續研究中，著名的醫學中心梅約診所（Mayo Clinic）指出：「實驗室和動物研究均顯示，薑黃可以預防癌症，減緩癌症的蔓延，使化療更有效，並保護健康細胞不受放療傷害。[170]」

安全性：副作用微乎其微。研究證明人們能耐受每天攝取8000毫克薑黃三個月，且副作用微不足道[171]。薑黃會抑制血小板凝結，因此正在使用抗凝血劑的患者要使用較低的劑量[172]。

劑量：一般口服劑量是每日 1500 至 8000 毫克。薑黃也有微脂粒劑型及栓劑可用。

改性柑橘果膠（MCP）

這是什麼？萃取自柑橘類果皮及果絡的天然物質。

用途：適用於癌症整合療法及重金屬排毒。

如何作用？ MCP 的小分子會跟癌細胞表面上一種稱為半乳糖凝集素 3（Galectin-3）的蛋白質結合，阻斷這種蛋白質的活性來產生抗癌作用 [173]。半乳糖凝集素 3 會參與癌細胞的聚集與轉移，還跟血管新生、防止癌細胞死亡以及癌細胞的擴散有關 [174]。MCP 會鎖定以上這些支持癌細胞的作用，還會干擾跟癌細胞增殖與存活有關的信號傳遞路徑，誘導癌細胞死亡 [175]。MCP 可提振免疫細胞活性 [176]、幫助提高某些化療藥物（如艾黴素）的療效 [177]、阻斷半乳糖凝集素刺激腫瘤新血管形成的能力（這種作用稱為抗血管新生）[178]。

主要研究：在一項為期十二個月的實驗中，讓十名攝護腺癌患每天攝取 15 公克的 MCP 補充劑。這些患者對攝護腺切除術、放療或冷凍手術等常規治療未出現良好反應。實驗結果證明，在十名患者中有七人大幅減緩了攝護腺特異抗原（PSA）的增加（PSA 增加是癌症惡化的指標）[179]。而在對人類和老鼠攝護腺細胞所做的研究中，則證明 MCP 可抑制細胞增殖和細胞凋亡 [180]。

德國一項研究追蹤二十九名患有各種實體瘤、常規療法無效且大部分病例都已轉移的患者，讓他們每天攝取 5 公克 MCP，然後每四星期做一次評估。結果發現患者的身體功能、整體健康狀態、倦怠感、疼痛、呼吸困難（呼吸短促）、失眠及食慾不振都有改善，生活品質也比開始攝取補充劑時提高不少[181]。

　　安全性：MCP 的耐受性良好。可能會出現消化不良的症狀，例如腹部痙攣和腹瀉。只要減少用量或停用，就可以消除這些症狀。

　　劑量：癌細胞活躍的患者，每天三次以水服用 5 公克劑量；預防性劑量是 5 到 10 公克。

奶薊（水飛薊）

　　這是什麼？ 奶薊又稱水飛薊（*Silybum marianum*），是原產於地中海地區的菊科植物，因為葉片碾碎後會流出乳白色汁液而得名。在自然醫學中普遍用於保護肝臟健康，也用於治療肝病、膽囊及腎臟疾病。

　　用途：治療包括飲酒、藥物、蕈類中毒、肝炎所引發的肝病，也用於保護癌症病人的肝臟免於抗癌藥物的損害。水飛薊賓（silibinin）是從奶薊萃取出來的主要活性成分，可用於癌症的預防和治療。

　　如何作用？ 奶薊的果實和種子含有一組統稱為水飛薊素（silymarin）的類黃酮，包括：水飛薊賓、水飛薊寧（silidianin）以及次水飛薊素（silychristin）。這些活性成分被認為可以修復受損的肝細胞、減輕發炎，並具有抗氧化特性[182]。

　　抗癌方面，根據實驗室的研究，顯示水飛薊素可阻止癌細胞分裂和複製、縮短癌細胞壽命、減少對腫瘤的供血[183]。水飛薊素及其主要的活性成分水飛薊賓，可以強化或放大已知化療藥劑的療效[184]。

　　主要研究：若干研究（主要是動物研究）已證明水飛薊素對乳癌、皮膚癌、子宮頸癌、肝癌、大腸癌、卵巢癌及肺癌有抗癌效果[185]。

　　安全性：奶薊的耐受性良好。副作用通常輕微，可能出現的消化不良也不嚴重。

　　劑量：奶薊萃取物的一般服用劑量是每日 500 到 1000 毫克，市面上有單一奶薊萃取物的營養補充劑。水飛薊賓通常是以靜脈注射方式使用（參見第七章）。

益生菌

　　這是什麼？益生菌（probiotic）是指食入後會對消化道及身體其他部位有「正面效益的微生物」，通常被做成膳食補充劑。

　　用途：益生菌主要是用於維持消化道健康，也用於提高免疫力、抗癌、維護心血管及口腔健康，以及治療過敏、濕疹、情緒失調和其他許多毛病。

　　如何作用？透過供應益菌來協助免疫系統發揮更好的功能，以偵測並殺死會變成癌的細胞[186]。

　　許多研究證明，益生菌可增強免疫系統的反應及減少發炎[187]，也能除去大腸致癌化合物的毒性，以及預防細胞 DNA 受損[188]。

　　主要研究：在一項安慰劑對照組、為期十二週的雙盲隨機試驗中，研究人員讓實驗組的大腸直腸癌患者補充益生菌，並觀察其反應。結果顯示，補充益生菌的實驗組大幅降低了腸躁症比率，同時提高了癌症相關的生活品質分數[189]。

　　《腫瘤學年鑑》（*Annals of Oncology*）發布的一項研究報告指出，針對已發表的十七份對益生菌防治癌症功效與安全性的資料進行評估之後，得出的結論是：益生菌可減少腹瀉的嚴重程度和次數，同時也降低了服用抗腹瀉藥物的需求[190]。

　　對接受大腸直腸癌手術並補充益生菌的患者所進行的研究發現，補充益生菌可減少表面切口感染，增強免疫反應[191]。

另一項研究則評估接受大腸癌手術並補充益生菌的患者，發現補充益生菌對大腸功能的恢復有顯著的作用，包括便祕和腹瀉的改善[192]。

安全性：整體而言，益生菌的耐受性非常好；很少發生免疫功能較弱的癌症患者因為補充益生菌而遭到感染的情形[193]。

劑量：益生菌的劑量從 50 億菌落單位（CFU）到數千億 CFU 都有，一般的預防性劑量是每日 50 億到 200 億 CFU。

甘草

這是什麼？甘草是豆科植物甘草的根及根莖，是普遍用於中醫、阿育吠陀、歐洲草藥療法及自然醫學的一味藥材。

用途：用於加強免疫功能，以及防治感染、消化失調、發炎、荷爾蒙失衡以及其他許多毛病，也具有抗癌特性[194,195,196]。

如何作用？體外及體內研究都已證明，甘草的兩種成分異甘草素（isoliquiritigenin）和柚皮素（naringenin）可促進 T 細胞的的活性[197]。甘草也可以降低發炎、誘導癌細胞凋亡及保護 DNA 免於受損[198]。

主要研究：對中國烏拉爾甘草（*Glycyrrhiza uralensis*）所做的研究發現，其根莖可以抑制人類乳癌細胞的增生[199]。而對洋甘草（*Glycyrrhiza glabra*）所做的研究，則證明對大腸癌細胞有抗癌特性[200]。

安全性：甘草一般耐受性良好。過高劑量可能會造成血壓升高、水分滯留及鉀失衡[201]，但我們在臨床診療上開的是常規劑量，很少出現這些副作用。

劑量：甘草根萃取物的口服劑量從每日 250 到 1000 毫克不等。用甘草治療消化不良的問題（例如口瘡、胃酸逆流、胃炎），普遍使用的是稱為 DGL 的甘草精華嚼片。DGL 是 deglycyrrhizinated 的縮寫，意思是「去甘草次酸」，由於甘草次酸可能會使血壓升高或引起電解質失衡，因此在 DGL 的製程中，已將此成分拿掉。典型劑量是一天嚼兩到三次，每次一到兩片。然而，DGL 劑型不能用於加強免疫功能。

魚油

這是什麼？魚油富含 ω–3 脂肪酸，這是一種多元不飽和脂肪酸。

用途：預防心血管疾病和癌症，並可治療結腸炎、憂鬱症、精神異常以及濕疹等皮膚狀況。

如何作用？慢性發炎是造成癌症的一個已知的危險因子，而魚油有天然的抗發炎作用。研究證明，ω–3 脂肪酸可以減少下列的發炎指標：介白素 6（interleukin-6）[202]、α 型腫瘤壞死因子（TNF-alpha）[203] 及 C 反應蛋白 [204]。研究也證明，ω–3 脂肪酸所含的脫氫異雄固酮（DHEA）和二十碳五烯酸（EPA）對癌症的增殖、變異、細胞凋亡、抑制血管新生以及腫瘤細胞的侵犯和轉移都有影響 [205]，在與癌症和 DNA 修復有關的基因表現上，魚油也有正面的效益 [206]。

主要研究：在一項為期九週的隨機實驗中，讓二十二名白血病及淋巴瘤患者服用兩公克魚油或完全不服用魚油。開始化療後，服用魚油者血液中的發炎指標與長期存活率都有改善 [207]。

在另一項針對末期或復發胃腸癌並受惡病質之苦的化療患者所做的研究發現，補充魚油一段時間後，骨骼肌質量及淨體重都有增加，同時也改善了化療耐受性與預後 [208]。

此外，針對華盛頓州西部三萬五千名年齡介於五十到七十六歲之間的婦女所進行的一項研究，結果證明魚油補充劑可以降低罹患浸潤性乳腺管癌的風險 [209]。

魚油已證明可以提高以下化療藥物的療效，包括 5- 氟尿嘧啶
（5-FU）、紫杉醇、艾黴素及奧沙利鉑（oxaliplatin）[210]。

在一項針對非小細胞肺癌的化療患者所進行的研究中，服用魚油的
患者對化療的反應率比單做化療者來得高，臨床有利反應及一年存活率
也比較高[211]。

安全性：可能會出現消化問題。魚油有抗凝血作用，正在使用抗凝
血劑藥物的人在補充魚油前應該先諮詢過醫師。

劑量：典型的劑量是 300 毫克 EPA 到 2000 毫克 EPA 加 DHA（二
十二碳六烯酸）。魚油有口服液及膠囊兩種劑型。

槲皮素

這是什麼？ 槲皮素（quercetin）是一種存在於水果、蔬菜和穀物中
的黃酮類化合物，主要來源包括柑橘類水果、蘋果、洋蔥、荷蘭芹、鼠
尾草、茶、紅酒、橄欖油、葡萄及黑莓[212]。

用途：可用於治療過敏、心血管疾病、攝護腺炎、發炎及癌症的營
養補充劑。

如何作用？ 多項研究已經證明，槲皮素可經由很多途徑對癌細胞的
增殖發揮抑制作用；具有抗氧化、抗腫瘤及抗發炎的活性成分[213]，能
夠抑制有助於癌症生長與轉移的基因表現（例如 p21 基因），也會引發
癌細胞凋亡[214]。槲皮素可刺激幾種解毒和抗氧化的酵素，預防環境的
致癌物質[215]。

主要研究：動物研究已證明槲皮素可以抑制多種不同癌症的增殖，
包括攝護腺癌、子宮頸癌、肺癌、乳癌及大腸癌[216]。

體外（試管實驗）和體內（動物）研究均證明，槲皮素可抑制胰臟

癌生長[217]。

安全性：槲皮素的耐受性良好，沒有明顯的副作用。如果你正在使用喹諾酮（Quinolone）類抗生素[218]、抗凝血藥物，或化療藥劑艾黴素、順鉑，應該謹慎使用[219]。

劑量：典型的劑量是每日 1000 到 2000 毫克。

碘

這是什麼？一種被歸類為微量元素的礦物質。人體只需要微量的碘，但無法自行製造，必須經由膳食或補充劑攝取。

用途：主要是被人體用於製造甲狀腺荷爾蒙[220]，也存在於人體的每一個細胞中，對所有荷爾蒙的製造[221]和維持免疫系統的正常運作[222]都不可或缺。有抗癌特性[223]，可以抑制雌激素對癌細胞的反應來減少雌激素對乳癌細胞的誘導生長[224]，同時也是一種有效的抗氧化劑[225]。

如何作用？碘的抗氧化特性能夠保護細胞及 DNA 免於受損[226,227]，也可維持健康的免疫功能[228]，並誘導乳癌和甲狀腺癌細胞凋亡[229]。碘會形成一稱稱為碘內酯（iodolactone）的化合物，這種化合物可以調節乳癌細胞增生[230]。

主要研究：對日本婦女所做的研究可以得知，日本的乳癌罹患率為什麼會是全世界最低的國家之一[231]：碘的高攝取量（西方國家的二十五倍）是一個主要原因[232]。在動物和人類研究中，補充碘都已證明可抑制良性和惡性乳房腫瘤的發展與大小[233]。

一項研究讓二十二名婦女每天攝取 5 毫克的碘，結果發現她們的癌細胞凋亡增加、增殖減少，雌激素對癌細胞的作用也減低了（大部分乳癌對雌激素都很敏感）[234]。

同樣的，攝護腺對碘的攝取也很敏感。官方的營養研究已經證明，相較於碘攝取量最低的男性，碘攝取量最高的男性罹患攝護腺癌的風險可以降低 29%[235]。

放療患者以口服方式補充碘，可以降低口腔黏膜炎的罹患率、嚴重程度及持續時間[236]。

安全性：以正常劑量補充碘，被認為無安全疑慮，但也有可能引發消化問題或皮疹[237]。正在服用甲狀腺藥物治療甲狀腺功能減退和甲狀腺功能亢進的人，或是使用抗心律不整藥物胺碘酮（amiodarone）的人，要在醫療人員的監看下才能使用碘[238]。

劑量：劑量依患者的健康情況而定。醫師可能開 200 微克到若干毫克的劑量，並監看效果。

蛋白水解酵素

這是什麼？ 蛋白水解酵素（proteolytic enzyme）這是取自植物或動物來源的一種酵素，可以分解蛋白質和減少發炎。

用途：治療癌症與癌症相關症狀，也用於治療病毒感染和發炎（例如關節炎）。蛋白水解酵素和食物一起攝取時，可以幫助消化，分解蛋白質。胰臟酵素或植物酵素都可用來分解蛋白質和碳水化合物。

如何作用？ 抗癌機轉包括抗發炎的免疫系統調節，以及抗腫瘤的血管新生[239]。

主要研究：在一項為期兩年的研究中，讓無法接受手術治療的胰臟腺癌患者採用一個包括胰臟蛋白水解酵素在內的整體療法。十一名受試者中有八人的癌症是在第四期，研究結果：有九人存活一年，五人存活兩年，四人存活三年，兩人存活四年以上。相反的，在一項以化療藥物吉西他濱（Gemcitabine，商品名 Gemzar）來治療胰臟癌的試驗中，一百二十六名患者沒有一個人的存活時間超過十九個月 [240]。

發表於《健康與醫學的另類療法》（*Alternative Therapies in Health and Medicine*）的三十一起病例報告中，使用高劑量胰臟酵素的整體療法對各種不同癌症都發揮了有利影響，包括乳癌、大腸癌、子宮內膜癌、非何杰金氏淋巴瘤、胰臟癌、腎癌、黑色素瘤、肉瘤及肺癌 [241]。

針對一百名頭頸部癌患者所做的研究中，檢測在放療前三天開始補充酵素，以及放療結束後五天繼續補充酵素的效果。結果發現，補充酵素的患者在黏膜炎、皮膚反應及喉嚨痛等急性放療副作用上，程度明顯比對照組輕 [242]。

針對兩百六十五名患有多發性骨髓瘤的患者所做的研究也證明，化療和酵素療法併行的患者，整體反應率和緩解期明顯都高於只做化療的患者 [243]。

一項研究的對象是二三三九名接受常規癌症治療的乳癌患者，研究人員讓其中的一二八三名患者補充酵素。結果顯示，相較於對照組，攝取酵素組出現的常規治療副作用明顯較少，而且在存活、復發及轉移方面都有正面作用 [244]。

一項口服酵素療法已證明對接受放療治療局部末期子宮頸癌的婦女有幫助，補充酵素可以大幅降低放療相關的副作用 [245]。

一項口服酵素療法的臨床對照試驗，受試者都是大腸直腸癌不同期別的患者。比起只接受常規治療的患者，併行酵素療法的患者對化療和放療的不良反應都比較輕微，而且酵素療法的耐受性良好 [246]。

胰臟酵素替代療法已經證明，可以提高接受手術的總膽管癌患者存活率 [247]。

安全性：蛋白水解酵素相當安全 [248]。可能引起消化問題，已知有胃炎或潰瘍者宜謹慎使用；有出血性疾病的人或是孕婦，使用前應先諮詢醫師。

　　劑量：酵素劑量依產品的效力而定。想提高抗癌活性及減少放療化療副作用，一般劑量是每日三次，每次 3 到 5 錠／膠囊，空腹服用。想減少消化症狀而攝取酵素的人，一般是隨餐服用 1 到 2 錠／膠囊。癌症患者應依照整合療法醫師的建議劑量服用。

芥蘭素與吲哚素

　　這是什麼？芥蘭素（又稱吲哚 -3- 甲醇，簡稱 I3C）與吲哚素（又稱二吲哚甲烷，簡稱 DIM）是從十字花科蔬菜提取出來的植化素。

　　用途：治療子宮頸上皮內贅瘤、乳癌及攝護腺癌；排毒；以及幫助雌激素代謝。

　　如何作用？芥蘭素及其部分代謝產物（例如吲哚素）有多重的抗癌作用。芥蘭素和吲哚素能夠抑制睪固酮和雄二酮等荷爾蒙轉化為雌激素[249]，也會把可能致癌的雌激素代謝產物代謝掉[250]。此外，芥蘭素和它的代謝物會促進外源性化合物（環境荷爾蒙）的代謝，環境荷爾蒙是危險的致癌因子[251]。芥蘭素還會抑制雌激素受體反應基因，減少乳癌細胞增生[252,253]。芥蘭素已證明可抑制血管新生[254,255,256]，而芥蘭素和吲哚素都能調節發炎與免疫反應，對正常的細胞分裂非常重要[257]。對於可能引起子宮頸癌的人類乳突病毒第 16 型，芥蘭素還可以發揮抗病毒的作用[258]。

　　吲哚素已證明有多種抗癌機轉，包括抑制多個傳遞信號的路徑、限制癌細胞的侵犯、遷移及轉移，以及促使癌細胞凋亡[259]。

　　主要研究：人口研究顯示，富含十字花科蔬菜的飲食與罹癌率較低有關。此外，芥蘭素已證明對許多種癌症都有抗癌特性[260]。

　　在一項安慰劑對照組的隨機試驗中，患有子宮頸上皮內贅瘤（CIN 2 或 CIN 3）的婦女或補充芥蘭素或吃安慰劑，十二週後，八名每日服用 200 毫克芥蘭素的患者中有四人病情完全逆轉，而安慰劑組則沒有一人完全逆轉[261]。

　　針對七十八名輕度子宮頸上皮內贅瘤的婦女所做的一項研究發現，每天使用 100 到 200 毫克的吲哚素陰道塞劑，連續使用九十天到一百八十天後，病情逆轉的比例很高[262]。

　　另一項針對外陰上皮內贅瘤（外陰部的一種癌前病變）婦女所做的試驗發現，每天補充 200 毫克或 400 毫克芥蘭素，六個月後病灶的大小、外觀及整體症狀都有改善[263]。

　　一項研究讓九十五名正在使用抗雌激素藥物泰莫西芬的乳癌婦女或補充吲哚素（150 毫克，每天兩次）或吃安慰劑，結果發現，補充吲哚素的婦女雌激素代謝發生有利的變化[264]。

　　芥蘭素的抗癌作用已在人類乳癌[265,266,267,268]、攝護腺癌[269]、子宮內膜癌[270]、肝癌[271,272]、黑色素瘤[273]、胰臟癌[274]細胞獲得證實。吲哚素則證實對人類癌細胞有抗癌作用[275]。

　　動物實驗已經證明，芥蘭素對於肺癌[276]、喉癌[277]和鼻咽癌[278]有防治作用。

　　安全性：芥蘭素和吲哚素的耐受性良好，但是有部分使用者出現消化不良的問題[279]。

　　劑量：芥蘭素的典型劑量是女性每日 200 到 400 毫克，男性每日 400 毫克。吲哚素的劑量通常是女性每日補充 150 到 300 毫克，男性每日 300 毫克或更多。

植酸（六磷酸肌醇）

這是什麼？六磷酸肌醇（Inositol hexaphosphate，簡稱 IP-6）又稱植酸，是一種存在於植物和動物身上的天然碳水化合物分子。市面上有專門的營養補充劑。

用途：主要用於預防和治療癌症，也用於預防高膽固醇和腎結石。

如何作用？植酸的確切機轉還不清楚，但顯然可經由各種手段（例如細胞傳送信號和基因表現）來減少癌細胞增生[280]，以及減少腫瘤的供血（抗血管新生）[281]。

主要研究：一項研究把浸潤性乳腺管癌並接受化療的患者分成兩組，一組補充植酸和肌醇，另一組則吃安慰劑。結果顯示，相較於安慰劑組，補充植酸和肌醇的患者生活品質及日常自主活動能力都明顯變得更好，白血球及血小板的數量也沒有減少[282]。

安全性：植酸可以和鈣、鐵、鎂、鋅等礦物質結合[283]，因此在攝取這些礦物質時，應該與植酸間隔幾個小時。植酸有抗血小板的作用，正在使用抗凝血劑或抗血小板藥物的人，併用時宜謹慎[284]。

劑量：每次 3000 毫克到 4000 毫克，每日兩次。

褪黑激素

這是什麼？褪黑激素（melatonin）是松果體產生的一種荷爾蒙。

用途：褪黑激素最常用於治療失眠、時差、季節性情緒失調，也可當成癌症整合療法的一環。

如何作用？褪黑激素會刺激單核白血球、輔助 T 細胞及自然殺手細胞等免疫細胞[285]。有強效的抗氧化特性[286,287,288]，可降低多種化療藥物的毒性和減輕化療副作用[289]，還具有以下特性：抗增生作用[290]、活化腫瘤抑制基因 p53[291]、防止癌細胞擴散[292]、抗血管新生[293]、抑制端粒酶的活性（端粒酶有助於細胞的存活能力）[294]、調節基因表現[295]，以及對細胞受體有抗雌激素的作用[296]。

主要研究：一項針對實體腫瘤患者所進行的褪黑激素隨機臨床試驗發現，褪黑激素補充劑對於腫瘤緩解、一年存活率、放療化療的副作用（例如疲倦、血小板低下及神經毒性）[297]都有不少實質性的幫助。

一項研究讓使用抗癌藥「泰莫西芬」治療無效的轉移性乳腺癌患者，晚上補充 20 毫克的褪黑激素，結果 28.5% 的患者在腫瘤縮小方面有部分反應[298]。

另一項乳癌與褪黑激素作用的研究中，受試者是一群使用化療藥物泛艾黴素（epirubicin）後出現血小板低下的乳癌患者。研究人員要求她們在化療開始前七天補充 20 毫克的褪黑激素，四個療程後，十二名患者中有九人的血小板數量正常，有五人的腫瘤縮小[299]。

相較於只做化療的對照組，在化療之外，每晚多補充 20 毫克的褪黑激素可以讓非小細胞肺癌患者的病情得到緩解[300]。

另一項針對轉移性非小細胞肺癌患者所做的研究中，研究人員發現併行褪黑激素療法的人比只做化療的對照組，整體腫瘤緩解率及五年存活率都明顯較高[301]。

此外，每晚補充 20 毫克褪黑激素的末期癌症患者，出現惡病質、虛弱、血小板低下、口腔炎、心臟毒性、神經毒性及淋巴細胞減少症的頻率都明顯降低了[302]，而且病情穩定情況、一年存活率及腫瘤反應率也明顯提高了[303]。

頭頸部癌患者每晚補充 20 毫克的褪黑激素，可以延緩在做化療放療時發生黏膜炎的急性反應[304]。

一種含有褪黑激素的藥膏，已證實可以大幅降低放療乳癌婦女皮膚發炎的情形[305]。

安全性：褪黑激素的各種劑量已證明毒性非常低[306]。

劑量：每晚 10 到 40 毫克是常見的劑量範圍，20 毫克則是做研究和臨床診療最常使用的劑量。

大蒜（蒜頭）

這是什麼？大蒜是百合科的一種植物，味道辛辣的地下鱗莖俗稱蒜頭。市面上有各種不同的蒜頭營養補充劑。

用途：常用於預防和抵抗感染，也建議用於心血管疾病（包括高膽固醇、動脈粥狀硬化、高血壓）以及防治癌症。

如何作用？大蒜可以改善免疫反應，例如活化巨噬細胞[307]及自然殺手細胞[308]，還有抗發炎的特性[309,310,311]。

大蒜還能抑制致癌物質的代謝活性[312]、刺激酵素排毒、清除體內的致癌物質[313,314]，以及保護 DNA 免遭致癌物質破壞[315]。大蒜也有直接的抗癌作用，能抑制癌細胞複製和增生[316,317]、誘導癌細胞凋亡[318]及抑制血管新生[319]。

主要研究：發表於《癌症流行病學、生物指標與預防》（*Cancer Epidemiology, Biomarkers & Prevention*）期刊的一項研究發現，一週服用大蒜補充劑四天以上，持續至少三年，可以降低罹患血癌的風險[320]。

針對三十七名大腸直腸腺瘤（大腸或直腸有非癌變息肉）的患者所做的試驗發現，服用高劑量的大蒜萃取物（每天 2.4 毫升）十二個月後，顯著縮小了腫瘤的大小和數量[321]。

多項動物研究報告也指出，大蒜及其主要成分可以抑制化學致癌物

質在肝臟、大腸、攝護腺、膀胱、乳房、食道、肺臟、皮膚及胃部發展
出腫瘤[322]。

安全性：大蒜補充劑可能會造成消化問題、口臭及體臭。大蒜有抑
制血小板的作用（抗凝血功能），因此正在使用抗凝血劑的患者要謹慎
使用[323]。一般的大蒜補充劑要在手術前一至兩週就停用。不過研究證
明，陳年大蒜精與常用的口服抗凝血劑華法林（warfarin）或可邁丁、
阿斯匹靈、史他汀類（Statin）降血脂藥或抗癌藥艾黴素、5- 氟尿嘧啶
（5-FU）及胺甲葉酸（Methotrexate）一起使用是安全的[324]。

劑量：四大類大蒜補充劑分別為大蒜粉（脫水）、液態萃取物（例
如 Kyolic Aged Garlic Extract 大蒜精膠囊）、蒸餾萃取的大蒜精油及大蒜
浸膏油。大蒜粉（脫水）的典型劑量是每日 900 毫克；陳年大蒜精口服
液 2.4 毫升，或陳年大蒜精膠囊 3000 毫克。

請向你的整合療法醫師諮詢劑量建議。

輔酶 Q10

這是什麼？ 輔酶 Q10（Coenzyme Q10，簡稱 COQ10）是在人體內
合成的一種脂溶性化合物，某些食物也含有少量成分。輔酶 Q10 是一
種抗氧化劑，可以保護細胞免於受損。

用途：一般用於預防和治療各種心血管疾病，也用於提高能量和防
治癌症，包括預防化療造成的心臟受損。

如何作用？ 輔酶 Q10 是重要的抗氧化劑，可以保護細胞膜和 DNA
免於受損[325,326]，細胞膜和 DNA 受損是癌症已知的一個危險因子。輔酶
Q10 在促進免疫系統方面也有重要作用[327]。

主要研究：針對女性乳癌患者已完成的兩項研究證明，補充輔酶

Q10 會讓部分患者的腫瘤萎縮和轉移 [328,329]。

　　使用化療藥艾黴素治療並補充輔酶 Q10 的患者，心功能障礙的發生率下降 [330]。另一項研究讓使用化療藥小紅莓（anthracycline）治療的癌症病童補充輔酶 Q10，結果顯示可預防心臟功能障礙 [331]。

　　使用化療藥物順鉑來治療癌症的患者在補充輔酶 Q10 及綜合維生素／營養配方後，已證實對聽覺障礙和耳鳴有明顯的預防作用 [332]。

　　在一項為期三年的研究中，研究人員發現黑色素瘤患者在接受低劑量 α 干擾素治療時，若每天補充 400 毫克的輔酶 Q10，惡化速度比單用 α 干擾素治療的患者慢。相較於只使用藥物治療的對照組，複合治療組的腫瘤復發率大幅降低 [333]。

　　一項觀察性研究發現，肺癌、胰臟癌及（特別是）乳癌患者，血漿中的輔酶 Q10 含量比較可能偏低 [334]。

　　安全性：每天高達 1200 毫克的輔酶 Q10 已證明沒有毒性或明顯的副作用 [335]。副作用可能包括消化不良的問題。輔酶 Q10 可能與抗凝血劑華法林（warfarin）交互作用 [336,337]，但在醫師適當的監看下，通常會及時讓人補充輔酶 Q10，不會產生問題。

　　劑量：每日 200 到 400 毫克是典型的劑量範圍。

麩醯胺酸（Glutamine）

　　這是什麼？由人體製造的一種非必需胺基酸，也見於食物中。

　　用途：主要用於肌肉生長和復原、傷口復原、腸躁症，以及減少化療副作用。

　　如何作用？麩醯胺酸為肌肉和組織的修復供應氮和碳，並把過多的胺（身體產生的廢物）排出體外。

　　主要研究：在一項針對麩醯胺酸作用的對照研究中，讓頭頸部癌的放療或化療患者每日三次服用 10 公克的麩醯胺酸或是吃安慰劑，結果發現麩醯胺酸組發生皮膚炎的機率大幅降低 [338]。

　　針對五項臨床研究中兩百三十四名正在接受放療的頭頸部癌患者所做的綜合分析，研究人員得到的結論是：比起安慰劑組，補充麩醯胺酸的實驗組大幅降低罹患口腔黏膜炎（口腔、喉嚨發炎潰瘍）的風險與嚴重程度 [339]。

　　讓接受放療的肺癌患者補充麩醯胺酸後，在減少發炎與降低放療毒性方面有明顯改善，而且在體重減輕、食道移動、發炎和毒性指標上也都有正面反應 [340]。

　　發表於《營養與癌症》（*Nutrition and Cancer*）期刊的一項分析研究針對十三項臨床研究進行評估，這十三項臨床研究都是關於胸腔癌與呼吸消化道癌患者攝取麩醯胺酸的安全性和效果。在這份綜合分析中發現，十三項研究中有十二項研究在惡性程度、黏膜炎和食道炎的持續時間、腸道通透性及體重減輕 [341] 等方面都顯示出有益影響。

　　在一項研究中，讓做乳房切除術後接受放療的乳癌患者分別服用 15 公克麩醯胺酸或安慰劑。這種輔助治療是在放療前一週開始，並持續到完成放療後一星期。相較於安慰劑組，補充麩醯胺酸的乳癌患者，皮膚炎症狀明顯減輕了 [342]。

　　安全性：麩醯胺酸的耐受性良好。癌症惡化的人是否應長期補充麩醯胺酸仍有爭議，所以還是先諮詢過你的醫師。

　　劑量：每日總攝取量 15 到 30 公克，分數次劑量服用。

維生素 C

這是什麼？ 維生素 C 是人體不能自行製造的一種必需營養素，必須經由飲食或補充劑攝取。

用途： 促進健康的免疫系統，預防及治療感染。可當成抗氧化劑，保護細胞免於遭受氧化損害，也用於支持癌患的免疫系統。以靜脈注射方式而非口服方式來給藥，才能讓血中維生素 C 的含量達到有效的抗癌濃度，保存維生素 C 的抗癌活性[343]。

如何作用？ 維生素 C 可刺激白血球的製造與功能[344]，也會減少氧化壓力對癌患的破壞作用[345]。

主要研究： 關於維生素 C 防癌特性的大部分研究，已從膳食來源得到證實[346,347,348,349]。

來自十三項研究的數據證明，從食物和補充劑攝取維生素 C 的總攝取量，可適度降低罹患大腸癌的風險[350]。

美國婦女健康促進協會（Women's Health Initiative）的研究發現，從膳食和營養補充劑攝取維生素 C，與瀰漫性 B 細胞淋巴瘤的發生率較低有關[351]。

安全性： 口服維生素 C 攝取過量可能會引起包括腹瀉在內的消化問題；有草酸鈣腎結石病史的人建議謹慎使用[352]。

劑量： 每日 1000 到 10000 毫克。

蘆薈

這是什麼？ 蘆薈是多年生的多肉植物，可用作局部凝膠或乳液或內服（有口服液及膠囊劑型）。

用途：局部使用可治療灼傷、創傷、感染及其他皮膚毛病。也用作口服補充劑，可以提振免疫力，以及減輕癌症及相關副作用、消化疾病的症狀。

如何作用？蘆薈有很多活性成分可以調節免疫功能，也具有抗癌作用[353,354,355,356]，同時還含有一種物質可藉由基因表現來抑制癌細胞增生和導致癌細胞死亡[357]。

主要研究：一項針對兩百四十名轉移性實體瘤患者進行的研究，隨機讓他們在做化療的同時使用或不使用樹蘆薈（*Aloe arborescens*）；使用劑量是單次口服劑量 10 毫升，每日三次。結果蘆薈組的腫瘤萎縮、病情控制及三年存活率都比只做化療的患者高出很多[358]。

此外，做放療而引起黏膜炎的患者用蘆薈漱口的效果，和使用抗炎止痛劑芐達明（benzydamine）做常規治療不相上下[359]。

安全性：大部分市售的蘆薈內服產品都已把有苦味的乳膠部分（有緩瀉作用）去除。內用的蘆薈汁在正常劑量下安全無虞。

劑量：促進免疫功能是每日三次，每次 10 毫升，或依整合療法醫師的指示使用。蘆薈可當漱口水使用，也有局部塗抹的凝膠或乳膏。

草醯乙酸（OAA）

這是什麼？有機化合物草醯乙酸（oxaloacetate）又稱草醋酸（oxalacetic acid，簡稱 OAA），對新陳代謝及能量的產生有關鍵作用。橘子、蘋果、香蕉、豌豆及菠菜含有低濃度的草醯乙酸。

用途：治療腦部傷害（例如腦震盪）以及中樞神經癌（例如神經膠母細胞瘤）。

如何作用？經由消除有發炎特性（和促進腫瘤生長）的神經傳導物

質麩胺酸（glutamate）以及改善大腦細胞的生化功能，來發揮作用。

主要研究：在防治癌症方面，草醯乙酸被當作麩胺酸清除劑來使用，有助於清除神經系統及身體其他部位的麩胺酸。這個清除過程在腦外傷方面有較多的研究[360,361,362,363,364,365]，但機轉與防治癌症一樣。麩胺酸已知會促進癌症生長[366,367]，在動物研究中，麩胺酸減少和草醯乙酸的存在建立了一個抗癌的生理基礎[368]。

安德森醫師曾經讓腦癌和其他種癌症患者使用草醯乙酸做為協同療法，尤其在代謝方面格外有用。在安德森醫師的臨床經驗中，草醯乙酸已成為代謝治療計畫的一部分，改善了許多類型腫瘤的結果。草醯乙酸對人體的作用已有人研究[369]，但尚未做過大規模的人體試驗。

安全性：草醯乙酸被認為非常安全。

劑量：一般劑量是每日 300 毫克；有些醫師開每天 1500 毫克當作短期治療腦癌用。

α - 硫辛酸綜合補充劑（Poly-MVA）

這是什麼？這種俗稱「波利安滅癌液」的膳食補充劑，含有與 α- 硫辛酸、維生素 B1、維生素 B2、維生素 B12、甲醯甲硫胺酸、乙醯半胱胺酸、鉬、銠及釕結合後的礦物質鈀混合物。

用途：用作癌症患者的輔助支持療法，對於心血管疾病和神經退化疾病[370]、糖尿病、粒線體保護[371]、放射線暴露後的細胞防護[372] 及倦怠疲憊也有助益。

如何作用？ Poly-MVA 除了能支持健康細胞的粒線體（細胞的能量工廠）產生更多能量之外，又能透過對厭氧細胞的負面影響來弱化癌細胞代謝[373]。

主要研究：癌症整合療法醫師詹姆士・福賽斯（James Forsythe）追蹤一千多名使用 Poly-MVA 的癌症患者。在他的其中一項研究中，追蹤兩百一十二名處於各種癌症第四期的患者二十六個月，其中一組使用 Poly-MVA 和低劑量化療，另一組拒絕接受化療，只服用 Poly-MVA。兩組都是先以靜脈注射方式使用 Poly-MVA，之後再轉為口服方式服用六到八個月，然後以維持劑量繼續口服。化療加 Poly-MVA 組的患者對治療的整體反應率為 61%，只使用 Poly-MVA 組的整體反應率是 39%；兩組的體力都有明顯增加[374]。耐人尋味的是，這個研究發現兩組患者的六年整體存活率都是 32%，而所有第四期癌症患者的平均五年存活率是 2.1%[375]。

福賽斯的另一項 Poly-MVA 研究是對五百名患者進行為期四十個月的追蹤，這項研究發現存活率是 59%[376]。治療反應最佳的癌症是攝護腺癌、肺癌、頭頸部癌、大腸直腸癌及血癌[377]。

在《環境病理學、毒理學與腫瘤學期刊》（*Journal of Environmental Pathology, Toxicology, and Oncology*）發表的一項研究發現，Poly-MVA 會提高放療的抗癌作用，並對 DNA 和血小板數量有保護作用[378]。

發表於《放射研究》（*Radiation Research*）期刊的一篇研究報告，也證明 Poly-MVA 可以減輕老鼠對放射線的發炎反應，以及降低粒線體的輻射傷害[379]。

安全性：鈀是一種有各種同位素的化學元素，其中包括六個穩定的同位素，以及二十五個有放射性的同位素。有一種鈀在攝護腺癌治療時做為植入性的射源種子；另外，鈀合金也用於牙科[380]。Poly-MVA 使用的這種鈀會與硫辛酸形成不可逆的結合，這意味著不存在游離形式的鈀，因此可以安全進入人體，也能毫無變化的離開。

劑量：用於癌細胞活躍的典型劑量是每日 4 到 8 茶匙。

生育三烯醇（Tocotrienols）

這是什麼？ 生育三烯醇是見於維生素 E 的一種天然抗氧化合物，食物來源有胭脂樹豆（annatto beans）、棕櫚油及米糠油。

用途： 治療高膽固醇、改善神經健康以及防癌。

如何作用？ 生育三烯醇已證明可防止輻射傷害，也可以減輕發炎，包括減少轉錄因子 Nf-kB（與癌症有關的一種發炎蛋白質）和其他發炎性生物指標。生育三烯醇的作用包括：有助於細胞凋亡、細胞週期停滯、抗血管新生；減少某些癌症基因的表現；以及增加某些抑癌基因的表現[381]。其中又以 delta（δ）型和 gamma（γ）型的生育三烯醇有最強效的抗癌特性。

主要研究： 與細胞株有關的研究及動物研究均顯示，delta 型和 gamma 型生育三烯醇有抗癌特性[382,383]。研究顯示，跟惡性腫瘤的乳癌患者比起來，乳房腫塊為良性的患者，其脂肪組織中生育三烯醇的濃度高出約 65%[384]。最重要的是，在一項包括兩百四十名雌激素陽性的乳癌患者所做的研究中，使用泰莫西芬（20 毫克）與生育三烯醇（400 毫克）五年的婦女，死亡風險比單用泰莫西芬的婦女降低 70%。研究人員也發現泰莫西芬加生育三烯醇組的乳癌復發機率，比泰莫西芬加安慰劑的對照組降低 20%[385]。

動物研究已經證明 delta 型生育三烯醇可以推遲胰臟癌的惡化和轉移[386]。研究也證明 delta 型生育三烯醇可提高化療藥物「吉西他濱」（gemcitabine）的療效，抑制胰臟癌的生長與癌細胞的存活[387]。

安全性： 生育三烯醇已證明非常安全[388]。

劑量： 400 毫克或以上的 delta 型生育三烯醇或是生育三烯醇相關產品，請遵照整合療法醫師的建議使用。

雲芝

這是什麼？ 這是目前研究最徹底的一種藥用蕈菇類。在中藥和日本醫學長久以來都用於提高免疫力，中藥版縮寫是 PSP（雲芝多醣肽），日本版的縮寫是 PSK（雲芝多醣體）。

用途： 支持免疫系統，以及做為防治各種癌症的癌症整合療法。

如何作用？ 雲芝（*Coriolus versicolor* 或 *Trametes versicolor*）含有稱為 β- 葡聚糖的化合物，能夠刺激免疫反應。以熱水萃取的雲芝萃取物，已證實可促進白血球及 IgG、IgM 抗體的反應[389]。

其他研究顯示，雲芝可誘發細胞死亡[390,391]，減少細胞增生[392,393]，以及大幅增加 α 型腫瘤壞死因子（TNF-alpha）和介白質素 -8（IL-8）的基因表現[394]。雲芝萃取物已證實可增加殺手細胞的活性[395]。

主要研究： 有四百多項已發表的研究，證明雲芝有顯著的調節免疫系統特性及抗癌活性[396]。多份已發表的人類研究報告，則把雲芝當作輔助療法，配合常規腫瘤療法來使用。在一項包括一百八十五名接受放療的肺癌患者所做的研究中，研究人員讓其中半數服用安慰劑，另外半數服用萃取物雲芝多醣體（PSK）。整體而言，雲芝組的表現比安慰劑組好：雲芝組第一期或第二期癌症患者的五年存活率是 39%，第三期的五年存活率是 22%；而安慰劑組的數據分別是 16% 和 5%。此外，使用雲芝多醣體的七十歲以上肺癌患者的存活率，也比只做放療的患者高出許多[397]。

一項為期十年的研究顯示，雲芝對大腸直腸癌患者有好處。在這項隨機雙盲試驗中，把一百一十一名患者分為兩組。在大腸直腸手術後，讓第一組的五十六名患者攝取雲芝多醣體，第二組的五十五名患者則是吃安慰劑。結果發現，雲芝多醣體組全體患者的緩解（或無病）率是安慰劑組的兩倍以上。研究人員也發現，雲芝多醣體組患者的白血球顯示「活性明顯增強」[398]。

　　雲芝也對胃癌患者有好處。發表於《柳葉刀》（*The Lancet*）的一項研究，觀察雲芝多醣體對胃癌患者有何好處。兩百六十二名參與研究者全都做過胃部手術，並已開始做化療。五年後，雲芝多醣體加化療組的存活率是 73%，而單做化療組的存活率只有 60%。研究人員說雲芝多醣體「對剛動過手術和接受後續化療而使免疫系統受到抑制的患者有恢復作用」[399,400]。

　　此外，也有針對食道癌和雲芝萃取物進行研究的報告。一項在多所醫學中心同時進行的前瞻性隨機研究中，一百五十八名在手術後接受放療的食道癌患者被分成四組，接受化療的兩組中，一組補充雲芝萃取物，一組沒有；不做化療的兩組中，一組補充雲芝萃取物。結果發現，術後立即開始連續補充雲芝萃取物三個月（每天 3 公克）的患者，五年後的存活率大幅提高[401]。

　　已發表的一項試驗，也證明雲芝萃取物（PSP 和 PSK）可提高乳癌的無病存活率和整體存活率。一項針對九百一十四名接受常規治療的雌激素受體陰性第 IIA 期且淋巴結未遭感染的乳癌患者所進行的研究顯示，每日攝取 3000 毫克雲芝萃取物可大幅延長患者的存活時間[402]。

　　在一項針對三百七十六名術後五年的第二期雌激素受體陰性的乳癌患者所做的研究，比較分別使用 5- 氟尿嘧啶（5-FU）化療藥及每日攝取 3000 毫克雲芝多醣體的療效，結果兩組的五年存活率和無復發存活率不相上下[403]。

　　另一項研究讓 HLA-B40 抗原（腫瘤特異性蛋白）陽性的乳癌婦女在化療之外，每年進行兩次、每次為期一個月的療程，在這一個月裡每日攝取 3 公克雲芝多醣體。結果顯示，十年後的存活率是百分之百；而同樣的療程，HLA-B40 抗原陰性的患者存活率大約是 50%[404]。

　　在一項包括兩百二十七名可開刀、有血管侵犯又（或）有轉移淋巴結的乳癌婦女所做的研究中，讓她們在合併化療之外，每日攝取 3000 毫克的雲芝多醣體連續二十八天。結果顯示，雲芝萃取物改善了這群乳癌患者的預後[405]。

　　上海大學的一項研究，募集了六百五十名正在接受化療和放療的癌症患者，讓他們服用雲芝多醣肽或安慰劑，結果攝取雲芝多醣肽的患者，副作用比安慰劑組來得少[406,407]。

　　安全性：雲芝耐受性良好。

　　劑量：典型劑量是每日 3000 毫克。

維生素 D

　　這是什麼？ 一種脂溶性的維生素，天然存在於鮭魚、鯡魚、沙丁魚、魚肝油、牛油、蛋黃及香菇等食物中。皮膚接觸陽光，也會形成維生素 D。

　　用途：維生素 D 補充劑是防治骨質疏鬆症與軟骨症的常規藥品。此外，不少研究也證明維生素 D 會在心血管、呼吸、血糖調節、關節、認知能力及肌肉等許多身體運作過程中占有重要角色，還能支持免疫系統的健康機能及正常的細胞分裂[408]。

　　如何作用？ 肝臟把從食物、補充劑攝取到的維生素 D3，以及皮膚接觸陽光而產生的維生素 D3，轉化成一種稱為 25- 羥基維生素 D（25(OH)D）的物質，再由腎臟和其他組織把 25(OH)D 轉換成一種稱為「鈣三醇」的活性維生素 D（$1,25\ OH_2D_3$）。這種活性形式的維生素 D 有若干抗癌機轉，包括：抑制癌細胞增生、刺激細胞凋亡、調節免疫細胞功能、抑制血管新生、減少攝護腺的新陳代謝與活動（減少刺激癌細胞生長的發炎性化合物）、抗氧化作用、DNA 修復、干擾與癌細胞生長有關的生長因子（例如 IGF）、影響控制細胞生長的基因表現及其他與癌症形成有關的傳訊因子[409]。活性形式的維生素 D 會鎖定分解維生素 D 的酵素，使身體組織更能有效對抗腫瘤[410]。

　　主要研究：幾份人口研究顯示，缺乏維生素 D 會提高成人罹癌的風險[411,412]。一項包括七百九十名女性乳癌存活者所進行的研究顯示，75.6% 的患者血液中的維生素 D 含量比常人低[413]。一項綜合分析研究也發現，維生素 D 含量低的停經婦女，罹患乳癌的風險高於維生素 D 含量高的停經婦女[414]。患有乳癌的婦女，其血液中維生素 D 的狀態與存活率息息相關[415,416]。

　　若干研究也證明，維生素 D 含量高與罹患大腸癌風險較低有關。《臨床腫瘤學》所發表的一項研究報告，也發現較高的維生素 D 攝取量與血液維生素 D 含量，和大腸直腸癌風險較低有關[417]。一項對大腸直腸癌患者所進行的分析性研究發現，維生素 D 含量正常的患者，存活率高於維生素 D 含量低的患者[418]。

　　在美國完成的一項研究，讓診斷為低風險的攝護腺癌患者每日補充 4000 IU 的維生素 D3 一年。結果顯示，在這四十四名男性中有二十四人（55%）的活組織檢查結果有改善，五人（11%）沒有變化，病情惡化者有十五人（34%）[419]。

　　在《美國國家癌症研究所期刊》發表的一項攝護腺癌和維生素 D 的研究報告發現，維生素 D 含量最高的男性罹患致命性攝護腺癌的風險，只有含量最低的男性的一半[420]。

　　《英國醫學期刊》（*British Medical Journal*）的一項研究，也發現因罹患攝護腺癌而接受荷爾蒙療法的患者，如果血中維生素 D 含量是中度到高度者，預後明顯優於含量低的患者[421]。

安全性：血中維生素 D 含量若在正常範圍內，副作用並不常見。長時間服用維生素 D 引發的毒性可能導致血鈣濃度提高，從而可能導致骨質流失、腎結石及器官鈣化[422]。身體健康的人每日攝取量在 10000 IU 以下，極不可能出現維生素 D 中毒的情形[423]。

劑量：維生素 D 有兩種補充劑形式：維生素 D2（麥角鈣化醇）和維生素 D3（膽鈣化醇）。維生素 D3 是存在於食物中的形式，也可由陽光照射皮膚所製造，是首選的維生素 D 補充形式[424]，特別是預防癌症的功效。典型的每日劑量是 2000 到 5000 IU，隨餐服用。使用劑量要隨著血中維生素 D 的含量來做調整。現有研究建議，想要降低罹癌風險，血液中 25- 羥基維生素 D（又稱為血清維生素 D）的濃度至少應該在 40 ng/mL[425]。

第 **7** 章

注射更優於口服

靜脈注射和注射療法

我們最常被問到的一個問題是：「為什麼可以口服的東西，非得要用注射的？」另一個是：「注射方式真的比較好嗎？」這兩個都是非常好的問題！對於用來幫助或治癒疾病的藥劑（天然或製藥），首先要考量的就是：「最佳給藥路徑是什麼？」如果有多個路徑，這個問題就變成：「哪一個路徑比較好？」最常見的給藥路徑是：口服（PO）、舌下（SL）、經由直腸（PR）、吸入（例如噴霧器、噴霧或吸入劑）及注射。注射又分幾種方式：肌肉注射（IM）、皮下注射（SQ）、皮內注射（ID）及靜脈注射（IV）。

注射劑的第一個好處就是不經過消化系統，否則可能會喪失一大部分效力。避開消化系統通常能把比口服路徑更多的藥劑送到血液中，接著再送到細胞。以靜脈注射維生素 C 為例，尿液中的維生素 C 濃度是口服最大劑量的一百四十倍[1]。

生病或身體衰弱時，消化功能可能因為藥物、慢性病、癌症治療以及許多因素而變得越來越差。在這些情況下，靜脈注射能使所需要的藥物導入患者體內，而不至於在低效率的消化系統中失去作用。因此，注射勝於口服給藥的三個主要好處包括：

- **在血液和組織裡的效力較高**：許多藥物用注射方式直接送到血液和組織裡，療效更好。在自然界中，有一種製劑能反應出這種效果，那就是薑黃素。薑黃素的許多劑型在消化道的吸收力都不好。以吊點滴方式輸注藥物級的薑黃素，可使薑黃素百分之百被細胞利用；而口服給藥方式就達不到這個程度。
- **給藥劑量能夠高於口服劑量**：有些製劑（例如維生素 C）在口服一定劑量後就不再被身體吸收，許多人攝取太多維生素 C 後會出現腹瀉情形，這是因為身體在維生素 C 超過某個程度後就會停止吸收，讓維生素 C 留在消化道裡（引起水分滯留而導致腹瀉）。以靜脈注射的方式，維生素 C 的劑量可以是口服耐受劑量的許多倍，為細胞抗癌提供助力。

・**避開生病或受損的消化道**：許多慢性病以及像乳糜瀉之類的吸收障礙，還有許多化療病人，都可能因為消化道受損而無法從吃下去的食物吸收太多營養，遑論是維生素或礦物質補充劑。我們在癌症整合療法所做的最重要一件事之一，就是幫助大家在化療和放療期間或者治療結束後修復身體系統。身體的修復非常重要，因為這樣身體才能夠強健到足以支撐抗癌治療。使用靜脈營養療法，再加上輸液與超級抗氧化劑（例如穀胱甘肽），確實能在患者垂危之際拯救他們的性命，使身體獲得療癒，為更深入的治療做好準備。

那麼，靜脈注射及注射治療對癌症整合療法來說，又是什麼情況呢？這真的是新的做法嗎？當然不是，癌症療法使用的靜脈注射和注射治療完全不是新鮮事。例如，安德森醫師過去十年研究用於治療癌症的薑黃素注射劑，早在一九三七年就有報告發表[2]。這樣的例子不勝枚舉，但我們現在要看的是過去二十五年來的資訊，而安德森醫師認為這段時間正是靜脈注射和注射治療癌症最輝煌的時期。

氧化療法

氧化療法（oxidative therapy）是指各種用氧氣刺激身體來抗癌及進行組織修復的醫療手段。

維生素 C 靜脈注射

　　靜脈注射療法中最為人所知，也最具爭議性的是高劑量維生素 C 靜脈注射（HDIVC）。這種治療方式之所以流傳開來，主要要歸功弗德里克・科林納（Frederick Klenner）醫師，他從一九四〇年代起就在醫院用靜脈注射的方式做治療，一直到他於一九八四年過世，在此期間他也陸續發表多個病例報告 [3,4,5]。據說諾貝爾獎得主萊納斯・鮑林（Linus Pauling）與生化學家艾爾文・史東（Irwin Stone）就是受到他的啟發，拓展了對維生素 C 好處的研究 [6]。科林納也是安德森醫師的精神導師，藍登・史密斯（Lendon Smith）醫師把科林納留下來的論文整理後出版了兩本書，科林納生前辛苦得來的部分資料得以保存下來 [7,8]，也指引了安德森這些承繼遺緒的醫師。

　　高劑量維生素 C 靜脈注射在癌症整合療法中是很常見的一種療法。雖然有時也會使用低劑量維生素 C 靜脈注射劑，但說到底 HDIVC 還是有特別的潛在好處。

　　高劑量維生素 C 靜脈注射可以做為過氧化氫（雙氧水）的前驅藥物（前驅藥物是指本身沒有生物活性或活性很低的化合物，在經過生物體內轉化後才具有藥理作用）*，也會提供許多營養素和化學調控，削弱癌細胞，同時強化非癌變的正常細胞 [9,10,11]。口服維生素 C 因為吸收的量不足，無法產生過氧化氫前驅藥物的機轉 [12,13]。

　　HDIVC 也有抗發炎的作用。就跟許多慢性病一樣，癌症也是一種發炎疾病，會導致異常的細胞分裂。位於堪薩斯州威奇托市（Wichita）

---

*編按：維生素 C 降解後會產生過氧化氫，而過氧化氫是一種會損害組織和 DNA 的活性氧物質。相比於正常細胞，癌細胞清除過氧化氫的效率更低。因此，注射大劑量的維生素 C 所產生的破壞性過氧化氫，就能發揮選擇性的毒殺作用，破壞腫瘤組織又不會傷害正常細胞。

的瑞歐丹醫療中心（Riordan Clinic）所做的研究發現，一連串的靜脈注射維生素 C（IVC）可以使血液中的發炎指標 C 反應蛋白（CRP）降低75%[14]。初步證據顯示，IVC 會活化一種抑制腫瘤形成的基因[15]。此外，HDIVC 還有抗血管新生的作用，因為維生素 C 會進入癌細胞，營造一種不適合癌細胞生存的有氧環境[16]。

　　對於任何疾病來說，決定把某種特定療法納入治療，最重要的考量是這個治療的安全性。HDIVC 最重要的一點就是：對已經過適當篩檢的患者，這是一個相當安全的醫療介入手段。二〇一〇年針對五萬次HDIVC 所做的綜合分析發現，只有五起病例有嚴重的不良反應通報[17]。安德森醫師親自重新審閱過這五個病例後發現，只要在事前適當做HDIVC 篩檢，這五例不良反應都可避免。每一個人在做 HDIVC 之前都應先篩檢多種情況，並要特別注意葡萄糖六磷酸鹽脫氫酶（G6PD）狀態（先天若有 G6PD 缺乏症，身體無法正常處理過氧化氫）。此外，還要監測腎功能和血液礦物質的狀況。受過 HDIVC 訓練的醫師在開始靜脈注射療法之前，應該都會進行所有必要的檢查。

　　有一個非常普遍且重要的問題是：「假如我正在做化療，能併行HDIVC 嗎？」關於 HDIVC 與其他化療藥合併使用的適當時機，有非常多令人混淆的資訊，而安德森醫師已經對所有可取得的數據完成了最新的審查[18]。一份近期的科學報告指出所有數據所指向的整體方向：「應考慮將藥理劑量維生素 C 的臨床研究當作現有癌症治療的補充，做為過氧化氫（H_2O_2）的前驅藥物，維生素 C 的作用機轉與目前使用的大多數藥劑不同。正因如此，維生素 C 與其他藥品有產生協同加乘作用的潛力，或至少有累加效應。這個治療策略，和其他用於治療許多癌症、肺結核、嚴重細菌感染、肝炎或愛滋病的療法相似。新出現的數據顯示，維生素 C 和其他腫瘤藥物併用有累加效應。[19]」二〇〇八年對可取得的所有數據所做的回顧分析，總結了許多現有癌症療法與維生素C併用的效果，結果發現所有藥物的療效不是沒有受到維生素C的影響，就是療效提高了。這項回顧分析的唯一例外是抗癌藥硼替佐米（bortezomib，商品名 Velcade）[20]，但後來的臨床數據卻顯示，就連這支藥和 HDIVC 也有協同作用 [21]。

　　二〇一二年，在一項多中心臨床試驗中，六十名新近診斷罹癌且接受常規治療的患者每週做兩次 HDIVC，持續四週，結果顯示，包括倦怠、疼痛、失眠及便祕等生活品質的評分都有明顯改善 [22]。此外，針對三十九名不做化療及放療的癌症末期患者所做的研究也顯示，不管是靜脈注射或口服維生素C，都能顯著降低倦怠、疼痛、噁心、嘔吐、食慾不振的分數，生理、情緒及認知功能的分數也提高了 [23]。

　　二〇一一年底和二〇一二年之間，安德森醫師由美國國家衛生研究院所資助的一項研究發布了研究數據，顯示併用 HDIVC 和現有癌症療法只有正向的累加效應 [24]。二〇一四年發表的〈靜脈注射維生素C對癌症和生活品質的影響〉的一份綜合分析報告，也指出：「最近的幾項研究已顯示，靜脈注射維生素C可減輕許多癌症相關和化療相關的症狀，例如倦怠、失眠、食慾不振、噁心、疼痛，同時也觀察到生理、角色、認知、情緒、社交功能及整體健康等方面都有改善。[25]」這項研究由巴斯帝爾大學整合腫瘤研究中心（Bastyr Integrative Oncology Research Center）統籌，也獲得美國國家衛生研究院的資助。安德森醫師是巴斯帝爾大學整合腫瘤研究中心的靜脈注射科負責人，他的患者中除了以 HDIVC 治療的第四期癌症患者之外，還有其他患者採用多種不同的靜脈注射療法。本書中所收錄的許多發現都是來自這項研究。

　　在這項研究中，研究人員發現第四期大腸癌、肺癌、乳癌患者和第三期卵巢癌患者在巴斯帝爾大學整合腫瘤研究中心接受 HDIVC 治療之後，三年存活率遠高於美國國家癌症研究所的官方統計（使用的是 SEER 計畫的資料庫數據 *）[26,27]。

青蒿琥酯（Artesunate）

青蒿類藥物是全世界都在使用的抗瘧疾藥，而青蒿琥酯則是從青蒿提取出來的一種靜脈注射藥劑。青蒿琥酯的藥理和安全性已經過深入研究，並在科學文獻發表過論文。不管是這些藥劑用於癌症患者身上，或是青蒿琥酯對抗癌細胞株的有效性，都已在科學文獻發表過研究報告，被視為科學研究較新的領域。我們對四千多劑青蒿琥酯靜脈注射藥劑的臨床研究也證明，這支藥對末期癌症患者是安全的。

成人使用青蒿琥酯注射劑的典型劑量，會出現輕度的副作用[28,29]。有些案例（包括動物和人）產生的毒性作用，是因為使用的是不建議用在人類身上的油性青蒿琥酯注射劑，但這些副作用並不常見於水溶性的青蒿琥酯注射劑[30,31]。

青蒿琥酯注射劑用於兒童身上的療效及安全性，同樣進行過評估研究，在安全性上也出現跟成人類似的正面結果。針對青蒿琥酯安全性的研究，先後觀察過兩百多名兒童的用藥情形，在正確使用劑量下，並未發現超出成人數據的不良反應。正因為對兒科病童的安全性，世界衛生組織才會建議以注射用青蒿琥酯取代奎寧當作治療兒童重症瘧疾的一線用藥[32,33,34]。在確定注射用青蒿琥酯的安全性後，安德森醫師也把數百劑的青蒿琥酯用於癌症病童身上，包括單獨使用或與 HDIVC 併用。

在一項研究中，觀察青蒿素在抑制人類胰臟癌細胞（把癌細胞置於

＊編按：SEER 是美國癌症登記計畫（Surveillance, Epidemiology, and End Results Program）的簡稱。

動物體內）活性的效果，結果顯示青蒿素的抗癌作用與強力化療藥「吉西他濱」（gemcitabine，商品名 Gamzar）類似，並證明會讓腫瘤明顯萎縮[35]。此外，其他研究還觀察癌細胞、動物模型及臨床前試驗期的人類數據，結果也顯示像青蒿琥酯一類的青蒿類藥劑有多種抗癌好處，包括直接殺死癌細胞、體內腫瘤細胞死亡，以及抗血管新生（間接對抗腫瘤擴散及生長）的能力[36,37,38,39,40,41,42]。

　　越來越多的證據顯示，青蒿素及其衍生物也擁有強力的抗發炎及安撫免疫系統的特性，不但有助於讓免疫系統維持平衡，也可以對抗一些會觸發癌細胞轉移的誘因[43,44,45,46]。

　　你的醫師除了要接受過青蒿琥酯注射劑的使用訓練之外，也應該知道治療期間要監測體內鐵與銅的缺乏情形。這是因為青蒿琥酯的其中一個機轉，就是循環利用鐵和銅來產生氧氣。一般來說，口服方式的青蒿素（全株植物或青蒿素），臨床上所看到的缺鐵情形多於使用靜脈注射方式。但不論是口服或靜脈注射，都必須監看鐵和血球的數量。

青蒿琥酯與高劑量維生素 C 靜脈注射併用

　　在美國國家衛生研究院的贊助之下，一群德國腫瘤科醫師進行了一項癌症整合療法的相關研究，安德森醫師從中注意到青蒿琥酯併用高劑量維生素 C 靜脈注射的做法。一開始的想法是，這兩種注射劑併用在自然氧化上可以產生協同作用，這當然沒錯，但安德森醫師也想到，除了提高免疫特性之外，這種併用方式可能還有其他好處。根據目前蒐集到的患者數據顯示，好處之一是可以提高第四期乳癌患者的三年存活率（參與實驗的兩組患者都使用全套的癌症整合療法）。全部四十名患者中，在癌症整合療法中添加青蒿琥酯及 HDIVC 的患者，整體存活率較高，第一年比非靜脈注射組高出 16%，第二年高出 22%，第三年高出 11%[47]。

過氧化氫注射療法

把雙氧水或過氧化氫（H_2O_2）用為靜脈注射劑聽起來有趣又可怕。很多人都用過雙氧水來清潔割傷或刮傷的傷口，但是這種刺激的水溶液怎麼可能拿來做靜脈注射用呢？當然，用於輸液的是一種非常特別且更有威力的過氧化氫類型，而且必須是在高度控制的情況下進行（所有的靜脈注射療法都應如此）。用於靜脈注射的過氧化氫，是藥廠特別生產的一種無菌、低濃度的 H_2O_2 靜脈注射劑，沒有外用雙氧水所含的防腐劑和穩定劑。把這個濃度的 H_2O_2 按比例添加到靜脈注射用的生理食鹽水中，形成一種特定且濃度更低的水溶液，然後慢慢輸進患者體內。這種經過稀釋後緩緩注入體內的過氧化氫發揮療效的關鍵，在於能夠產生跟高劑量維生素 C 靜脈注射一樣的化學機轉[48]。

當我們在靜脈注射療法的課程上教醫師這個方法時，他們常常會不出所料地提問：「為什麼不單用高劑量維生素 C 靜脈注射就好？」這是一個好問題，答案是高劑量維生素 C 靜脈注射雖然可在人體組織層次產生 H_2O_2（能破壞及削弱許多癌細胞），並在事後產生少量的免疫化學信使。相較之下，注射過氧化氫不是把過氧化氫傳送到癌細胞，而是刺激血液中的這些免疫化學信使，讓這些信使能夠被送到身體各部位[49,50]，刺激免疫細胞「注意」及對抗癌細胞。靜脈注射高劑量維生素 C 和過氧化氫之間的這個差異，正是整合療法的醫師常常輪流使用這兩種療法的理由之一。

臭氧注射療法

臭氧（O_3）與我們從空氣中呼吸的氧氣（O_2）分子十分相似，只是多了一個氧原子。臭氧是環境自然產生的，相對不穩定，其中一個氧原子會輕易地游離出來，還原成氧（O_2）。就像過氧化氫一樣，這個還原反應在癌症患者的醫護上是有好處的。在人體研究上，臭氧已經證明局部投送或以直腸塞劑的方式給藥，可以大幅減輕攝護腺癌放射線治療的副作用，而且已經證明使用的安全性良好[51]。

以靜脈注射方式使用臭氧，醫療思路與注射過氧化氫類似，同樣的，使用臭氧進行治療應由醫療院所受過訓練的人員操作。臭氧容易丟失一個氧原子還原成無害的氧氣，這個特性會產生許多好處（與過氧化氫相似但又不一樣）。在許多已完成的研究中，發現臭氧的多種好處是在生物化學方面。其中一項研究還列出臭氧對人體可能產生的十多種重要的生化變化，啟動整個免疫系統朝向更強大且平衡的方面發展[52]。

在一項研究中，讓做化療與放射線治療的癌症患者接受臭氧治療，結果顯示，把臭氧加入他們的療程後，不僅可以增強化療的反應，還能降低化療及放療的許多副作用，改善生活品質[53]。在一項類似的轉移性惡性腫瘤動物實驗模型中，也顯示同樣的結果[54]。另一項研究使用的數據分別來自體外實驗（培養皿中的血液反應）及體內實驗，發現在調節許多重要的免疫信使時，可以安全使用醫療用臭氧。該研究推論「單一臭氧劑量可用於治療選定的幾種人類疾病，而不會產生毒性或副作用」，並認為不管是醫療的多樣性、生化效應及治療效果，臭氧療法都可以改善醫療品質[55]。更多的研究證明，放射線治療搭配臭氧療法，可提高抗癌的治療效果，還能降低副作用[56]。

使用臭氧時建議搭配其他療法來增強其作用，而根據我們的經驗，全面性的治療策略永遠都是最好的。一個像這樣的組合療法，就是與臭氧有協同作用的紫外線療法[57]。

血液紫外線放射線療法

血液紫外線放射線療法（UVBI）在醫界用於多種用途。就像臭氧療法、過氧化氫療法一樣，這個療法被廣泛用於癌症治療已有數十年歷史。UVBI 可以提高癌症患者的療效，原因在於 UVBI 可以做到以下兩點：其一是改善氧氣輸出量；其二是降低罹癌後的感染機會，特別是那些正在接受抑制免疫系統療法的癌症患者 [58,59]。

經常有人問我們：「做 UVBI 除了能改善生活品質之外，對我的抗癌治療有何幫助？」我可以提出許多可能的答案，但其中有個很有底氣的理由是來自人體研究。低氧（或缺氧）是許多腫瘤共通的一個生物學特徵，在缺氧狀態下，腫瘤會創造自己獨有的「局部生理」，可以抵抗治療並促進癌細胞惡化。我們後面會提到的高壓氧治療（參見第十章）跟 UVBI 很類似，根據一項人體研究的測量結果，UVBI 已證明可以改善血球輸送氧氣的能力 [60]，而改善氧氣的輸送就能減緩腫瘤在缺氧環境中持續坐大，並削弱腫瘤對抗其他抗癌療法的能力。

生物、代謝及植物性療法

這一組靜脈注射主要指的是可以刺激或支持人體免疫系統來對抗癌症的天然化合物。

甘草素（glycyrrhizin）

甘草素或稱甘草酸（glycyrrhizic acid，簡稱 GA），這是從甘草植株提煉出來的成分，用於治療癌症大有潛力。依據人體研究的數據顯示，甘草素是安全的靜脈注射劑，可用於治療慢性病毒感染 [61,62]。經過十年的臨床使用顯示，以標準劑量和按照用藥指南使用時安全無虞 [63]。多年來，我們把靜脈注射甘草素做為增效劑使用，對癌症患者有很多明顯的好處，包括感染率降低、生活品質改善以及疲乏程度降低等等。

一項針對攝護腺癌細胞的研究，結果顯示甘草素可抑制癌細胞增生，並降低殘餘癌細胞的活力。這個結果令人側目，並導出了這樣的報告：「研究顯示，甘草素有治療攝護腺癌的潛力。[64]」

就跟其他靜脈注射療法一樣，安全性是首要之務，因此執行的醫療人員務必要先接受靜脈注射甘草素的正確訓練。靜脈注射高劑量的甘草素，最常見的副作用是血壓上升[65]。根據我們的經驗，低劑量使用不太可能有這個副作用，但是在甘草素注射前、注射期間及注射後，還是應該監看患者的血壓情形，這是所有靜脈注射治療都必須比照辦理的。

穀胱甘肽（Glutathione）

抗氧化物是自然存在於人體內的分子，可以減緩或防止氧化作用。我們都知道氧化過程會生成自由基，而當體內自由基過量時，會造成身體發炎或免疫系統受損，而威脅到身體健康。自由基是帶有一個不成對電子的原子、分子或離子，抗氧化物的作用就是拿走這個游離的電子，使其無法變成一個有破壞能力的「自由基」。發炎因子是免疫系統不可或缺的一環，不是只有壞處沒有好處（參見第八章），但這裡要說的重點是，穀胱甘肽（GSH）在維持抗氧化與自由基平衡上所扮演的重要角色。人體的抗氧化物數量眾多，但對血漿、細胞內部及脂肪膜（細胞的外衣）來說，最重要也是最常見的三種抗氧化物分別是維生素 C、穀胱甘肽及生育醇（tocopherol，維生素 E 家族之一），因此穀胱甘肽會成為治療癌症的一個關鍵因子，也就不足為奇了。

穀胱甘肽、穀胱甘肽前驅物及輔因子（co-factor）都可口服，通常也用口服方式補充。就像所有的靜脈注射藥劑一樣，穀胱甘肽以靜脈注射方式給藥時，也能馬上被細胞利用。

許多研究確實顯示，癌症患者體內的穀胱甘肽含量偏低，特別是正在接受或是已完成化療、放療或手術等常規治療的人[66,67,68]。重要的是，穀胱甘肽如果含量低，體內抗氧化－自由基活性（氧化還原反應）就容易失衡，這可能會導致細胞受損，並對健康產生許多不良的潛在影響。

　　當然，任何療法都是安全第一，穀胱甘肽靜脈注射也不例外。關於穀胱甘肽靜脈注射的研究已有結果，而更重要的是，我們也在實際的抗癌治療上使用了數萬劑[69]。根據我們豐富的臨床經驗，把穀胱甘肽加入全面性的治療計畫中，效果好到令人難以置信。

　　一個常見的安全考量是：「穀胱甘肽有可能破壞其他癌症療法的療效嗎？」這個疑問我們在高劑量維生素 C 靜脈注射那一節也曾經提過，答案也相似：「視情況而定。」但同樣的，「問題沒有我們以為的那麼嚴重」。關鍵考量在於以下三點：(1) 結合其他療法後，會產生協同作用或拮抗作用；(2) 輸注的時機；(3) 穀胱甘肽如何融入個別患者的整體治療計畫。由於傳統使用的大部分化療（例如含鉑化療藥物），都是靠製造自由基（亦即氧化）來殺死癌細胞，因此我們一度以為穀胱甘肽會與這類氧化化學療法產生拮抗作用。但是有兩項研究，以及後來我們在許多患者身上所見到的反應，都發現當穀胱甘肽與化療併用（或是在同一天使用）時，只看到協同作用而沒有出現拮抗作用[70,71]。一般而言，除非有像含鉑化療藥物所提到的特定數據，否則我們在使用穀胱甘肽時，會與任何氧化化學療法間隔十二到二十四小時。穀胱甘肽以靜脈注射方式給藥後，會非常快速地被細胞利用，正因為循環時間不長，所以可以密集給藥。在美國國家衛生研究院所贊助的那項研究中，安德森醫師曾經發表過一份靜脈注射療法使用時機的臨床指南，解決了穀胱甘肽和其他靜脈注射療法的使用時機這個議題[72]。

二甲基亞碸（DMSO）

　　二甲基亞碸（dimethyl sulfoxide，簡稱 DMSO）是最常見的「另類」療法之一，通常用於治療關節痛和其他類似問題，其特點是經由皮膚吸收來達到止痛效果。在奧勒岡健康與科學大學（Oregon Health & Science University）有數十年經歷的研究員史丹利‧賈各布（Stanley Jacob）是研究 DMSO 醫療用途的主要發起人，相關研究已經證明使用 DMSO 與免疫系統調節[73]、強化治療以及改善藥物傳遞至大腦和其他組織的系統有關。

　　數十年來，我們在臨床上把 DMSO 靜脈注射用於緩解疼痛、治療發炎，以及把其他靜脈注射治療的藥劑輸送到神經系統（包括大腦）。近年來，DMSO 靜脈注射也用於安寧照護（控制疼痛和提高生活品質），DMSO 和鎂、碳酸氫鈉等其他營養素，能有效緩解不同癌症療法所產生的疼痛症狀[74,75,76,77]。

　　DMSO 既是一種抗發炎物質，同時也被用作藥物載體，能夠有效減輕疼痛。最新研究也顯示，DMSO 還可做為直接的抗癌劑使用。

有機鍺（GS）

　　有機鍺在治療癌症和慢性病方面大有潛力。亞洲和俄羅斯對於有機鍺的研究已長達數十年，而靜脈注射有機鍺在美國也安全使用了二十多年。研究顯示，有機鍺可以誘發關鍵的免疫化學作用（包括生成 γ 干擾素）、促進自然殺手細胞的活性，以及抑制腫瘤生長與擴散[78,79]。根據我們自己的臨床經驗，有機鍺靜脈注射如果確實按照標準劑量和安全準則進行輸注，是安全無虞的。此外，我們也經常把這個強力的協同劑添加進其他的靜脈注射治療。

薑黃素

　　當作靜脈注射劑使用，薑黃素的抗癌效果是有潛力的。口服薑黃素已經證明對抗癌可以提供一些好處，但口服方式的吸收有限，未必能發揮最大的效益。

　　針對四十多項科學刊物所做的一項綜合分析，以及安德森醫師在研究中多達五千多次的薑黃素靜脈注射臨床應用，讓我們看到薑黃素靜脈注射對癌症患者可能有突破性的幫助。藥物級的薑黃素靜脈注射劑（專利藥劑已改變薑黃素結構，所以事實上已不是薑黃素了）正在進行臨床試驗，希望能獲得美國食品藥物管理局核准做為癌症用藥[80,81]。

　　靜脈注射薑黃素的限制之一，是市面上的注射劑型不一[82]。靜脈注射用的薑黃素不是水溶性產品，所以需要特別製備後才能輸注到人體內。薑黃素注射劑有四種不同的劑型（化學性質也不同），在使用劑量較高的情況下，以注射用乳劑最穩定也最安全，這也是安德森醫師在治療轉移性末期癌患時所使用的劑型。

　　要注意的是，靜脈注射薑黃素在劑量高時，短時間可能會對肝臟造成壓力，但一般來說，薑黃素通常對肝臟有保護及修復作用[83,84]；對腎臟的影響也一樣[85,86,87,88,89,90,91]。安德森醫師曾親眼見過許多肝臟功能低下的患者在靜脈注射薑黃素後，恢復了一些失去的肝臟功能。至於在癌症治療的整體潛力上，薑黃素也有很可觀的數據背書。關於薑黃素的治療潛力，還有許多不明白的藥理作用機轉，我們認為目前所知道的，只是搔到表面而已[92,93,94,95,96,97,98,99]。

　　安德森醫師在他所完成的一個病例系列中，於一群對所有療法（包括標準的化放療及自然療法）都產生抗性的第四期癌症患者身上，採用靜脈注射薑黃素後，發現有惡化程度漸趨穩定或是實際發生逆轉的情形（經由放射診斷證實）。原始組中的六名患者有五人發生這個情形，之

後他又在更多患者身上看到同樣的效果。雖然靜脈注射薑黃素還有一些
藥理方面的考量有待解決（特別是高劑量使用時），但這是癌症治療上
最具有前景的靜脈注射療法之一。

水飛薊素（Silymarin）

　　水飛薊素靜脈注射液（一般是水飛薊賓）對腫瘤科病人有多重作用
機轉的潛能。水飛薊素是水飛薊植物的一種活性成分，是常見的口服營
養補充劑。就我們的臨床經驗來說，靜脈注射水飛薊素是治療癌症的另
一種協同劑，它的保肝功能已經過完善的研究，最近也被證明能協助癌
細胞凋亡過程及免疫系統調節 [100,101,102,103]。

　　就像薑黃素一樣，水飛薊素用於靜脈注射在癌症治療方面也大有希
望。同樣的，就安全性而言，水飛薊素也不可簡單視為尋常的靜脈注射
藥劑，但在抗癌效果上，應該有發展前景。根據我們的經驗，對於全方
位癌症靜脈注射醫療計畫來說，我們會預測水飛薊素將有可能會與其他
製劑（例如薑黃素及甘草素）併用。

白藜蘆醇（Resveratrol）

　　許多植物在承受壓力或受到攻擊時會產生白藜蘆醇，而白藜蘆醇之
所以有名，是因為它是紅酒的主要成分，可以提供抗氧化、抗發炎等等
對健康有益的好處。有一種白藜蘆醇叫反式白藜蘆醇，據說「有抗氧
化、抗發炎、抗致癌物質、抗糖尿病、抗老化、保護心臟及保護神經等
特性」[104]。研究顯示，口服白藜蘆醇雖然人體能很快吸收，但用於對抗
癌症卻因為活性關係，並沒有如預期得那麼理想 [105]。就像薑黃素一樣，
白藜蘆醇也有許多出色的抗癌能力，但由於人體很難吸收到足量的白藜
蘆醇，所以無法有效發揮這些作用。有鑑於此，靜脈注射白藜蘆醇在治

療癌症上就比口服方式更有潛力[106,107]。研究顯示，不管是調節免疫功能或是平衡氧化－抗氧化系統，白藜蘆醇在防治癌症上的潛力都不可忽視[108,109]。靜脈注射白藜蘆醇的使用會受到限制，主要是因為適合的靜脈注射劑不好取得，但是研究已證明，靜脈注射白藜蘆醇的耐受性良好，而且安全無虞[110,111]。

薑黃素、水飛薊素及白藜蘆醇等植物性化合物，都顯示有潛在的協同作用。科學家在最近的一項研究中，觀察白藜蘆醇和薑黃素治療動物攝護腺癌的療效。結果發現，對於縮小腫瘤及調節麩醯胺酸代謝（麩醯胺酸代謝是一種「有利於癌症」的過程），併用幾種植物性合物的效果更佳，而且四個非常關鍵的促癌部位被調節的效果，明顯是「併用的植物性化合物優於個別的植物性化合物」[112]。

槲皮素（Quercetin）

槲皮素是一種存在於蔬果及穀物等植物中的黃酮類化合物，尤其是植物的核果及生殖部位的含量更豐富。槲皮素這種活性成分對人體有保護及穩定作用，通常以口服方式治療過敏症狀，讓組織胺的釋放能夠平息下來。靜脈注射槲皮素可以提高生物利用度，對抗腫瘤活性的強大潛力也已經過研究證實。研究顯示，槲皮素有多重藥理機轉，包括：抑制酪胺酸激酶（tyrosine kinase，會引起細胞不受控制的生長）的活性，這是一種強效的抗癌策略；以及抑制腫瘤生長。人體試驗也證明口服和靜脈注射槲皮素都是安全無虞的[113,114,115,116]。

根據安德森醫師多年的使用結果，他和同事都發現靜脈注射槲皮素的耐受性良好，而且有些病人還可明顯看出腫瘤有穩定下來或萎縮的積極效果。在協同療法的應用上，靜脈注射槲皮素極有可能成為另一個備選方案。

槲寄生（Mistletoe）

　　提到槲寄生，大部分人都會想到耶誕節。槲寄生用於治療癌症大約在二十年前就已經相當普遍了，但是使用歷史還要再往前回溯到數十年前。給藥途徑有二：一是皮下注射，就像注射胰島素的方法一樣；二是靜脈注射。不管是哪一種注射方法，對癌症治療都有好處，要看你的醫師決定哪一種的效果對你最好。醫療級的槲寄生有很多劑型，但在本章中，我們一率稱為「槲寄生」。想要進一步了解這種療法，可以請教受過正式訓練的醫師，他們能為你解答各種相關問題及適用類型。

　　根據研究結果顯示，槲寄生療法會產生兩個主要的作用：其一是改善癌症患者的生活品質；其二是直接刺激及調節免疫系統，幫助身體對抗癌症。槲寄生製劑是癌症的自然療法之一，具有最廣泛的研究基礎，迄今為止已發表的論文在兩千六百篇以上，其中有兩百五十多篇論文可以看出槲寄生已經融入現代北美醫師的醫療思路之中。

　　槲寄生有許多潛在的作用機轉，可以改變免疫系統和癌細胞、提升癌患的生活品質、增加癌細胞死亡、改善「抗腫瘤」的免疫活性，以及其他好處。在提升癌患的生活品質方面，有部分是因為槲寄生可以減輕化放療的副作用[117]。此外，研究也顯示，槲寄生還能緩解發炎誘發的癌因性疲憊症[118]。

　　槲寄生是一種真正的免疫療法，這表示槲寄生可以對本體（你自己）的免疫系統發揮多重作用，從而產生不同的治療效果。其中之一是發揮自然殺手細胞的功能，促進腫瘤細胞凋亡並降低癌症復發的機率。在抗癌方面，槲寄生可以強烈影響自然殺手細胞的防禦功能[119]，還可透過弱化癌細胞，來改變腫瘤細胞的生物特徵[120]。

　　我們經常會被問到：「使用槲寄生，是否會抑制常規化療藥物的療效？」有一項研究，就觀察槲寄生與多種化療藥物（和不同種類癌細

胞）的交互作用，研究人員得出的結論是，槲寄生「在我們的任何一個
實驗環境下，都不會破壞化療所具有的細胞毒性及細胞抑制性」。而且
和化療藥物併用時，「較高濃度的槲寄生對腫瘤細胞還有額外的抑制作
用」。研究人員推論，這樣的結果「意味著癌細胞同時暴露於化療藥物
和槲寄生時，可以預期不會發生草藥交互作用的安全問題」[121]。最近一
項針對實證發現所做的總回顧，得出以下結論：槲寄生療法「對大部分
的癌症患者（85%）都有好處，而且沒有嚴重副作用」[122]。第二項研究
則是針對一九八五到二〇〇二年間以槲寄生治療的癌症患者存活率所做
的調查分析，總病患數三千三百二十四人，結果發現槲寄生有積極的治
療作用[123]。第三項近期做的回顧分析則主張，許多與癌症相關的免疫
失常，「可以使用從槲寄生提取的萃取物而得到解決」。研究人員總結
說：「雖然這些藥物不能取代常規的癌症用藥，但可以改善患者的生活
品質和延長壽命。[124]」

葡萄糖－苯甲醛（Salicinium）

　　葡萄糖 - 苯甲醛是一種獨特的天然抗癌藥劑，會作用於兩種促癌路
徑：乳酸分泌過多及 α -N- 乙醯半乳糖胺酶（或稱為 nagalase，會抑制
免疫能力）的釋放[125]。葡萄糖 - 苯甲醛有阻斷乳酸分泌和 α -N- 乙醯半
乳糖胺酶的作用，單單使用這一種藥劑就能消除兩個有助於癌症發展的
不利因子。

　　葡萄糖 - 苯甲醛透過操控癌細胞中一個稱為 β - 葡萄糖苷酶（beta-
glucosidase）的普通酵素，發揮這個抗癌的「雙重作用」。β - 葡萄糖苷
酶在腫瘤處含量特別高，在大部分的癌細胞裡非常活躍，而正常細胞要
嘛沒有 β - 葡萄糖苷酶，要嘛活性特別低[126,127,128]。就像高劑量維生素 C
靜脈注射一樣，這種酵素會允許葡萄糖 - 苯甲醛破壞癌細胞，但又不會

傷害到人體正常細胞。由於葡萄糖 - 苯甲醛是一種複雜的醣分子，而癌細胞又渴望得到單糖，因此葡萄糖 - 苯甲醛能迅速進入癌細胞。此時癌細胞裡面的 β - 葡萄糖苷酶會把醣體從葡萄糖 - 苯甲醛分離出來，然後立即附著於 NAD+ 酶，這個結合會阻止乳酸及 α -N- 乙醯半乳糖胺酶的分泌。經由這兩個反應，可以減少乳酸輸出（一個促癌過程），讓巨噬細胞活化因子（Gc-MAF）發揮作用，吸引巨噬細胞來消滅癌細胞。

　　我們把葡萄糖 - 苯甲醛用於癌末患者身上，安全性良好。不管你正在使用的是癌症代謝療法，或是結合飲食與其他癌症療法，葡萄糖 - 苯甲醛都能融入得非常好。

巨噬細胞活化因子（Gc-MAF）

　　雖然截至本書出版，Gc-MAF 活化巨噬細胞療法尚未在美國普遍被利用，但其他國家已用於治療癌症和慢性傳染病許多年。α -N- 乙醯半乳糖胺酶會阻斷 Gc 蛋白轉換為巨噬細胞活化因子 MAF 或 Gc-MAF，使免疫系統的巨噬細胞無法殺死癌細胞[129]。這個阻斷作用阻止了免疫細胞去「發現」並殺死癌細胞。使用 Gc-MAF 活化巨噬細胞療法可以觸發免疫細胞去「看見」癌細胞並發動攻擊。

　　安德森醫師在靜脈注射研究初期就使用 Gc-MAF 治療癌症患者，發現這種療法非常安全。Gc-MAF 活化巨噬細胞療法大都用作其他抗癌療法的協同劑，一方面 Gc-MAF 可以改善對抗癌細胞的免疫反應，另一方面如果能再與另一種療法（比如氧化療法）併用，強化或刺激免疫活性的效果會更好。

苦杏仁素（Amygdalin）

　　苦杏仁素又稱苦杏仁苷（Laetrile）或維生素 B17，用於癌症整合療法有一段久長又令人困惑的歷史。在癌細胞裡頭過度表現的 β - 葡萄糖甘酶，會促進一種化學反應，把苦杏仁素轉化為氰化氫，毒殺癌細胞。正常細胞就算含有 β - 葡萄糖甘酶這種酵素，因為含量不多，不會有氰化物生成 [130]。

　　早年有幾項針對苦杏仁素所進行的研究，但是一九八二年發表的一份研究報告 [131] 卻成了對苦杏仁素的基本見解，該研究把苦杏仁素定調為：「苦杏仁苷是有毒藥劑，對癌症治療沒有效果。」這個推論成了美國和加拿大被廣為接受的共識。

　　然而，比較近期的綜合分析卻證明 [132]，苦杏仁素的毒性問題在一九八二年的報告中被誇大了，而關於苦杏仁素的抗癌機轉也比原先所以為的還要廣泛。除了前述以癌細胞毒素來促使細胞死亡之外，苦杏仁素的抗癌機轉還包括：加速自然設定的癌細胞凋亡，以及截斷或減慢供應腫瘤養分的新血管生成（抗血管新生）。

　　安德森醫師從不單獨使用苦杏仁素，而是將苦杏仁素用於一個多面向的整體治療計畫之中。他已在美國境外使用過數千劑的苦杏仁素注射劑，而且在一些病例中，苦杏仁素確實能讓侵犯性癌症停止或減緩惡化。根據安德森醫師和許多癌症整合療法醫師的經驗，認為苦杏仁素是癌症治療的一個有利資源。

α - 硫辛酸綜合補充劑（Poly-MVA）

　　α - 硫辛酸綜合補充劑和硫辛酸礦物複合體（lipoic acid mineral complex，簡稱 LAMC）有口服和靜脈注射兩種劑型，用以維持體力及治療癌症。Poly-MVA 是一種複雜的聚合物分子，可以進入細胞，並在粒線體內產生能量。它的特殊性在於，對於健康的細胞，它會支持正常的細胞能量生成，而對於癌細胞，則會迫使癌細胞進入一種會減弱癌細胞的代謝。這個對健康細胞與癌細胞有分別影響的作用方式，與高劑量維生素 C 靜脈注射和二氯乙酸類似，但並不完全一樣 [133,134,135]。

Poly-MVA 不同於 α - 硫辛酸一類的自由基清除劑，因為 Poly-MVA 沒有游離的硫辛酸或鈀。硫辛酸和鈀會形成不可逆的緊密結合，得出一個兼具脂溶性和水溶性的分子，能夠進入能量中心的粒線體並作為能量引子。

就安全性來說，因為 Poly-MVA 的配方裡面含有鈀，所以人們不免會擔心。答案是：如果所含的鈀是「游離性的」，才有出現問題，但 Poly-MVA 中的鈀，會和硫辛酸形成不可逆的結合，讓鈀不存在游離形式，因此當 Poly-MVA 進入和離開人體時都不會發生變化，也就沒有安全問題。

在治療癌症方面，有一點相當重要：盡可能找出同時具有多重效益的療法，比如維生素 C 靜脈注射。在我們的臨床經驗中，Poly-MVA 就是另一個既能發揮抗癌潛力又能同時提高標準療法效果的多重效益療法，而且最重要的一點是，Poly-MVA 還有保護正常細胞及使正常細胞再生的作用。在 Poly-MVA 已發表的研究報告中，是使用 Poly-MVA 來治療各種退化性疾病，包括粒線體受損 [136]、保護大腦和心臟 [137]、糖尿病和保護粒線體 [138]、DNA 修復 [139]，以及在放療期間與放療後保護細胞 [140,141,142,143,144,145,146,147,148]。

獸醫把 Poly-MVA 成功用於治療動物腫瘤，已經有一段很長的時間了 [149]，一開始我們會對 Poly-MVA 產生興趣，研究它對人類癌症的治療效果，就是源自於此。在所有研究具潛力的人類癌症療法中，其中一項研究就是使用 Poly-MVA 來提高腦瘤細胞的放療效果 [150] 及促進細胞凋亡 [151]。我們會在下一節介紹 Poly-MVA 和二氯乙酸併用的協同效果，而第九章提到的癌症代謝療法也使用了 Poly-MVA。值得注意的是，Poly-

MVA 本身對於改善癌症患者的生活品質大有幫助。

二氯乙酸（DCA）

　　二氯乙酸（dichloroacetate, DCA）是一種相對小的分子，以往被用於治療代謝失調乳酸中毒。二氯乙酸可以抑制乳酸形成，並經由一個複雜的機轉，把細胞代謝從產生乳酸（糖解）轉成粒線體的能量代謝（電子傳遞鏈）[152]。非癌變的人類細胞偏愛使用後者這個有氧的呼吸鏈途徑來產生能量；相反的，癌細胞則會出現瓦氏效應，以糖解方式來產生能量，不論是否有氧，大部分的葡萄糖都會被轉化為乳酸鹽[153]。要迫使癌變細胞使用電子傳遞鏈（呼吸鏈）的能量生成方式，就會增加對氧氣生成的破壞和耗氧量[154]。

　　大部分的癌細胞與正常細胞的代謝不同，經由一個複雜的機轉，二氯乙酸能夠經由細胞凋亡作用引起癌細胞死亡，並使癌細胞變弱，降低癌細胞增殖的能力。二氯乙酸也只會對癌變細胞發生作用，對正常細胞不會[155,156,157]。

　　早期使用二氯乙酸時，通常會發生劑量過高以及沒有在正確的輔助因素下給藥的情形。舉例來說，二氯乙酸既會消耗穀胱甘肽，也依賴穀胱甘肽來進行代謝。穀胱甘肽是肝臟代謝排毒的主要元素，因此含量降低會減緩排毒過程，引起毒副作用。最重要的是二氯乙酸是一種有效的抗癌藥劑，但劑量多少必須依據非常明確的參數來決定，並且始終支持它所產生的代謝壓力源。雖然二氯乙酸的副作用多為自限性（例如頭暈和手腳有麻刺感），但早期研究在使用二氯乙酸時，是在沒有任何支持性治療（針對代謝和排毒）的情況下高劑量使用，才會發生神經發炎的情形。到目前為止，安德森醫師已經配合適當的支持療法使用一萬多劑的二氯乙酸，尚未見到有神經發炎的病例出現，至於其他的副作用只是短暫現象，而且能夠全部解決[158,159,160]。

　　近年來，有許多專業論文持續探討二氯乙酸在癌症治療的機轉和潛力[161,162,163,164,165]，並且已有多項的人類科學研究（包括藥物試驗和病例報告）相繼出爐，探討二氯乙酸對若干種癌症的治療效果[166,167,168,169,170,171,172,173,174,175]。目前正在進行的試驗，則是把二氯乙酸當成協同劑來配合標準化療藥物一起使用[176]。我們認為二氯乙酸在適當給藥並搭配輔助療法的情況下，是對抗癌症的一個極佳方法，不論是反應或效果確實獨一無二。

併用 Poly-MVA 與二氯乙酸

　　在安德森醫師研究靜脈注射療法的初期，就發現了併用 Poly-MVA 和二氯乙酸的靜脈注射和口服劑型，是發揮協同作用來治療癌症的一個絕佳例子。下面我們會進一步討論，在第九章的癌症代謝療法中也提到了這個療法。至於靜脈注射這個部分，我們將說明協同作用的依據以及一些初步的病例分析。

　　由於二氯乙酸既有的副作用問題，以及考量到二氯乙酸的作用機轉，安德森醫師和葛戴夫·帕馬（Gurdev Parmar）醫師假設 Poly-MVA 和二氯乙酸併用時可能發生兩個協同作用：一是增加抗癌的好處；二是提高二氯乙酸的安全性與耐受性。驗證的第一步是完成細胞株研究（培養皿中的癌細胞分別與這兩種化合物做試驗，然後再把這兩種化合物加在一起做試驗），看看「理論上」的協同作用是否能真正轉化為癌細胞死亡。簡單來說，Poly-MVA 和二氯乙酸都有殺死癌細胞的效果，但聯手後還有額外的好處，也就是二氯乙酸的用量減少了，但殺死癌細胞的效果不減[177]。

　　由於這些發現，以及先前分別使用二氯乙酸與 Poly-MVA 的經驗，讓安德森醫師與研究中心的靜脈注射小組知道如何在使用這個合併療法時能夠安全給藥，做到除了靜脈注射療法常見的風險之外，沒有其他的風險。我們選擇了一群末期癌症患者，他們使用過所有療法（包括標準癌症治療及自然療法）都宣告失敗，同意接受這個結果不明的療法實驗（這在腫瘤學研究中通常稱為「救援性治療」）。這個實驗進行了兩年，病例分析總結做成下面表格，這也是美國國家衛生研究院資助的那個大型研究的一部分，在腫瘤整合治療學會（Society of Integrative Oncology）報告後 [178] 並未單獨公開發表，這是許多研究的標準做法。

　　二氯乙酸和 Poly-MVA 合併治療的目標，在於透過人類獨特（但已受損）的正常細胞代謝，從癌細胞最弱之處展開攻擊 [179,180,181,182,183,184,185]。在完成這個研究之後，多年下來，我們已多次使用這個合併療法及

患者（9 人）	病情惡化	病情穩定	生活品質改善	病情減輕
66 歲男性，非何杰金氏淋巴瘤				XXX
5 歲女孩，混合譜系白血病（MLL+）				XXX
71 歲女性，多發性骨髓瘤				XXX
68 歲女性，多發性骨髓瘤				XXX
72 歲女性，慢性淋巴性白血病（CLL）			XXX	
65 歲男性，轉移性黑色素瘤	XXX			
惡性神經膠母細胞瘤（3GBM）術後——46 歲男性、51 歲女性及 49 歲女性			XXX	

其更新版本，並得到類似的療效。其中有些病例，在治療上需要配合飲食改變、補充一些口服營養劑以及高壓氧治療。

安德森醫師表示，他從未在單獨使用二氯乙酸時看到這些效果。此外，二氯乙酸發生副作用的比例也大幅減少，到目前為止沒有人因為二氯乙酸相關的副作用而不得不退出治療。併用 Poly-MVA 和二氯乙酸，可以說是這二十年來癌症整合療法真正往前邁進了一步。

支持、修復以及保護性的靜脈注射療法

還有一些其他的靜脈注射療法沒有氧化作用，可在進行常規治療之前、治療期間及治療之後用來促進組織的修復和保護，以及支持患者。

低劑量維生素靜脈注射（LDIVC）

本章一開始談到氧化時，曾經討論到「高劑量」維生素 C 靜脈注射這種普遍用於腫瘤治療的氧化療法。然而，根據劑量不同和所要作用的細胞類型，靜脈注射維生素 C 會產生兩種不同的反應。所謂「低劑量」，一般認為是低於「氧化」療法（也就是高劑量維生素 C 靜脈注射，簡稱 HDIVC）所需要的劑量。

雖然有三份關於 LDIVC 和 HDIVC 劑量門檻的科學論文，看法並不一致（這種情形在科學論文中並不罕見），但一般而言，低劑量是指 5 到 10 克的維生素 C 靜脈注射液[186,187,188]。

有兩份科學論文通常被引用來證明 LDIVC 的好處[189,190]，而另一份在腫瘤整合治療學會發表的論文則是追蹤研究，證明在美國醫院的環境下使用 LDIVC 的安全性[191]。這三份研究都是採用低劑量療法，也顯示出癌症患者的生活品質確實得到了改善。

除了提供抗氧化的支持之外，LDIVC 還證明在氧化壓力後有能力減少基因突變（許多癌症療法都會增加氧化壓力）[192]。另一份論文則顯示 LDIVC 可以增強自然殺手細胞的功能（參見有機鍺和槲寄生的內容），這對癌症患者的緩解期及壽命延長非常重要[193]。

這些與生活品質有關的研究，使用的是簡單配方（基礎靜脈注射溶液，例如一般的食鹽水）和小劑量維生素 C（5 到 10 公克），LDIVC 帶來了許多潛在的好處，也拓展了靜脈注射的抗癌治療潛力。高劑量的 HDIVC 在使用時，需要用到特定的礦物質添加劑，除此之外，最好不要再併用其他添加劑，例如維生素 B 群或穀胱甘肽，以保護 HDIVC 配方的氧化特性。然而，如果使用的是 LDIVC 劑量，就可以添加其他維生素、礦物質和胺基酸，也可以在 LDIVC 輸注後使用穀胱甘肽。這種做法除了能讓癌症患者得到改善生活品質的全部好處外，還有其他潛在的積極效果。

特殊的水分及營養補充

在《腫瘤學護理顧問》（*Oncology Nurse Advisor*）期刊有一篇具有里程碑意義的論文，探討癌症患者的營養狀態，文中提到：「營養不良是癌症患者最常見的次要診斷*。即使有在進食的患者也可能因為癌因性的生化與代謝改變，而變得營養不良。這些代謝變化會損害營養狀態，造成與癌症有關的營養不良……」[194] 這篇論文引述其他的研究報告，顯示與癌症相關的體重減輕、厭食、養分耗竭的情形比原先以為的更為普遍[195,196]。最重要的是，多份研究報告說明，癌症患者的身體處於耗

---

* 編按：次要診斷（secondary diagnosis）與主要診斷不同，前者是指原已存在或者後來才發展出來的病況，會影響到所接受的醫療及（或）住院天數。而後者是指引起病人此次住院的主要病況。

盡狀態，透過靜脈注射的方式直接來補充營養，可以延長生命及改善生活品質 [197,198,199,200,201]。

　　「特殊的水分和營養補充」是多年前用於臨床的方法，可以改善癌症患者的生活品質，減少癌症和癌症療法帶來的副作用。用靜脈注射方式來補充水分相當簡單，如果患者的心臟和腎臟功能良好，可以直接用靜脈注射來補充水分，例如輸注正常的生理食鹽水和乳酸林格式液（Ringer's lactate），來重建患者的體液。我們的想法是在使用靜脈注射補充水分的同時，添加一些營養素，而不只是單純的生理食鹽水。以往的問題在於大部分的營養點滴都會出現脫水的副作用，無法做到既補充水分又補充營養的目的。但是長時間下來，我們已經能夠構建出含有維生素、礦物質及胺基酸等多種營養素的補水溶液，如此一來，患者就能夠在打點滴時，同時補充水分和營養素。

　　我們已經親眼看到這些配方挽救了那些飽受化療嚴重副作用的患者，改善了他們的身心功能、減輕疼痛，以及提高生命末期的生活品質。在我們的臨床經驗中，這些特別的補水營養素配方已是抗癌靜脈注射療法的重要一環。

放療與化療的副作用配方

　　神經、關節、皮膚和消化道受損是隨著化療和放療而來的常見副作用。根據我們的臨床經驗，同時以 HDIVC、槲寄生、薑黃素及其他的靜脈注射療法可以使這些副作用減至最小（高壓氧治療是另一個重要的方法，可參見第十章）。即便如此，在沒有這類支持性療法下做化療或放療的人還是相當普遍；或者儘管有這類的支持性療法，卻還是無法完全免除副作用。

　　我們不妨快速回顧一下組織為什麼會受損而造成放療和化療的副作

用，以及可以採取什麼因應措施。所有的細胞（包括神經細胞在內），對粒線體受損、細胞膜受損及其他作用都很敏感。許多抗腫瘤療法都會對細胞基質及神經功能產生有害影響，導致生活品質大為降低。補充和加強穀胱甘肽的功能可以協助所有受損的身體組織再生，這些作用在神經、消化道、關節、皮膚和其他重要組織尤為明顯。

我們前面已經討論過一般的水分和營養素點滴輸液補充，以及使用 Poly-MVA 與穀胱甘肽來幫助細胞修復。使用穀胱甘肽的支持性療法有助於受損較嚴重的組織進行修復，穀胱甘肽的功能與氧化壓力息息相關，而當兩者失衡時，就會導致細胞受損[202]。穀胱甘肽在化療期間是處於耗損的狀態[203]，加上它也是放療和放療的保護劑，因此更不可或缺[204,205]。最後一點，穀胱甘肽已經證明在一些化療藥物暴露時可以保護細胞不受傷害[206,207]。

因此，我們有足夠理由在癌症治療後，使用穀胱甘肽（連同 Poly-MVA、維生素 C、營養素、高壓氧以及其他治療）來進行組織修復。

現在，我們可以來看看安德森醫師對頭頸部因為放療而受到輻射傷害的患者所進行的臨床試驗。安德森醫師的研究中心考慮只使用穀胱甘肽來進行修復，但我們不這麼認為，因為穀胱甘肽不是一個沒有其他輔助就能好好發揮作用的「獨行俠」。就像所有需要輔因子支持的抗氧化劑一樣（輔因子會幫助抗氧化劑回到有用的「還原」狀態），穀胱甘肽同樣在用過一次之後就會變成無效的營養素。

我們需要的是一個全面性的療法，不但要補充穀胱甘肽，還必須有不可或缺的輔因子，讓穀胱甘肽得以重複被利用和修復神經。因此安德森醫師開始對遭到放療傷害的患者進行這個治療，每四週評估一次他們神經受損的情形。療程是一週兩次靜脈注射（使用的是這種合併療法），持續進行四到八週，然後是每週一次、為期八週；接下來則視情況而定，每月接受兩次靜脈注射，持續二至三個月。如此下來，大部分患者的神經及其他受損功能都已恢復九成。要特別注意的是，從放療或化療受損到開始使用靜脈注射治療，如果時間隔得越久，所需要的復原時間就越長。從這項研究可以看出，特別設計的靜脈注射治療方案，對於改善癌症患者的生活品質能發揮驚人的效益。

第 8 章

復原力提案

擺脫常規療法的副作用

　　對於化療、放療、手術或其他癌症醫療行為的介入性治療，時有爭議，但不可諱言的是，我們需要利用這些療法來治病（在進行這些療法前，通常還要考慮到是否安全）。這個議題包括三個主要的問題以及許多附屬問題要考慮，首先是在標準治療前、治療期間及治療後做適當醫護的必要性，以減少這些療法的副作用並加快治病速度。其次，是在標準療法中保護健康細胞的可能性，以及在可能的情況下加強對癌變細胞的破壞。第三點，是利用這些醫療方法的效益來提高整體生活品質。

　　要考量的幾個重要觀念包括：每一種標準療法（不論是手術、化療或放療）如何影響身體；輔助療法如何與標準療法交互作用；以及讓每個病人重拾健康的最有效方法是什麼。

手術

　　在我們同事道格拉斯·麥凱（Douglas MacKay）醫師和亞倫·米勒（Alan L. Miller）醫師合作完成的一份專業論文中[1]，清楚列出了從手術到傷口康復所採用的一些支持性措施，包括以下各階段：開刀與傷口形成、止血、發炎期、增生期以及重塑期。根據臨床經驗，我們唯一的補充就是多加了一項：「手術前的準備」。

　　一般要動手術的癌症患者可能都有嚴重的營養不足。有一項研究發現，高達四成的病人在住院時已有營養不足的情況，而且幾乎所有病人在住院期間都會變得營養不足[2]！另一項研究也發現，營養不良的現象早已存在，只是大部分都未被發現，在住院人口的比例更可能接近五成，這會提高手術部位遭到感染的風險，也與營養和蛋白質缺乏有關[3]。營養不良不僅會妨礙傷口修復的生物反應，還會降低免疫功能，提高手術部位的感染風險。

我們曾經被問到：「如果我們假設許多人都有營養不足的情形，那麼有任何資訊可以說明從飲食及營養素中補充營養有哪些好處嗎？」在探討補充營養素（包括飲食及營養補充劑）是否對營養不良的病人有好處的相關研究中，有三項研究特別表明，透過隨機對照試驗可以發現：比起對照組（不補充營養素），補充營養素的患者手術部位的感染率明顯降低了 [4,5,6]。動手術的人有必要做營養評估及營養介入。我們以手術過程的各個階段，分別概述用於手術患者的支持性措施。

手術前準備

想要獲得積極的手術結果，手術前的準備工作是最關鍵的階段之一。動手術的患者身體越健康，手術結果良好的可能性就越高。我們的一般做法是讓病人增加營養，在術前四到六週非常小心地控制他們的食物攝取及膳食計畫，包括在飲食中攝取充分的蛋白質，但如果攝取量不足，就補充胺基酸或蛋白質補充劑。手術前的飲食也包括攝取各種五顏六色的蔬菜和抗發炎的油脂類，可為身體提供最大保護，並讓身體「預負荷」來應對手術。此外，我們通常會添加營養補充劑，以確保營養素預負荷是完整的，包括額外的維生素 B 群、維生素 C、微量物質（尤其是鋅、鉻、硒）、脂溶性維生素 A、維生素 D、維生素 E、維生素 K，以及適合患者情況的特定植物性藥物。

關於手術前的準備有以下兩個注意事項：

1. 如果患者無法調整飲食或補充營養品（或者是沒有意識到有這個需要），仍可以使用其他措施來促進治療及復原。
2. 為安全起見，我們會在手術前七天停止攝取大部分的營養補充劑，以免改變或干擾凝血、麻醉或其他手術參數。

開刀與傷口形成

開刀是實際操作手術的過程，是為了取得所需要的手術結果而對身體造成的破壞。視手術種類而定，開刀可以是個小手術，也可以是個大工程，但不論是哪一種情況，所需要的術後護理都是一樣的。剛開完刀，病人通常無法進食或補充營養素，這也是術前準備為何如此重要的原因之一。

止血

止血是手術後開始癒合的過程。人體的皮膚和軟組織有天生的修復能力及一定的癒合程序，這個過程在傷口一形成就會開始啟動，並且需要大量的營養因子才能運作。一般來說，止血的初期階段也是病人無法進食或攝取營養素的時間點，這也是術前準備為何會對傷口癒合很重要的一個原因。

發炎期與增生期

發炎期與增生期是促進傷口自然修復的下一個關鍵步驟。我們通常認為發炎不是好事，應該避免，但事實上，發炎是人體的自動防禦反應，可以觸發免疫系統及發出修復信號。我們甚至可以說沒有適當的發炎反應，人就活不下來。增生期是組織修復與生長的階段。發炎期與增生期這兩個階段要有適當的胺基酸攝取（從蛋白質和胺基酸補充劑攝取），還需要許多維生素與礦物質，例如維生素 A、維生素 C 及鋅。

這兩個階段通常出現於患者開始重新進食時，已經能夠攝取營養補充劑的時候。如果患者住院，我們通常會準備好居家照護計畫，包括術後飲食以及營養補充劑的處方。

住院期間，處於發炎期與增生期的術後病人大都還無法或只能有限地從營養品或健康飲食中攝取營養素，但我們還是要指出，在具有整合醫療觀念的醫院裡，這段期間通常會給予特定的飲食及營養補充劑處方來補強。例如，安德森醫師通常會讓在這段治療期間的住院患者打點滴來補充營養（靜脈注射輸液），也會在復原後立刻開口服的營養補充劑處方。此外，為了加速傷口癒合，術後還會針對靜脈點滴注射營養劑、輔助營養補充劑以及現做的有機食物多方加強。

以安德森醫師的個人經驗來說，他選擇在我們這家醫院動手術，看看我們的方法是否真的不一樣。他多年前也做過相同的手術，當時經歷了莫大的疼痛和很多併發症。但是這次他訝然發現，在術後休養的那段日子因為採行特定的飲食和營養補充計畫，根本不需用到鴉片類藥物或其他止痛藥，手術部位的腫脹也微乎其微，而且傷口癒合速度比前一次手術要快很多。

重塑期

重塑期是一段比較長、進展也比較緩慢的過程，在這段期間，身體要重新組合被破壞的部位，需要大量的胺基酸（從飲食及營養補充劑的蛋白質攝取）。重塑期一般都發生在病人居家復原時，而且上述的飲食及營養計畫都已在發揮作用。

一份完整的營養補充方案需要跟你的醫師討論後決定，下面的範例是術前二到四週以及術後四到六週的營養計畫：

- 高效綜合維生素與礦物質，每日一次。
- 維生素 C，1000 毫克，每日兩次。
- 維生素 A，5000IU，每日一次，隨餐服用。
- 混合維生素 E，400IU，每日一次，隨餐服用。

- 鋅，25 到 50 毫克，與 2 到 3 毫克的銅一起服用，每日一次，隨餐服用。

針對術後調養的營養補充劑可能包括：

- 順勢療法的山金車（*Arnica montana*），30C 或 200C*，每日一到兩次，持續服用二到三天（消除瘀青和腫脹）。
- 順勢療法的貫葉連翹或金絲桃（*Hypericum perforatum*），30C 或 200C，每日一到兩次，持續服用二到三天（緩解神經痛）。
- 鳳梨酵素或蛋白水解酵素產品，鳳梨酵素 500 毫克或蛋白水解酵素配方的建議劑量，每日二到三次，空腹服用。
- 靜脈注射療法：靜脈注射營養素對於術前準備及術後復原的效果都非常好。營養配方通常包括維生素 C、維生素 B 群、胺基酸和礦物質。
- 針灸在減輕疼痛程度及縮短復原時間這兩方面，是非常好的選擇。

化學療法（化療）

化學療法（以下簡稱化療）的輔助治療通常要考量到三個情況或階段：化療前的準備、化療期間的營養支持，以及化療結束後的恢復。

以下是化療最常見的一些副作用[7]：

---

* 編按：C 是順勢療法使用的強度等級，每個等級單位代表將某物質稀釋 100 倍。2C 是指需要將物質先稀釋 100 倍，然後再將稀釋溶液中的一部分再次稀釋 100 倍，順勢療法創始人赫尼曼（Samuel Hahnemann）提倡於大部分情況下使用 30C 的稀釋強度（即稀釋度達 10^{60}）。

- 倦怠。
- 肌肉和力氣流失、體重減輕、食慾不振，以及其他相關症狀。
- 掉髮。
- 疼痛，包括頭痛、肌肉痛、關節痛、消化系統疼痛及神經痛。
- 消化系統的副作用，包括噁心、嘔吐、腹瀉或便祕。這通常與黏膜炎、脫水或其他因素的併發症有關。
- 骨髓和血球數／免疫功能改變。
- 其他神經系統的副作用，包括聽力、視力或平衡問題。認知功能障礙（通常稱為「化療腦」）。
- 性慾和生育問題。

　　就常規腫瘤學來說，以上這些副作用不但眾所周知，而且也被納入治療計畫中加以處理。其中許多副作用沒有徹底解決的方法，但有支持性或緩和性方法可用（例如抗噁心或止痛藥物）。在我們的臨床經驗中，這是癌症整合療法可以真正為患者改善治療結果和生活品質的領域。

　　以醫療思路來說，在化療前、化療期間及化療後使用癌症整合療法理應是合理的。過去二十多年來，這樣的做法在北美洲的接受度一直在提高，儘管速度慢了點。我們認為有兩個非常合理的顧慮造成癌症整合療法遲遲無法推展，其一是擔心交互作用會降低化療效果，其二是缺乏足夠的證據足以證明癌症整合療法的療效。

　　關於這兩大顧慮，我們可以長篇大論逐一說明，但我們現在要把重心放在關鍵點上。第一，對於化療和癌症整合療法之間可能產生負面的交互作用，這樣的疑慮已存在了數十年之久。以往缺乏大量的數據，所以「營養療法和整體療法一定會產生干擾」的假設是在缺乏證據的情況下做出來的，並被一代又一代的腫瘤科醫師奉行不輟。其中最大的疑慮

之一，就是臨做化療前使用維生素 C 靜脈注射。這點一直是理論上的
一大顧慮，幾乎所有腫瘤科醫師都不贊成使用。安德森醫師在美國國家
衛生研究院所贊助的該項研究中，初期每天都要面對這樣的猶疑，以至
於一整年的計畫最後只以一份三十頁的報告總結，而內容只是把化療藥
物做組織性的引用及科學論述[8]。因此，當安德森醫師得知有針對化療
藥物和維生素 C 交互影響的研究，且研究數量可觀時，還大感意外。
數據顯示，除了三種化療藥物之外，維生素 C 都能提高化療的療效。
不過，即便這三種化療與維生素 C 併用還有疑慮，也只需把化療和維
生素 C 的使用時間錯開一下（通常只要間隔一或兩天），就能完全消
除疑慮。其他的科學論文顯示，在化療期間併用維生素 C 靜脈注射，
是安全又有效的做法[9]，除了可以提高某些化療藥劑的活性之外[10]，還
能改善乳癌患者在化療和放療期間的生活品質[11]。有一位參與這些研究
的腫瘤科醫師發電子郵件給安德森醫師，信中說道：「我之前要求你分
享維生素 C 和化療的相關科學數據時，從未意識到這種做法會如此積
極有效，讓我大為吃驚。這也讓我更有理由，轉介有需要的患者加入你
的維生素 C 靜脈注射研究。」

　　雖然上面舉的例子是最常見的癌症整合療法，但同樣的道理也適用
於其他與化療藥物併用的介入措施，比如薑黃素、褪黑激素及長效類鴉
片拮抗劑「那曲酮」（naltrexone）。

　　第二個主要顧慮是缺乏足以證明癌症整合療法有療效的研究，但這
個顧慮也在消退中。有一項研究也使用維生素 C 靜脈注射，研究人員
發現當維生素 C 靜脈注射被納入整合療法後，末期癌症患者的生活品
質得到了改善[12]。另一項綜合分析則顯示，一群末期胰臟癌患者在安全
使用癌症整合療法後，生活品質明顯提高了[13]。另有五項分析研究也顯
示，在所研究的癌症整合療法中都出現類似的好處和安全性[14,15,16,17,18]。

為了讓化療在發揮最大療效的同時，也能保護正常細胞，以下我們會一一討論化療前的準備、積極化療及化療後復原期間幾種最有用的癌症整合療法。

化療前的準備

就像手術前準備一樣，要開始化療前的那段時間也攸關日後的身體健康。這時你更要透過飲食及營養補充劑來獲得營養支持，並設法在開始化療前矯正任何可能已存在的營養失衡情形。在這個階段，我們也要討論接下來的積極化療要採取哪些治療計畫，以及會以什麼方式處理可能產生的副作用。就算有病人忽略這個階段的重要性，我們還是會和他們合作，協助他們度過這個階段。

支持

我們以支持性療法來協助化療前、化療期間及化療後的患者已有二十多年，見到的唯一結果就是耐受性和生活品質都有提高。

對想要採用癌症整合療法的患者來說，化療期間首要考慮的事情，就是你需要找一個訓練有素的癌症整合療法專家。化療有風險，副作用也可能很嚴重，所以你需要的人是一位經驗豐富、精通癌症整合療法及化療藥理學，又能了解你目前身體狀態的醫師。至於要使用什麼支持性的療法來配合化療，必須針對你個人及你正在使用哪一種化療來選擇。

化療後的恢復期

我們第一次見到患者通常都是在恢復期，因為化療引發的副作用讓他們找上我們。雖然最理想的做法是，在化療前的準備階段和積極治療階段都採行整合療法（這樣化療的副作用會最小），但如果無法做到，在化療的任何階段隨時都能加入整合療法。恢復期的一個好處是：因為已經完成化療，醫師通常不用再擔心支持性或輔助性療法是否會干擾到化療的效果。當然，不管是哪個腫瘤科醫師，都希望患者的化療副作用可以被解決或得到緩解。

　　針對恢復期患者的治療主要有兩方面：一是化療後出現的副作用，二是降低化療後腫瘤微環境／癌幹細胞的活性。

放射線療法（放療）

　　治療性的游離輻射是藉由破壞癌細胞的 DNA 來發揮作用，最後引起細胞死亡。最為人所知的放射線療法（以下簡稱放療）是游離輻射治療，一般是集中使用（除了骨髓移植前的準備），避免造成局部傷害。放療可用於治療腫瘤或發生腫瘤的部位，或者用於緩和性目標來改善病人的生活品質，例如停止轉移型腫瘤的疼痛。此外，還有一種植入型的放療裝置，將放射性射源直接置於腫瘤部位以進行近接治療或局部輻射，用於治療攝護腺癌和其他癌症。

　　其他形式的放療包括：快中子治療、質子射線治療及伽瑪刀放射手術。這些放療以不同方式鎖定不同的特定目標，但全都屬於放療家族。它們產生的副作用也不一樣，但一般而言，視治療目標不同，可能會與標靶式游離輻射療法有類似的副作用。

　　放療常見的副作用包括：倦怠、皮膚受損，以及放療部位的局部副作用（例如放療部位在腹部，通常會引起胃腸道症狀及內臟沾黏；放療部位在頭部，可能引起口腔症狀及牙齒問題）。放療後還有一個特定但罕見的副作用，稱為「放射線回憶（radiation recall）」，這種發炎反應看起來就像是皮膚嚴重曬傷。這種情形通常是在病人接受體外放射線治療期間或結束後不久，該部位馬上就再接受化學治療時會出現。「放射線回憶」的現象，可能發生在放療後數日到數年。

「放射線回憶」的常見治療方法是使用局部類固醇，本書其他章節提到的整合療法也可用於輻射灼傷和放射線回憶；可以使用的藥用植物包括：蘆薈、洋甘菊、金盞花，甚至薑黃都能外用。有一種非常有效的藥用蜂蜜可以用來治療輻射灼傷和黏膜炎（在放療或化療後出現的口腔及消化道發炎）這兩種副作用，稱為麥盧卡蜂蜜（manuka honey），效益包括：抗感染、抗發炎、抗滲出、抗氧化、傷口癒合、清創及提供營養[19]。此外，麥盧卡蜂蜜的好味道還有撫慰作用，如果內服，通常會加到有安撫作用的花草茶中（例如洋甘菊）來提高效果。

用於放療前準備階段的支持性療法，通常跟放療期間及放療後的不同。癌症整合療法的共同目標是保護正常細胞、提高放療的效果以及加速放療後的復原，但是我們也考量到了放療的不同目的。放療目的可分為根除性及緩和性兩種，前者是鎖定單一腫瘤做局部放療，而後者主要是控制疼痛，這兩種目的所需要的整合治療可能會不一樣。要選擇怎樣的輔助療法來搭配放療是非常有針對性的，必須視患者的病例、使用時機及放療種類而定，並應該由你和你的整合療法醫師一起來決定。

放射腫瘤科醫師的專業是放射線治療，比起積極治療的放療期間，他們通常對放療前的準備階段及放療後的復原階段不太在意。

在積極放療期間，視治療部位和治療類型而定，放射腫瘤科醫師的建議通常是「不要做任何整合治療」，不然就是「由癌症整合療法的提供者來主導治療」。這種謹慎的心態無可厚非，因為他們不確定整合治療對於放療效果會產生什麼影響。

放療期間唯一被認可的整合療法就是控制飲食，可以提高放療效果並可能改善放療的耐受性。生酮飲食、間歇性斷食或兩者兼用，都可達到這個效果。有一篇出色的評論 [20] 梗概說明這種飲食策略有五個方式可以提高放療效果，雖然部分內容可能太過艱澀，我們還是將原文提到的機轉引用於下，來說明飲食療法的重要性：

機轉……包括 (1) 提高正常細胞的 DNA 修復能力，但不包括腫瘤細胞；(2) 經由調節胰島素和 IGF1 下游的 PI3K-Akt-mTORC1 訊息傳遞路徑，抑制腫瘤細胞增生；(3) 正常細胞重新分布到細胞週期中更能抗輻射的階段；(4) 鎖定 PI3K-Akt-mTOR 傳訊路徑下游的缺氧誘導因子 1α，讓腫瘤血管正常化；(5) 鎖定糖解作用，經由酮體增強正常細胞固有的輻射抗性，同時降低腫瘤細胞的輻射抗性。

以上說明了「處方飲食計畫」如何保護健康的細胞，並使癌細胞對治療更敏感。

在積極放療期間，你的醫師可能會提供各種整合療法讓你選擇，但最重要的一點是你要跟你的整合療法醫師保持聯絡，一旦發生任何副作用，就能馬上開始進行治療。

至於放療前的準備階段及放療後的復原階段，你的目標是事先讓你的身體系統為治療帶來的壓力做好準備，並在放療結束後的復原階段盡快正常運作。

在放療期間或放療結束後，除了飲食及一些植物性藥物外，我們還可以使用一個強度較高的療法，也就是靜脈注射。我們在每一個放療階段（放療前準備、放療期間及後續的追蹤階段）常常會把靜脈注射當作輔助性治療，達到保護正常細胞、促進痊癒及提高生活品質等目標。在開始放療之前，我們通常會使用靜脈注射來幫患者補充營養、水分，或是靜脈注射維生素 C。在放療期間，我們對靜脈注射的點滴配方和使用時機都會更謹慎，但對於緩和性放療（主要目標在於提高病人的生活品質，而不是根治疾病）的患者，科學數據[21]支持我們使用靜脈注射療法來提高患者的治療效果及生活品質。

　　患者最常要求做靜脈注射這類強度較高的治療，都是在做完放療後的階段。因為這時通常有放療副作用需要緩解，而且多數患者都已經在採用基礎的飲食及口服療法了。安德森醫師由美國國家衛生研究院資助的那項研究中，靜脈注射治療就是提供給做完放療／化療的病人，他們雖然處於緩解期，卻出現了明顯且持續的治療副作用。最常見的情況是患者的皮膚和深層組織有放射線灼傷，從而引起機能性問題，通常包括神經受損。至於神經受損這個併發症，通常會在放療結束後好一陣子才會出現，這個時間差長短不一，有可能是在放療結束後一年以內，也可能遲至十六年才發生[22]。出現這些情況的病人，有可能不尋求治療，但仍建議採取預防措施。

　　在我們的「放療復原期」靜脈注射計畫中，使用了一個獨特的生化衍生配方，補充的是循環利用的穀胱甘肽（人體最有效的抗氧化劑及排毒的活性小分子）和它所需要的輔因子。安德森醫師在治療神經受損及其他副作用時，發現單獨使用穀胱甘肽的療效有限，從而知道在生物體中，穀胱甘肽需要其他營養素的輔助才能好好發揮功能。於是他回過頭研究穀胱甘肽在人體內的作用機轉，以及要如何自然地讓它發揮最好的效果，以建立一個全面的完整配方。

　　這個新配方後來就用在放療後出現神經受損的患者身上，整體而言，在促進復原及神經修復方面都有改善。

　　這個強化療法包括一週做兩次靜脈注射療程，連續做八週，然後減少成每週一次、持續四週，並且再做一次評估。如果神經受損的復原程度比基線檢驗好五成以上，患者就可以選擇換成口服的穀胱甘肽輔助療程，或是在開始口服輔助療程的同時持續靜脈注射治療。如果復原程度不到五成，就繼續使用改良版的靜脈注射和口服治療八週。不管是「放療復原期」靜脈注射計畫的每一個病例，或是這些年來大部分的病人，這個治療方法都能幫助放療患者修復受損的神經，也能加速身體回復健康。然而，如果神經受損的情況拖得太久或是以前放療的副作用「伏而後發」，治療效果都沒有在積極放療後一年之內進行治療來得好。

　　雖然安德森醫師的研究發現沒能完全公開發表，但是他已在一些醫學會議中分享了這些資料，還提供簡報幻燈片給醫師們參考及使用[23]。他在研究中使用的靜脈注射點滴配方，包括維生素 C、鈣、鎂、鋅、硒及維生素 B 群，然後會接著使用穀胱甘肽。雖然大部分癌症病人在放療後可能恢復部分或全部的神經功能，但是如果能在完成放療後的第一年採用靜脈注射療法，才是最理想的做法。

放化療之後的保護：播種性轉移、腫瘤的微環境及癌幹細胞

　　腫瘤學有一個棘手的課題，就是標準癌症療法除了產生與治療直接相關的副作用之外，還會有一些長期的影響。標準癌症療法所使用的放療和許多化療，可能產生的長期影響包括：殘餘的癌細胞變得更強，以及體內出現了一個復發和／或轉移的腫瘤微環境。大部分的癌症病人期望在標準的癌症治療後，他們的癌細胞會變少或完全擺脫癌症，身體的健康情況一日日好轉。這種情形確實會發生，但更常見的情形則是在病情得到緩解後，會在某個時間冒出新的癌症。科學數據指出，癌幹細胞和腫瘤微環境（基質）是癌症復發的關鍵原因。

　　看到這些訊息實在令人惶惶不安，特別是對那些已做過標準癌症治療的病人來說。這些訊息一再表示，化療和放療可能會使癌細胞變得更強大，有朝一日會捲土重來[24,25]。專業的醫學刊物在探討放療[26]和化療[27]

時，特別寫道：「雖然常規的化療會殺死部分的腫瘤細胞，但也會激活基質，並促進殘餘癌細胞的生長與存活。[28]」腫瘤微環境關係到癌幹細胞的強弱，還會與腫瘤細胞交聯互動，導致癌症復發、擴散，或者兩者兼而有之[29]。

就癌症治療來說，「壞消息」是常規治療一開始有幫助，卻會讓日後復發的癌細胞變得更強，那麼「好消息」是什麼呢？答案是：癌幹細胞和腫瘤微環境可以利用許多東西來調節，使癌症復發的可能性長期保持在低點。

做過常規治療的癌症患者經常會問我們：「要如何好好維持治療結果？」這是一個非常好的問題，也是我們一直在思考的問題。我們會在第九章進一步討論，但是現在我們有一些基本方法，可以讓癌幹細胞和腫瘤微環境「不起波瀾」，降低活化的可能性，避免日後癌症復發。

改變飲食永遠是我們整合療法的第一選擇。有一個在化療／放療進行期間或完成治療後的飲食模式日益受到歡迎，那就是間歇性斷食。另一個可以考慮的飲食改變，則是長期做週期性斷食，以便降低誘發癌幹細胞的機率，以及減少可能會激活腫瘤微環境的化學物質，從而降低癌症復發的可能性[30,31]。生酮飲食（通常也會限制熱量攝取或併行間歇性斷食）是另一個對治癌幹細胞及腫瘤微環境問題的可能做法[32]。我們在第五章討論過飲食介入，最重要的一點是，我們所建議的原本用來預防或治療癌症的飲食改變，也有可能經由抑制腫瘤微環境和癌幹細胞的活性，而降低日後癌症的發生率。

其他能抑制或消除腫瘤微環境及癌幹細胞活性的基本方法，是補充維生素 C（參見第六章）及薑黃素（參見第七章）。除了適當的日常飲食之外，把薑黃素和維生素 C 當成長期攝取的口服營養補充劑，有可能讓腫瘤微環境和癌幹細胞平息下來，不會再「興風作浪」，有效預防

癌症復發 [33,34,35,36] 。

　　任何一個全方位的癌症整合治療計畫,都會補強標準療法所缺失的防護性及復原力,這也是癌症治療的關鍵部分。預防是醫學最古老的原則之一,所以我們所做的工作有一大部分都跟預防副作用和避免癌症復發有關。我們也知道,在腫瘤學的現實世界裡,有些事情防不勝防,因此我們也必須要有治療及復原的相應對策。要提醒你的是,不論是在恢復期、治療期或是在預防復發方面,你所考慮的每一個療法都會對你的防癌抗癌之路產生重要影響。

第 **9** 章

多管齊下，
才是成功抗癌之道

常見的癌症療法與整合療法

在這一章，我們將概括性介紹常見癌症的發生率、在不同期別的差異，以及我們依照不同癌症及其病程對治療方式的想法。本章的目標在於提供一個醫療思路，簡單說明如何依據每個人的獨特因素，擬定一套具體的癌症治療計畫。除了癌症發生率之外，我們還將說明從根本處理的「治標」抗癌療法，或是以全人理念的整體治療為基礎去考慮癌症的積極治療方法，以期能成功對抗癌症，重拾健康及回復身體平衡。同時，我們也要探討「次級預防」*這個十分重要的課題，一旦你在治療後被診斷為「無疾病狀態」時**，你要如何阻止癌症復發。

癌症類型不同，發生率也不一樣。在北美洲和英國，四種最常見的癌症是乳癌、肺癌、攝護腺癌及大腸癌[1,2]。在這一章中，將會列出我們對這四種癌症及其他癌症類型常用的療法，同時我們也會說明支撐這個醫療思路的背景，以及為何會採取癌症整合療法的更具體原因，以便為這個討論奠定基礎。

在說明我們的療法之前，還要來談一下有哪些因素會讓我們調整修正醫療思路，以便切合每個患者在抗癌過程中的需求，盡可能給予最好的醫療照護。

其中的一個主要考量是：「用標準癌症療法來治療這種癌症，其存活率是多少？」若是存活率非常高，明智之舉就是慎重考慮採用標準療法，同時再加上全方位的癌症整合療程。相反的，如果以標準療法來治療但存活率不高時，我們通常會對可能的副作用、生活品質降低以及其他負面作用更為上心，以便平衡癌症緩解可能性低的狀況。

---

* 編按：次級預防（secondary prevention）是對照初級預防（primary prevention）的說法，前者是已發病後預防再次發病，而後者是未發病時的預防。
** 編按：無疾病狀態（No Evidence of Disease）簡稱 NED，這是癌症治療的目標，是指腫瘤患者在經過治療後，現有的檢查方法未發現有腫瘤殘留的跡象。

　　除了癌症類型以及存活可能性之外，另一個要考量的是患者確實的癌症分期以及這個期別的存活率。以同一種癌症來說，期別低的患者比期別高的患者，存活率要更高。我們通常強烈建議「存活率高」的癌症患者採用標準療法（並搭配全方位的癌症整合療法），對於期別低的患者，我們也給予類似的建議。相反的，期別高的癌症患者，採用標準療法治療的存活率會低很多，而且治療更有可能造成傷害而不是帶來緩解，因此我們通常會全面調轉方向，集中全力在癌症整合療法上面。

　　患者及家屬常有的問題是：「如果處於中間期別，最好的做法是什麼？」我們的醫療思路還是一樣，同樣要考量癌症本身、癌症分期及存活率，還有患者對於治療的意願。對於「中間期別的患者」，我們甚至還有一些更細微的考量，包括：患者對治療的耐受力、他們的免疫功能以及整體的活力。其他要考量的因素可能還包括：年齡、以前的健康問題，以及腫瘤生長的部位。我們會把最後的決定權交給癌症患者及其家屬，當然，在此之前，我們會提供患者相關的最好資訊及專業意見，讓他們在知情的情況下做決定；而最重要的一點是：全部過程都有腫瘤科醫師全程參與。話說回來，沒有人能保證，你最後選擇的療法是最佳的抗癌途徑。

　　下頁這兩張表格，可以用來說明以上的一些概念。

　　從某種意義來說，幾種常見癌症的整合療法是非常具有針對性的，但也有一些核心基礎對任何一個病例都能適用。需要考量的幾個主要因素包括：飲食、新陳代謝和營養、免疫系統的功能、心理和情緒因素、你的身體情況、副作用及生活品質。

一年、五年及十年的整體存活率 [3]

癌症類型	一年存活率	五年存活率	十年存活率
乳癌	96	87	78
肺癌	32	10	5
攝護腺癌	94	85	84
大腸癌	76	59	57
睪丸癌	99	98	98
何杰金氏淋巴瘤	91	85	80
白血病（所有類型）	69	52	46
胰臟癌	21	3	1
腦癌（所有類型）	40	19	13
卵巢癌	72	46	35

各期乳癌的五年存活率 [4]

乳癌分期	五年存活率
零至第一期	100
第二期	93
第三期	72
第四期	22

常見癌症的具體療法

乳癌、肺癌、攝護腺癌和大腸癌是最常見的癌症類型，不過我們的建議也適用於其他癌症。如果某一種癌症有已知的具體療法，我們會在每一節的最後條列出來。在每一節的開頭，我們會把幾個最重要的想法歸納總結，提供給你一個起點，然後你就可以視自己的情況添加或調整。你會發現有些營養補充劑對於大部分癌症都會建議使用，這是因為我們發現這些營養補充劑不但已經過徹底研究，在臨床使用上也是可以信賴的。

　　以下是最常見的幾種非皮膚癌症，以及我們依據腫瘤類型開始進行治療的醫療思路。請注意，我們是依據腫瘤的分期、病人活力和健康情況以及許多其他因素來制定這些計畫的。（所有統計資料都取自美國癌症學會[5]。）

乳癌

　　美國每八名婦女就有一人會在有生之年被確診出乳癌，所以這是婦女最常見的癌症，也是所有年齡層婦女的第二大癌症死因。男性得乳癌很少見，但每年還是大約有兩千五百名男性被確診為乳癌患者，約四百六十人會因此死亡。我們之所以看到很多乳癌患者處於預防復發的緩解期，其中一個原因在於單是美國境內就有三百三十多萬名乳癌存活者。

　　乳癌可以分成好幾種不同的亞型，其中的關鍵因素是受體類型。我們通常使用**雌激素受體陽性**（ER＋，乳癌細胞對雌激素呈現陽性反應）、**黃體素受體陰性**（PR－，乳癌細胞對黃體素呈現陰性反應）、**人類表皮生長因子受體2**（HER-2）**陽性、三陰性和三陽性**等術語來表示這些受體的類型。乳房切片檢查有助於辨別乳癌的侵犯性、荷爾蒙敏感性以及與乳癌有關的許多其他因子。

　　荷爾蒙受體狀態用以指稱乳癌細胞是否具有某些蛋白質（受體是細胞外層表面上的蛋白質），也就是確認細胞中是否有雌激素受體或黃體素受體，如果有就稱為陽性，比如雌激素受體陽性。乳癌細胞會擁有一種或兩種受體，或是都沒有這兩種受體。假如你的荷爾蒙受體（例如雌激素受體）呈陽性，荷爾蒙療法就會有好的反應，可以阻斷這些受體或降低荷爾蒙含量。

大約五分之一的乳癌婦女，腫瘤裡會有一種蛋白質的含量偏高，這種蛋白質就是前面所提到的 HER2。這種類型的乳癌被稱為 HER2 陽性。HER2 是一種促進生長的蛋白質，因此癌症的生長和擴散速度都比其他類型的乳癌要快。針對 HER2 陽性的乳癌患者，常用的標靶藥物是賀癌平（Herceptin）。

三陽性乳癌是指 ER、PR 及 HER2 三種受體都是陽性；反之，三陰性乳癌則是指 ER、PR 及 HER2 三種受體都呈陰性。三陰性乳癌的生長和擴散速度比其他荷爾蒙陽性的乳癌要更快速，對於這樣的病人至今尚無適用的標靶藥物及荷爾蒙療法，不過可以使用其他療法（例如手術）來治療。

要注意的是，很多腫瘤都是從一種類型開始的，然後隨著時間推移才發展出其他類型的腫瘤[6]。因此，這個識別方法只適用於活組織切片檢查。

- **飲食**

　除了第五章提到的飲食考量之外，乳癌患者的飲食還應納入十字花科蕓苔屬（*Brassica*）的有機蔬菜，包括：羽衣甘藍、白花椰菜、球芽甘藍、綠花椰菜、大頭菜、蕪菁甘藍、綠葉甘藍、芥菜、青江菜及高麗菜。另一種要每天攝取的食物是蕈菇類，蘑菇及其他蕈菇類可以為乳癌患者提升免疫力。此外，還要加上「純淨」蛋白質*和油脂類來源，以平衡主要的營養素。

・營養補充劑

1. 建議補充吲哚素（劑量 300 毫克）和芥蘭素（劑量 300 到 400 毫克），以支持飲食中的十字花科蔬菜進行荷爾蒙代謝。

2. 蕈菇類萃取物對提升天然抗癌力有相當出色的效果。舞茸和雲芝是最常使用的蕈菇類（有些混合蕈菇類萃取配方也很好）：乳癌細胞活躍的患者，雲芝萃取物劑量是 3000 至 9000 毫克；舞茸萃取物的劑量是每日 35 到 70 毫克。若是還搭配其他整合療法，臨床上我們會使用較低劑量的蕈菇類萃取物。

3. 發酵小麥胚芽萃取物膳食補充劑併用化療的效果已被研究過，每日攝取 9 克。

4. 生育三烯醇（Tocotrienol）：使用泰莫西芬（Tamoxifen）抗癌的乳癌婦女每日 400 毫克，可降低死亡及癌症復發的風險。

5. 改性柑橘果膠（MCP）：每次 5 克，每日三次。

6. 碘：每日 500 微克到 12.5 毫克，用於阻斷雌激素受體。

7. 以下這些「基本補充劑」可適用於多種癌症類型：

　—薑黃素：每次 1000 至 2000 毫克，每日二至三次。

　—褪黑激素：睡前 5 至 20 毫克。

　—低劑量那曲酮（LDN）：每次 2 至 4.5 毫克（處方藥），每週四天，早上服用。

　—小蘗鹼（Berberine）：每次 250 毫克，每日兩次。

　—維生素 D：每日 5000IU，隨餐服用（驗血時，維生素 D 的血中濃度至少是 50 ng/mL）。

---

* 編按：純淨蛋白質（clean protein）是指沒有受到激素、病原體、抗生素及其他污染物質污染的蛋白質，更嚴格定義的話，還包括生產過程不牽涉到任何痛苦，特指植物性蛋白。

一維生素 K2（常用的補充劑型稱為 MK-4）：每次 50 毫克，每
　日一至兩次。

一大麻二酚（CBD）：具有多種藥理活性，每次 25 至 50 毫克，
　每日二至三次。

一益生菌：每日 200 億菌落單位（CFU）或更高劑量。

・靜脈注射及其他注射療法

1. 先注射青蒿琥酯（Artesunate），再接著做高劑量維生素 C 靜脈
　注射（HDIVC）：50 至 100 克。

2. 槲寄生。

3. 薑黃素或槲皮素。

4. 臭氧。

・其他

1. 間歇性斷食（參見第五章）。

2. 銅 與 四 硫 鉬 酸 鹽 螯 合 劑（Copper chelation with tetrathiomolyb-
　date），處方藥。

3. 維生素 A（棕櫚酸維生素 A）：每日 5000 至 10000IU。

4. α- 硫辛酸綜合補充劑（Poly-MVA）：2 至 4 茶匙，每日兩次。

5. 四氫大麻酚（THC，要先確定是否能合法使用）：搭配大麻二
　酚（CBD），依處方指示使用。

6. 溫熱療法（參見第十章）。

預防復發

　　一旦處於緩解期，乳癌的預防就十分重要。治療後的緩解期要更主動積極，從事一些能夠預防癌幹細胞活化的活動及措施，這點對於預防復發至關緊要。飲食介入、營養補充劑（通常是低劑量）要持續下去，還有正確的生活方式干預（包括身心療法及運動等等）都是應該採取的保健方法。持續攝取大量的蔬菜、純淨的食物以及採取低升糖飲食策略也很重要。富含碘的飲食有預防效果；發酵的大豆食品如味噌、豆腐、納豆和天貝（tempeh），在人口研究中已證明有預防乳癌的作用。

　　配合醫囑，維持適當的消化功能、排毒及荷爾蒙平衡（盡可能做到最大程度），並確保沒有潛伏的感染（在癌症治療後，感染很常見）。如此一來，就能讓身體的其他系統盡可能保持健康。

　　規律的體能活動可以使乳癌死亡率降低約四成[7]。我們建議每週至少五天，每天至少做三十分鐘的中等強度運動；或者是七十五分鐘較費力的體能活動，加上每週二至三次的肌力訓練。

卵巢癌

　　卵巢癌因為症狀很少，不容易早期發現，一旦出現症狀通常都已經到了比較後期了。根據我們的臨床經驗，以及近期與卵巢癌相關的整合療法研究，有許多治療方法都和前一節的乳癌大同小異，只有在維生素 C 靜脈注射上面不一樣：

・維生素 C 靜脈注射（在標準治療前、治療期間及治療後）：雖然我們建議對大部分的癌症使用維生素 C 靜脈注射，但是在針對卵巢癌的研究中已確實證明，維生素 C 靜脈注射搭配標準療

法能夠改善卵巢癌患者的治療結果 [8]。這個研究結果，跟我們使
用維生素 C 靜脈注射來治療卵巢癌的經驗吻合。我們另一個常
見建議——青蒿琥酯搭配維生素 C 靜脈注射，也獲得了另一項
研究結果的支持 [9]，該研究顯示青蒿琥酯與常見的卵巢癌療法有
協同作用。我們通常會把這個療法當作高階療法，盡可能地馬上
用於治療卵巢癌患者。典型劑量是每劑 50 至 100 克。

肺癌

　　肺癌也是常見的一種癌症，通常依照切片檢查所見到的細胞類型來
分成兩大類：一類是小細胞肺癌，一類是非小細胞肺癌。非小細胞肺癌
是最常見的肺癌，占所有肺癌病例的 80% 至 85%。一般來說，這類肺
癌的生長和擴散速度比小細胞肺癌慢，而小細胞肺癌的致命性也大於非
小細胞肺癌。有些肺癌腫瘤是由一種以上的非小細胞癌細胞組成。身體
其他部位的許多癌症也會轉移到肺部，所以病人可能有「肺部腫瘤」，
卻不是原發的腫瘤類型，既不是小細胞肺癌也不是非小細胞肺癌。

治療

- **飲食**

　　由於肺癌可能在發展到比較後期時才被診斷出來，需要更積極的治
療方法，所以我們建議採行間歇性斷食（十二到十六小時什麼都不
吃，只喝不含熱量的液體；然後十二到八小時可以吃東西）配合大
量植物性的純淨有機食物及低升糖飲食計畫（不含穀物或澱粉類蔬
菜）。如果你的主治醫師同意，我們會建議你採用生酮飲食來加強
治療強度。

· 營養補充劑

1. 青蒿素 [10]：每次 200 至 400 毫克，每週三天每日兩次，空腹服用（若是使用微脂粒劑型的青蒿素，劑量是每次 150 至 200 毫克，每週三天每日一次）。

2. 每日補充 2500 毫克 EPA 和 DHA 綜合魚油，可以提高化療的治療效果 [11]。

3. 黃耆 [12]：每次 1000 至 1500 毫克，每日二次。

4. 以下這些「基本補充劑」可適用於多種癌症類型：

   ─薑黃素：每次 1000 至 2000 毫克，每日二至三次。

   ─褪黑激素：睡前 5 至 20 毫克。

   ─低劑量那曲酮（LDN）：每次 2 至 4.5 毫克（處方藥），每週四天，早上服用。

   ─小蘗鹼：每次 250 毫克，每日兩次。

   ─維生素 D：每日 5000IU，隨餐服用（驗血時，維生素 D 的血中濃度至少是 50 ng/mL）。

   ─維生素 K2（常用的補充劑型稱為 MK-4）：每次 50 毫克，每日一至二次。

   ─大麻二酚（CBD）：具有多種藥理活性，每次 25 至 50 毫克，每日二至三次。

· 靜脈注射及其他注射療法

1. 高劑量維生素 C 靜脈注射（HDIVC）：50 至 100 克。

2. 槲寄生。

3. 薑黃素或槲皮素。

4. 臭氧。

・**其他**

1. 間歇性斷食（參見第五章）。
2. 銅與四硫鉬酸鹽螯合劑（Copper chelation with tetrathiomolyb-
   date），處方藥。
3. α - 硫辛酸綜合補充劑（Poly-MVA）：2 至 4 茶匙，每日兩次。
4. 四氫大麻酚（THC，要先確定是否能合法使用）：搭配大麻二
   酚（CBD），依處方指示使用。
5. 溫熱療法（參見第十章）。

(預)(防)(復)(發)

・純淨的飲食／消除環境毒素。
・運動和身心療法。
・低升糖／超低糖飲食。
・戒菸。
・地中海式飲食，可大幅降低肺癌風險 [13]。
・綠茶和綠茶萃取物。

攝護腺癌

攝護腺癌是男性最常見的非皮膚癌症。事實上，每七名男性中就有
一人在有生之年會被確診為攝護腺癌患者。攝護腺癌主要發生於年紀較
大的男性，約有六成病例是六十五歲以上的男性，小於四十歲的攝護腺
癌患者很少見，確診的平均年齡大約是六十六歲。攝護腺癌是美國男性
癌症死亡的第三大原因，僅次於肺癌和大腸直腸癌。大約每三十九名男
性就有一人死於攝護腺癌。

　　雖然攝護腺癌是一種嚴重的疾病，但大部分的確診者都不是直接死於攝護腺癌。在美國境內，攝護腺癌存活者將近有三百萬人。我們發現，攝護腺癌是所有癌症中存活率及可治療率最高的一種癌症。

治療

・飲食

地中海式飲食不僅與非轉移性攝護腺癌患者的整體死亡率較低有關[14]，還有預防攝護腺癌的作用[15]。除了第五章提到的飲食注意事項之外，日常飲食還要納入十字花科蕓苔屬（*Brassica*）的有機蔬菜，包括：羽衣甘藍、白花椰菜、球芽甘藍、綠花椰菜、大頭菜、蕪菁甘藍、綠葉甘藍、芥菜、青江菜及高麗菜。另一種要每天攝取的食物是蕈菇類，蘑菇及其他蕈菇類可以提高攝護腺癌患者的免疫力。茄紅素的食物來源也對攝護腺有保護作用，番茄類食物（例如番茄醬和番茄汁）是茄紅素的主要來源。此外，還要加上「純淨」蛋白質和油脂類來源，以平衡主要的營養素。

・營養補充劑

1. 改性柑橘果膠（MCP）：每次 5 公克，每日三次。
2. 綠茶萃取物：每次 400 毫克，每日二至三次。
3. 靈芝萃取物：每次 1000 毫克，每日二至三次。
4. 乳香（*Boswellia serrata*）：每次 1500 毫克，每日二至三次。
5. 石榴萃取物：每次 500 毫克，每日一至二次。
6. 葡萄籽萃取物：每次 150 毫克，每日兩次。
7. 綠花椰籽萃取物：每次 100 毫克，每日二至三次。

8. 白藜蘆醇：每次 500 毫克，每日兩次。

9. 以下這些「基本補充劑」可適用於多種癌症類型：

　—薑黃素：每次 1000 至 2000 毫克，每日二至三次。

　—褪黑激素：睡前 5 至 20 毫克。

　—低劑量那曲酮（LDN）：每次 2 至 4.5 毫克（處方藥），每週
　　四天，早上服用。

　—小蘗鹼：每次 250 毫克，每日兩次。

　—維生素 D：每日 5000IU，隨餐服用（驗血時，維生素 D 的血
　　中濃度至少是 50 ng/mL）。

　—維生素 K2（常用的補充劑型稱為 MK-4）：每次 50 毫克，每
　　日一至兩次。

　—大麻二酚（CBD）：具有多種藥理活性，每次 25 至 50 毫克，
　　每日二至三次。

・靜脈注射及其他注射療法

1. 青蒿琥酯（Artesunate）＋HDIVC：50 至 100 克。

2. 槲寄生。

3. 臭氧。

・其他

1. 和所有癌症一樣，運動對攝護腺癌患者也很重要。在耐受程度
　內，建議每週運動五次。

2. 溫熱療法（參見第十章）。

3. 飲食介入。

(預)(防)(復)(發)

建議採取以植物性食物為主的飲食，避免或限制肉類與乳製品的攝取。一些研究已經證明，約 8 盎司（226 公克）的石榴汁或補充石榴萃取物可以減緩攝護腺特異性抗原（PSA）濃度升高[16]。

每週從事至少三個小時的費力體能活動，已證明能降低死於攝護腺癌的風險 61%[17]。快走就是一個好選擇。

大腸直腸癌

每一年在每十萬名男女中，大約會增加四十例的大腸直腸癌新病例，而每年的死亡率大約是每十萬名男女中有十五人。大約 4.3% 的男女會在有生之年罹患大腸直腸癌。二〇一四年，美國境內估計有一百三十萬名的大腸直腸癌患者。

早期發現早期治療對提高存活率非常重要，這一點可由第一期的九成五年存活率，到第四期的五年存活率只剩下 14% 得到證明。

(治)(療)

・飲食

動過手術的患者必須採行術後飲食，直到消化道的傷口癒合為止。一旦傷口癒合後，採行正確的飲食對大腸癌患者來說就非常重要，而且在能耐受的食物方面可能需要做一些改變。有些十字花科的蔬菜可能身體無法消化，但通常可以靠消化酵素和益生菌來改善。此外，還需要有良好的益生菌食物來源（高麗菜、洋蔥等等）及可溶性纖維的良好來源（下面列出的蔬菜含量豐富）。除了第五章的相關飲食考量之外，日常飲食還應納入身體能消化的十字花科蕓苔屬（*Brassica*）的有機蔬菜，包括：羽衣甘藍、白花椰菜、球芽甘藍、綠花椰菜、大頭菜、蕪菁甘藍、綠葉甘藍、芥菜、青江菜及高麗菜。另一個應該每天攝取的是蕈菇類，蘑菇與其他種類的蕈菇類是大腸直腸癌整合療法中有提升免疫力作用的極佳選擇。此外，還包括「純淨」的蛋白質和油脂類來源，以平衡主要的營養素。

· 營養補充劑

1. 對胃腸道癌症來說，尤其是大腸直腸癌，口服療法可以「接觸到」胃腸細胞，這是成功的關鍵。

   — 青蒿素[18]：每次 200 至 400 毫克，每日兩次，空腹服用，每週三天。

2. 發酵小麥胚芽萃取物：每日 9 克。

3. 薑黃根：每次 1000 毫克，每日三次。

4. 槲皮素：每次 500 毫克，每日兩次。

5. 吲哚素（DIM）：每次 75 至 150 毫克，每日一至二次。

6. 以下這些「基本補充劑」可適用於多種癌症類型：

   — 薑黃素：每次 1000 毫克，每日二至三次（注意因為前面已有薑黃根，所以這裡使用的劑量較低，要利用的是它對胃腸道的局部作用）。

   — 褪黑激素：睡前 5 至 20 毫克

   — 低劑量那曲酮（LDN）：每次 2 至 4.5 毫克（處方藥），每週四天，早上服用。

   — 小蘗鹼：每次 250 毫克，每日兩次。

   — 維生素 D：每日 5000IU，隨餐服用（驗血時，維生素 D 的血中濃度至少是 50 ng/mL）。

—維生素 K2（常用的補充劑型稱為 MK-4）：每次 50 毫克，每日一至二次。

—大麻二酚（CBD）：具有多種藥理活性，每次 25 至 50 毫克，每日二至三次。

・靜脈注射及其他注射療法

1. 青蒿琥酯（Artesunate）＋HDIVC：50 至 100 克。
2. 槲寄生
3. 臭氧

・其他

1. 如同所有癌症一樣，尤其是大腸直腸癌，注意消化系統的健康是相當重要的保健措施。適當補充有益的微生物群（以清除胃腸道病原體並重建腸道益菌）也很重要。
2. 間歇性斷食（參見第五章）。
3. 銅與四硫鉬酸鹽螯合劑（Copper chelation with tetrathiomolybdate），處方藥。
4. α- 硫辛酸綜合補充劑（Poly-MVA）：2 至 4 茶匙，每日兩次。
5. 四氫大麻酚（THC，要先確定是否能合法使用）：搭配大麻二酚（CBD），依處方指示使用。
6. 溫熱療法（參見第十章）。

預 防 復 發

適當補充維生素 D 和維生素 K 很重要，腸道微生物組的維持對預防復發也很重要。因為胃腸道是毒素的一個共同入口點，所以在緩解期間，有機飲食和排毒策略是保健關鍵。綠茶和綠茶萃取物有防癌特性。

腎臟癌與膀胱癌

每年約會多出六萬四千個腎臟癌的新病例，男女得病比例接近二比一。每年約有一萬四千四百人會死於腎臟癌。大部分的腎臟癌患者年齡都比較大，平均確診年齡是六十四歲，四十五歲以下的人得病非常罕見。腎臟癌是男女兩性最常見的十種癌症之一。

膀胱癌每年將近有八萬個新病例，每年的死亡人數約是一萬七千人。男女罹病比例是三比一。女性膀胱癌的新病例數目及癌症死亡率近年來略微下降；而男性的得病率在減少，死亡率穩定。在美國，膀胱癌在所有癌症新病例中約占 5%，是男性第四大最常見的癌症，但在女性較少發生。

雖然這是兩種不同的癌症，但我們發現這兩種癌症對類似的整合療法都有反應。

治 療

- **飲食**

  建議採用以植物性為主的全食物飲食。腎功能不好的人，需要由飲食營養專家或保健專家提供特殊飲食。

· 營養補充劑

1. 多酚類物質兒茶素（EGCG，綠茶萃取物）：每次 200 至 400 毫克，每日兩次。

2. 生育醇及生育三烯醇（tocopherols / tocotrienols）混合配方的天然維生素 E：每日 150 至 250 毫克。

3. 水飛薊（奶薊）：每次 250 毫克，每日兩次。

4. 吲哚素（DIM）：每次 75 至 150 毫克，每日兩次。

5. 以下這些「基本補充劑」可適用於多種癌症類型：

　─薑黃素：每次 1000 至 2000 毫克，每日二至三次。

　─褪黑激素：睡前 5 至 20 毫克。

　─低劑量那曲酮（LDN）：每次 2 至 4.5 毫克（處方藥），每週四天，早上服用。

　─小蘗鹼：每次 250 毫克，每日兩次。

　─維生素 D：每日 5000IU，隨餐服用（驗血時，維生素 D 的血中濃度至少是 50ng/mL）。

　─維生素 K2（常用的補充劑型稱為 MK-4）：每次 50 毫克，每日一至二次。

　─大麻二酚（CBD）：具有多種藥理活性，每次 25 至 50 毫克，每日二至三次。

· 靜脈注射及其他注射療法

1. 青蒿琥酯（Artesunate）＋HDIVC：50 至 100 克。

2. 槲寄生。

3. α - 硫辛酸綜合補充劑（Poly-MVA）。

‧其他

　　—溫熱療法（參見第十章）。

　　—間歇性斷食（參見第五章）。

　　—銅與四硫鉬酸鹽螯合劑（Copper chelation with tetrathiomolyb-
　　　date），處方藥。

　　—維生素 A（棕櫚酸維生素 A）：每日 5000 至 10000IU。

　　— α - 硫辛酸綜合補充劑（Poly-MVA）：2 至 4 茶匙，每日兩次。

　　—四氫大麻酚（THC，要先確定是否能合法使用）：搭配大麻
　　　二酚（CBD），依處方指示使用。

預防復發

　　對任何癌症而言，熟知並避開所有的環境毒素非常重要，這對腎臟
癌和膀胱癌的患者來說更是首要之務。飲用純淨的過濾水、食用有機食
品，以及減少其他有毒物質的暴露應為第一優先。

腦癌

　　腦瘤有很多種類型，但致命性和侵犯性最高的是星細胞瘤 (astrocy-
toma）及最難治療、高度惡性的神經膠母細胞瘤（glioblastoma，簡稱
GBM）。神經膠母細胞瘤約占所有原發性腦瘤的 15%，而星細胞瘤則
占 60% 到 75%。發病率會隨著年齡而增加，男性患者多於女性患者，
兒童患者雖然罕見，但也不是沒有。

　　分化不良星細胞瘤的成人患者如果接受標準療法，中位數存活時間
大約是二到三年。更具侵犯性的神經膠母細胞瘤成年患者，使用替莫唑

胺（temozolomide，商品名 Temodar）和放射線療法治療，中位數存活時間大約是十五個月，兩年存活率是 30%。然而，二〇〇九年的一項研究報告指出，大約有一成的神經膠母細胞瘤患者可以存活五年或更久。兒童罹患高度惡性腦瘤（第三級和第四級），存活率往往優於成人患者，五年存活率約有 25%。

　　神經膠母細胞瘤有多種會影響存活的因子，其中之一是 MGMT 基因。當 MGMT 基因被甲基化而關閉或沉默，存活時間會隨之拉長。

 治療

　　注意：神經膠母細胞瘤是一種侵犯性和致命性很強的癌症，最好盡
　　　　　快接受全方位治療，而不是分階段進行。

· **飲食**
1. 超低碳水化合物飲食法對大部分的癌症都有助益，對神經膠母細胞瘤更為重要 [19]。
2. 第二個飲食法選擇是以高纖、蔬菜為主的低碳水化合物飲食，同時補充中鏈三酸甘油酯（Medium Chain Triglyceride，簡稱 MCT 油），每日 4 到 8 匙。
3. 所有的有機食物和過濾飲用水。
4. 生酮飲食也不錯。
5. 可能的話，每天採行間歇性斷食（16 小時只喝水／ 8 小時進食時間）。

・營養補充劑

1. 支持正常細胞的氧化代謝／對抗產生乳酸的糖解代謝：

    ─α-硫辛酸綜合補充劑（Poly-MVA）：每日共 8 茶匙，分次服用，每週四到五天。

    ─乳香萃取物（可能減輕放射線療法產生的腦部腫脹）：每日 4200 毫克。

    ─草醯乙酸（Oxaloacetate）：每次 100 至 300 毫克，每日兩次。

    ─小蘗鹼：每次 250 至 500 毫克，每日兩次，隨餐服用。

2. 與代謝療法產生協同作用，加強治療效果／對準腦腫瘤的活性：

    ─輔酶 Q10：每次 100 至 200 毫克，每日兩次。

    ─棕櫚酸維生素 A：每日 5000IU。

    ─乳香萃取物：每次 250 至 500 毫克，每日三次，隨餐服用。

    ─酮體補充劑：酮鹽劑型，每日飲用 2.5 至 10 公克。

3. 以下這些「基本補充劑」可適用於多種癌症類型：

    ─薑黃素：每次 1000 至 2000 毫克，每日二至三次。

    ─褪黑激素：睡前 5 至 20 毫克。

    ─低劑量那曲酮（LDN）：每次 2 至 4.5 毫克（處方藥），每週四天，早上服用。

    ─維生素 D：每日 5000IU，隨餐服用（驗血時，維生素 D 的血中濃度至少是 50ng/mL）。

    ─維生素 K2（常用的補充劑型稱為 MK-4）：每次 50 毫克，每日一至二次。

    ─大麻二酚（CBD）：具有多種藥理活性，每次 25 至 50 毫克，每日二至三次。

・靜脈注射及其他注射療法

1. Poly-MVA ＋二氯乙酸（DCA）臨床試驗治療方案。
2. 薑黃素和槲皮素。

・其他

1. 高壓氧治療：可以的話，每週試行二至三次。
2. 四氫大麻酚（THC）＋大麻二酚（CBD），要先確定是否能合法使用。

預 防 復 發

- 純淨的飲食／去除環境毒素。
- 運動和身心療法。
- 低升糖／無糖飲食。

黑色素瘤

　　黑色素瘤病例占所有皮膚癌不到 1%，卻是絕大多數皮膚癌的死亡原因，平均每一小時就會有一人死於黑色素瘤。估計美國二〇一七年新增的侵犯性惡性黑色素瘤病例有八萬七千例，估計二〇一七年會有九千七百人死於黑色素瘤。

　　就像所有癌症一樣，早期發現早期治療也是決定黑色素瘤是否能取得良好治療結果的關鍵。在美國，據估計早期發現的黑色素瘤，五年存活率大約是 98%，然而一旦擴散到淋巴結，存活率就降至 62%，如果轉移到遠處器官則會再驟降至 18%。

　　不論確診時是第幾期的黑色素瘤，療法一般都包括手術切除，有些特殊病例需要化療及其他的標準治療。不管是第幾期的黑色素瘤，都需要刻不容緩地馬上進行主動、積極的治療。

- **飲食**

黑色素瘤通常是一種侵犯性非常強的腫瘤，因此需要積極的療法對治。採行間歇性斷食（十二到十六小時只喝不含熱量的飲料，接下來的十二到八小時才能吃東西）並結合大量蔬菜、純淨的有機食物及低升糖（沒有穀物或澱粉類蔬菜）的飲食計畫，會很有幫助。如果你的醫師同意，我們還會建議你採用生酮飲食來提高強度。

- **營養補充劑**

1. 發酵的小麥胚芽萃取物：每日 9 公克。
2. 改性柑橘果膠（MCP）：每次 1000 至 2000 毫克，每日三次。
3. α-硫辛酸綜合補充劑（Poly-MVA）：2 至 4 茶匙，每日兩次。
4. 維生素 A（棕櫚酸維生素 A）：每日 10000 到 15000IU。
5. 輔酶 Q10：每日 200 毫克。
6. 甲狀腺處方藥：維持血中促甲狀腺激素（TSH）的濃度在 0.5 到 1.0 之間 [20]，依照醫師指示服用。
7. 以下這些「基本補充劑」可適用於多種癌症類型：
   —薑黃素：每次 1000 至 2000 毫克，每日二至三次。
   —褪黑激素：睡前 5 至 20 毫克。
   —低劑量那曲酮（LDN）：每次 2 至 4.5 毫克（處方藥），每週四天，早上服用。

一小蘗鹼：每次 250 毫克，每日兩次。

一維生素 D：每日 5000IU，隨餐服用（驗血時，維生素 D 的血中濃度至少是 50ng/mL）。

一維生素 K2（常用的補充劑型稱為 MK-4）：每次 50 毫克，每日一至二次。

一大麻二酚（CBD）：具有多種藥理活性，每次 25 至 50 毫克，每日二至三次。

·靜脈注射及其他注射療法

1. 槲寄生。
2. α-硫辛酸綜合補充劑（Poly-MVA）。
3. 高劑量維生素 C 靜脈注射（HDIVC）。
4. 薑黃素或槲皮素。
5. 臭氧。

·其他

1. 間歇性斷食（參見第五章）。
2. 銅與四硫鉬酸鹽螯合劑（Copper chelation with tetrathiomolybdate），處方藥。
3. 四氫大麻酚（THC，要先確定是否能合法使用）：搭配大麻二酚（CBD），依處方指示使用。
4. 溫熱療法（參見第十章）。
5. 壬二酸（Azelaic acid）[21] 或稱杜鵑花酸（常見的外用皮膚藥，口服和靜脈注射劑型有治療黑色素瘤的潛力。但是，這些非外用劑型到目前為止都只用於研究）。

預防復發

- 純淨的飲食／去除環境毒素。
- 運動和身心療法。
- 低升糖／超低糖飲食。
- 血中應含有適當濃度的維生素 D，盡可能從營養補充劑攝取。

白血病和惡性淋巴瘤

　　白血病和惡性淋巴瘤的類型不一，特性及侵犯性也各不相同。這兩種癌症都屬於惡性的血液腫瘤疾病，是因為細胞異常增殖所引起，只是白血病通常發病於骨髓，而淋巴瘤則發病於淋巴組織。如果患者的惡化速度緩慢，相對存活率就較高；反之，有些病例的侵犯性和致命性都比較大。當然，面對任何一種癌症都必須根據癌症對患者的影響、已知的侵犯性以及其他個別化的因素來進行評估。但不論是白血病或惡性淋巴瘤，我們都在臨床上看到了以下的癌症整合療法確實都發揮了作用。

治療

- **飲食**

　　在我們見過的所有癌症中，白血病（血癌）是對低碳水化合物飲食法反應最積極的一種癌症。對於侵犯性更強的血癌類型，可能的話，我們會建議立即使用生酮飲食來加強輔助治療。在初期治療期間，我們通常會結合生酮飲食與間歇性斷食（十二到十六小時只喝不含熱量的液體，然後剩下的十二到八小時可以吃東西）。若是侵犯性較小的血癌類型，我們會建議一開始採行的是以蔬菜為主、純淨的有機及低升糖（無穀物或澱粉類蔬菜）食物，搭配低碳水化合物飲食以及至少十二小時的間歇性斷食，並根據需要進行調整。

・營養補充劑

1. 青蒿素：每次 200 至 400 毫克，每日兩次，空腹服用，每週三天。（若是使用微脂粒劑型的青蒿素，劑量是每次 150 至 200 毫克，每週三天，每日一次）。

2. α - 硫辛酸綜合補充劑（Poly-MVA）：2 至 4 茶匙，每日兩次。

3. 多酚類物質兒茶素（EGCG，綠茶萃取物）：每次 400 至 2000 毫克，每日兩次。

4. 生育醇及生育三烯醇（tocopherols / tocotrienols）混合配方的天然維生素 E：每日 150 至 250 毫克。

5. 雲芝：每次 1000 毫克，每日二至三次。

6. 魚油可能對接受化療的患者有幫助，每日 2000 毫克。

7. 以下這些「基本補充劑」可適用於多種癌症類型：

　—薑黃素：每次 1000 至 2000 毫克，每日二至三次。

　—褪黑激素：睡前 5 至 20 毫克。

　—低劑量那曲酮（LDN）：每次 2 至 4.5 毫克（處方藥），每週四天，早上服用。

　—小蘗鹼：每次 250 毫克，每日兩次。

　—維生素 D：每日 5000IU，隨餐服用（驗血時，維生素 D 的血中濃度至少是 50 ng/mL）。

　—維生素 K2（常用的補充劑型稱為 MK-4）：每次 50 毫克，每日一至二次。

　—大麻二酚（CBD）：具有多種藥理活性，每次 25 至 50 毫克，每日二至三次。

·靜脈注射及其他注射療法
1. Poly-MVA ＋二氯乙酸（DCA）臨床試驗治療方案。
2. 槲寄生。
3. 薑黃素或槲皮素。

·其他
1. 高壓氧治療，每週一至二次。
2. 四氫大麻酚（THC，要先確定是否能合法使用）：搭配大麻二酚（CBD），依處方指示使用。
3. 可以考慮溫熱療法（參見第十章）。

預防復發

1. 純淨的飲食／除去環境毒素。
2. 運動和身心療法。
3. 低升糖／超低糖飲食。

肝癌
肝臟是常見的癌症轉移部位，但原發性肝癌的發病過程不一樣，所以需要的療法也跟轉移性肝癌不同。原發性肝癌有個正面的特質，就是肝臟能很快處理吃下肚的大部分東西或靜脈注射點滴，因此如果藥劑真的有幫助（如下面所列）就能高度發揮作用，達到修復及保護作用。

治　療

・**飲食**

原發性肝癌（不是轉移性肝癌）是少數不應使用生酮飲食的癌症之一。我們在飲食部分做了以下調整，如果情況適合的話，建議考慮採用間歇性斷食。除了在第五章所列出的飲食考量之外，飲食內容還應納入十字花科蕓苔屬（*Brassica*）的有機蔬菜，包括：羽衣甘藍、白花椰菜、球芽甘藍、綠花椰菜、大頭菜、蕪菁甘藍、綠葉甘藍、芥菜、青江菜及高麗菜。另一種應該每天吃的食物是蕈菇類，蘑菇和其他種類的蕈菇在肝癌整合療法中扮演的是提升免疫力的重要角色。此外，不要忽略了「純淨的」蛋白質和油脂類來源，以平衡主要的營養素。

・**營養補充劑**

1. 添加天然抗癌能力的蕈菇類萃取物非常好，常用的是舞茸和雲芝補充劑。雲芝的建議劑量是 3000 至 9000 毫克，而舞茸萃取物的建議劑量是每日 35 至 70 毫克。如果使用蕈菇類補充劑搭配其他提過的療法，我們在臨床上會調低劑量。

2. 活性己醣相關化合物（AHCC）：每次 2000 至 3000 毫克，每日一至二次。

3. 青蒿素：每次 200 至 400 毫克，每日兩次，空腹服用，一週三天（若是使用微脂粒劑型的青蒿素，劑量是每次 150 至 200 毫克，每週三天，每日一次）。

4. 發酵小麥胚芽萃取物膳食補充劑併用化療的效果已被研究過，每日攝取 9 克。

5. 有護肝功能的穀胱甘肽及輔因子組：硒（每日 200 微克）；鋅
　（每日 10 至 20 毫克，隨餐服用）；驅使甲基化作用的維生素 B
　群；α- 硫辛酸綜合補充劑（Poly-MVA，2 至 4 茶匙，每日兩
　次）或 α 硫辛酸（300 毫克，每日一至兩次）；水飛薊（奶薊）
　400 至 500 毫克，每日兩次；還原型穀胱甘肽，每日 500 毫克。

6. 以下這些「基本補充劑」可適用於多種癌症類型：
　—薑黃素：每次 1000 至 2000 毫克，每日二至三次。
　—褪黑激素：睡前 5 至 20 毫克。
　—低劑量那曲酮（LDN）：每次 2 至 4.5 毫克（處方藥），每週
　　四天，早上服用。
　—小蘗鹼（Berberine）：每次 250 毫克，每日兩次。
　—維生素 D：每日 5000IU，隨餐服用（驗血時，維生素 D 的血
　　中濃度至少是 50 ng/mL）
　—大麻二酚（CBD）：具有多種藥理活性，每次 25 至 50 毫克，
　　每日二至三次。
　—益生菌：每日 200 億菌落單位（CFU）或更高劑量。

· 靜脈注射及其他注射療法
　1. 先注射青蒿琥酯（Artesunate），再接著做高劑量維生素 C 靜脈
　　注射（HDIVC）：50 至 100 克。
　2. 槲寄生。
　3. 薑黃素或槲皮素。
　4. 臭氧。

·其他

1. 間歇性斷食（參見第五章）。
2. 銅與四硫鉬酸鹽螯合劑（Copper chelation with tetrathiomolyb-date），處方藥。
3. 維生素 A（棕櫚酸維生素 A）：每日 5000 到 10000IU。
4. 四氫大麻酚（THC，要先確定是否能合法使用）：搭配大麻二酚（CBD），依處方指示使用。
5. 溫熱療法（參見第十章）。

預防復發

　　肝癌在治療結束進入緩解期後，預防復發非常重要。此時要更主動積極，從事一些能夠預防癌幹細胞活化的活動及措施，這點對於預防復發至關緊要。飲食介入、營養補充劑（通常是低劑量）要持續下去，以及正確的生活方式干預（包括身心療法及運動等等）都是應該採取的保健方法。持續攝取大量的蔬菜、純淨的食物以及採取低升糖飲食策略也很重要。

　　配合醫囑，維持適當的消化功能、排毒及荷爾蒙平衡（盡可能做到最大程度），並確保沒有潛伏的感染（在癌症治療後，感染很常發生），如此一來，就能讓身體的其他系統盡可能保持健康。

胰臟癌

　　胰臟癌患者常因為發現得晚，確診時都已接近末期，也因此胰臟癌成了一種非常具侵犯性且需要積極及全面治療的癌症，情況跟腦癌類似。根據我們的經驗，這種癌症與原發性肝癌十分相似，因此胰臟癌的治療與原發性肝癌大同小異，除了以下這些不同點：

- **槲皮素**：這是許多天然蔬果中都有的強效類黃酮，有許多類似蕈菇類和薑黃素的免疫活性，尤其是在防治癌症方面特別有效。胰臟癌常用的劑量是每次 1000 毫克，每日三次。
- **蛋白水解酵素療法**：這種療法比較複雜並且依人而異，所以建議你找一位癌症整合療法的醫師幫你執行這個治療（參見第六章）
- **薑黃素**：我們在原發性肝癌一節提到過薑黃素，但在此要特別指出的是，薑黃素對胰臟癌來說是「排名第一」的營養補充劑，使用劑量與肝癌一樣：每次 1000 至 2000 毫克，每日二至三次。
- **丁型三烯生育醇（delta-tocotrienol）**：每日 400 毫克。

甲狀腺癌

　　通常能在早期就被診斷出來，早期治療的話，使用標準療法的治癒率非常高：有些病例的治癒率甚至超過九成五。在這些病例中，我們會建議先完成標準療法，但在治療前及治療期間併用整合療法做為輔助，然後在標準療法結束後，再以整合療法針對修復及次級預防來做加強。

治療

- **飲食**

在甲狀腺癌手術後接受放射碘治療的人，我們建議在放療前一至兩週以及術後一到兩天採行低碘飲食 [22]，包括避開添加碘的食鹽、海鹽、海鮮和海產、乳製品、蛋黃或全蛋、加碘的烘焙產品、巧克力、大豆（黃豆）及碘補充劑。過了這段時間之後，建議採取以植物性食物為主的飲食或地中海式飲食。

·營養補充劑

1. 碘：有一些研究顯示，在甲狀腺癌治療後補充碘，有助於促進康復及荷爾蒙回復平衡，而且有穩定治療的作用[23,24]。在這個預防期階段，每日補充 200 至 500 微克的碘是安全可行的。偶爾會需要較大的劑量，但應該由整合療法的醫師來決定及監看。

2. 洋甘菊：這是常見的花草茶，已在一項小規模研究中證實對甲狀腺癌有幫助[25]。該研究報告的作者發現，洋甘菊可以降低甲狀腺癌及其他甲狀腺疾病的罹患率。雖然這比較偏向預防措施，但是一旦發現甲狀腺癌並接受治療後，顯然洋甘菊在治療期間及治療結束，也對身體的修復及痊癒有幫助。洋甘菊茶包很容易買到，有很好的鎮靜作用，整天都可以喝。

·其他

1. 牙科問題：在治療甲狀腺癌時也要注意口腔的健康，這指的是牙齒和牙齦、扁桃腺及「耳、鼻、喉」等部位的感染問題。此外，汞合金牙齒填充物的毒性也要加以評估。會產生這樣的關聯性，是因為口、耳、鼻、喉部位的淋巴引流（淋巴系統是人體內的清道夫，會自然排除感染及有毒物質）是與甲狀腺組織共用的。引起發炎的物質（不論是有毒物質或感染性物質）越少，在這個部位所製造的壓力就越小，也就越能保持免疫平衡，修復力和預防能力都會提升。我們通常會建議患者先去看牙醫做個評估。

2. 排毒和修復（動手術及接受放射碘療法的患者）。

3. 有護肝功能的穀胱甘肽及輔因子組：硒（每日 200 微克）；鋅

（每日 10 至 20 毫克，隨餐服用）；驅使甲基化作用的維生素 B
群；α- 硫辛酸綜合補充劑（Poly-MVA，2 至 4 茶匙，每日兩
次）或 α 硫辛酸（300 毫克，每日一至兩次）；水飛薊（奶薊）
400 至 500 毫克，每日兩次；還原型穀胱甘肽每日 500 毫克。

4. 以下這些「基本補充劑」可適用於多種癌症類型：

—薑黃素：每次 1000 至 2000 毫克，每日二至三次。

—褪黑激素：睡前 5 至 20 毫克。

—低劑量那曲酮（LDN）：每次 2 至 4.5 毫克（處方藥），每週
四天，早上服用。

—小蘗鹼（Berberine）：每次 250 毫克，每日兩次。

—維生素 D：每日 5000IU，隨餐服用（驗血時，維生素 D 的血
中濃度至少是 50 ng/mL）。

—維生素 K2（常用的補充劑型稱為 MK-4）：每次 50 毫克，每
日一至兩次。

—大麻二酚（CBD）：具有多種藥理活性，每次 25 至 50 毫克，
每日二至三次。

—益生菌：每日 200 億菌落單位（CFU）或更高劑量。

·靜脈注射及其他注射療法

1. 先注射青蒿琥酯（Artesunate），再接著做高劑量維生素 C 靜脈
注射（HDIVC）：50 至 100 克。

2. 槲寄生。

3. 薑黃素或槲皮素。

4. 臭氧。

第 **10** 章

抗癌，只有更好，
沒有最好

癌症的其他另類療法

　　過去十年來，我們看到具治療癌症潛力的替代療法、整合療法和輔助療法的成長；到本書出版時，這個成長幅度可能還會更驚人。在這一章中，我們將要簡單扼要地介紹多年來在臨床上看到的一些「另類」療法，可以為癌症患者帶來哪些好處。

　　重要的是，這裡討論的許多療法在全世界大部分地區，可能與「另類」扯不上邊。之所以會使用「另類」二字，完全是站在傳統的腫瘤療法角度來看待的，特別是對北美洲的醫療圈子來說。我們確實也收到了對使用「**另類**」一詞的一些批評意見，因為很多人都認為另類療法在癌症治療的地位，應該和所有標準療法不相上下。我們當然理解這一點，使用「另類」一詞只是代表這「不是北美地區的標準醫療方式」而已。

　　癌症整合療法的主要工作，在於跨越醫護劃地自限的界線，為癌症患者提供一個好還要更好的治療結果。常規的癌症療法雖然在癌症治療中占有一席之地，但已不敷所需。我們引述最近發表的一篇論文，來看一下近來癌症治療的效果：

> 針對歐洲藥品管理局於二○○九至二○一三年核准的腫瘤療法所進行的系統性評估顯示，大多數藥物進入市場時，並沒有證據顯示它們對存活或生活品質有任何好處。進入市場至少三點三年後，對大部分癌症適應症來說，仍然沒有確鑿的證據顯示這些藥物可以延長生命或改善生活品質。即便存活率大於現有的治療選項或安慰劑時，比例也是微不足道[1]。

　　我們一直在癌症整合療法的領域中尋找新療法，並更廣泛地測試新療法的抗癌潛力，這一點攸關是否能真的改善治療結果。在這一方面，我們當然是戒慎小心的，還嚴謹地考量了安全數據、病人反應及臨床結果。然而問題在於，現今的癌症患者根本沒有那麼多時間去等待所需要的療法通過一層又一層的討論後才被允許使用。他們需要與信任的整合療法醫師們合作，找到適合他們個人的治療方法。

使用整合療法還有另一個原因，也就是我們需要多種途徑進入癌症患者的身體系統，使用最廣泛且最有效的方式來幫他們治療。有一位自然療法腫瘤科醫師說的話，最能夠貼切表達這個需求。這位醫師是美國自然療法腫瘤學委員會（American Board of Naturopathic Oncology）的創辦人之一：

> 我一直認為，整體而言，癌症的自然療法在殺死癌細胞方面的效果不太好，因為我們擅長的是引導癌細胞死亡而不是殺死它們。
>
> 自然療法醫師所關注的是罹患癌症的人，以及癌細胞在其中生活的基質；無論我們談論的癌細胞是在組織塊（腫瘤）裡頭，或是在血液或淋巴系統中循環（循環腫瘤細胞）。一般來說，癌細胞從身體裡產生，本質上與其他（正常）細胞沒有什麼不同；事實上，它們剛開始的遺傳密碼和身體裡所有其他細胞都是一樣的。會發生癌變，正常的細胞勢必承受了某種類型的損害或傷害，然後找到在體內存活的方法。而這就是腫瘤自然療法所要提出的問題：究竟是什麼樣的環境讓癌細胞存活了下來？
>
> 自然療法醫師的挑戰和責任就是採用這個觀念，去制定一個合適的治療計畫。這種觀點使自然療法與常規醫學有所區隔，同時又容許採用一種整合的方法。儘管醫學已有顯著的進步，我們對人體奇妙又複雜的運作仍像以管窺天。嘗試從外面去攻擊疾病的療法，儘管日益精細複雜，但在神奇的人體內依然顯得笨拙且磕磕絆絆。癌症是一種需要個人化而且是在生理方面給予最大治療的疾病，對即使

是在病中都依然神祕和美麗的人體，我們要一直心存敬畏。

——整體自然療法醫師丹‧魯賓（Dan Rubin）

整體自然療法專科醫師（Naturopathic Specialists, LLC）創辦人

　　以下所介紹的癌症治療類型，都是我們在診療中親眼看到患者使用一段時間後，有正面幫助的幾種另類療法。在某些情況下，有些療法只能在美國境外使用。

排毒療法

　　身體內的毒素會直接刺激（因為一種已知的致癌物質，例如香菸的菸霧）或間接刺激（毒性的次級效應，例如粒線體功能障礙和抗氧化失衡）癌症。癌症治療也會在多個組織層次引起毒性。有些毒性會引起顯著的副作用（例如嘔吐、掉髮或心臟病），有些則是直接的毒性（例如鉑中毒或穀胱甘肽耗竭）[2,3,4]。在醫師考慮要對癌症病人進行排毒時，對於淨化（消除全身毒素）和排毒（特定毒素的清除）的時間安排、如何應用都是要慎重考量的重要決定。需要考慮的幾個主要因素，包括時間的安排（無論當事人是在接受積極放化療或是動手術）、使用過的療法以及這些療法可能產生的毒性程度、整體健康情況（患者是否能安全無虞地進行淨化或排毒），以及以往和有毒物質的接觸史。

時間的安排

　　我們需要評估的是患者是否在接受積極化療、放療、自然的抗癌療法或動手術，以及任何一種淨化或排毒方法的適當性，還有它們對身體可能造成的壓力。有一個主要的效益是，所有即將用在病人身上的介入

與干預，比如飲食、補水、純淨的食物和飲用水、運動、精神和情感支持等，就是在支持淨化。因此，不管在某一段特定的時間裡是否使用其他療法，患者都已經在不斷地幫自己的身體自然排出毒素。通常來說，如果一個人正在接受放療、化療或手術等常規療法，他的身體系統一定會承受巨大的壓力，這時如果加入排毒療程就可能不合適。在這種情況下，可以考慮等治療後的調養期再做排毒。

以前的療法及潛在毒性

你做過含鉑藥物的化療嗎？或是你做過與粒線體有關的毒素療法，比如放射線治療或許多化療？我們現在要考量的其他因素，是抗氧化系統（排毒和毒性防護上的主要助力）失衡的嚴重程度。許多標準癌症療法會對抗氧化系統形成壓力，這個系統必須修復並恢復平衡，才能做好身體的淨化及排毒。

整體健康

在淨化或排毒之前，應該要先對病人的整體健康狀況進行重要評估，以確定他們是否能安全進行淨化或排毒療程。在許多情況下，除了一般淨化前要做的基準衡量之外，在做排毒之前，還要先增強患者的體力。我們一般的做法是，如果患者的癌症仍在持續惡化，就不會去進行額外的排毒，以免身體系統的負擔太重。有些患者擔心毒素會越積越多，並問我們為什麼不馬上進行排毒。我們通常會向他們說明他們目前的治療計畫中已經包括了一些淨化療程，以及這個療程對身體的好處；除此之外，我們在恢復期或癌症積極治療期間所使用的一些治療手段（例如維生素 C 靜脈注射 [5,6] 或薑黃素 [7,8,9]），在提供其他的抗癌好處之外，其實也是一種排毒療法。

有毒物質接觸史

　　由於金屬藥物和化學藥物所含的毒素有可能致癌[10]，因此癌症患者在治療時會攜帶大量有毒物質是很常見的事。不管是確知或疑似自己曾經有過毒素暴露，前面提到的種種考量都能適用，而且我們通常會在整個癌症療程中加進基本的淨化策略，以及幾個具有多重效益的療法（例如維生素 C 靜脈注射及薑黃素）。對於身體負荷高的患者，我們會在可行並切合實際的情況下，立即展開具體的排毒策略（例如藉由出汗來排除化學毒素、保護肝腎的輔助治療，以及透過螯合療法來解除體內的金屬毒素）。

　　雖然我們經常聽到「排毒無法消除癌症」的說法，但我們發現，也不能忽視毒素是導致癌症和一般疾病的致病因子之一。在我們的癌症診治中，每一個治療策略都是經過周詳考慮後才定案的，有合理的時間安排及合理的治療方法，如此才能取得最好的臨床效果。

電療法

　　自從有電力以來，醫學上也發展出一些可用的電療類型。回溯電療史，你會發現有些電療方法看起來不僅古怪，還很嚇人。話雖如此，電療也像其他醫療方式一樣，一起步以後就不斷演進。在癌症治療上，電療一般可以用在三個範疇：癌症副作用治療、生活品質治療，以及直接用來治療癌症。

　　低強度、低頻率的電療法，經常用來緩解乳腺癌患者的腫脹問題（淋巴水腫）[11]。一項研究發現，相較於只做人工淋巴引流，這種輔助人工淋巴引流的電療法可以大幅減輕淋巴水腫患者的疼痛以及提高消腫效果。另一項研究（不使用淋巴按摩）發現電療雖然在消除水腫方面沒有太明顯的效果，但確實顯著改善了患者的生活品質[12]。

一般用來改善生活品質的療法，除了電療，還可能包括某些水療法、各式各樣的物理療程，以及其他介入手段。在這種情況下，電療的目的可能是為了減輕疼痛、鬆弛肌肉或輔助免疫系統。

以電療直接治療癌症的方式（包括對腫瘤或腫瘤部位的直接治療）比較少人知道，也比較少人使用，但目前正在捲土重來。這類療法在北美、歐洲及亞洲使用得較多。有研究人員在深入研究後得出結論：「以低強度的直流電進行電療有治療癌症的潛力」，以及「依據實體腫瘤的位置、深度、形狀和大小，運用數學方法和原理可以快速得出最理想的電極陣列，以便發揮更好的抗腫瘤效果，並把電療用於臨床腫瘤治療上」[13]。隨著電療法的精密程度提高，我們相信未來在整體癌症治療上將會有更多的療法可以使用。

水療法

水療是非常古老的一種自然療法，水療二字是泛稱，有各種不同的做法。世界各地有許多診所是專門為了提供水療法而創立的，尤其在歐洲最受歡迎。現代的研究也深入探討水療法的作用，提出了許多有力的科學依據，證實數百年來醫師在臨床上親眼所見的效果[14]。

水療通常都會涉及到水溫的控制，以便刺激免疫系統、血管和其他生理反應。這些反應都有助於提高並集中免疫系統的自癒能力，協助癌症患者維持健康、促進康復及改善生活品質[15,16,17,18,19]。

在臨床診療上，受過訓練的醫師會配合患者的身體情況、健康需求和許多其他參數，使用各種不一樣的水療法。有些甚至還能讓患者居家使用，成為一種絕佳的自我護理方法。根據我們的經驗，水療的好處非常多，包括改善生活品質、增強免疫系統，甚至對抗癌也有幫助。

高壓氧治療

高壓氧治療是將病人置於高壓艙內，在高於海平面的氣壓下，讓患者吸入百分之百的氧氣，以提高血中的含氧濃度，改善組織的缺氧情況、提高免疫力及促進傷口癒合。這樣的治療效果，是常規氧氣療法做不到的，因此在癌症治療上也是一個重要的方法。

不過，曾經對這個療法有些了解的人可能聽過癌症患者不能使用高壓氧治療的說法。這樣的說法是源自一個過時的觀念，認為氧氣會「滋養癌症」，使癌症惡化，但科學證據已顯示正好相反。許多科學綜合分析都得到了這樣的結論：高壓氧治療不僅有利於癌症治療，也有助於控制標準療法的副作用 [20,21,22]。目前進行的一些研究，開始探討高壓氧治療和癌症標準療法是否會產生協同作用的可能性 [23]。

安德森醫師非常幸運，能夠在提供高壓氧治療的門診和醫院裡為患者服務。在這些地方，他親眼看見高壓氧治療對癌症患者的幫助，不管是在積極治療期間、復原期間或是傷口癒合階段，都有正面的積極反應。要注意的是，高壓氧治療只能由受過癌症高壓氧醫療訓練的合格醫師在適當的評估後，才能使用。

溫熱療法

有越來越多的科學研究支持使用熱療來支援癌症免疫療法。科學研究證明，溫和的熱療法可以改善抗腫瘤免疫反應 [24]。熱療法除了經由免疫系統提供抗腫瘤的好處外，還能使腫瘤細胞變得對治療更敏感，在放療和化療期間更容易死亡[25]。

安德森醫師工作的醫院及門診中心都有熱療設施，他也親眼見到熱療對癌症患者的諸多好處。為了提供讀者癌症熱療法的詳盡資訊，我們請同事葛戴夫‧帕馬醫師描述他在北美使用熱療法治療癌症的經驗：

自二○一○年六月起，我一直在使用安可勝癌症熱療機（Oncotherm）對實體腫瘤做局部熱療。現在我們的診所已做過一萬五千多次熱療，分別治療二十五種以上的實體腫瘤，其中只發生過五例有表面灼傷，四例皮下纖維化（相對較小的副作用）。我也使用過赫克爾HT2000（Heckel HT2000）這種全身性的熱療機，在我們的診所為病人做過上千次的全身熱療。熱療的作用機轉包括：高溫誘發細胞毒性、血管擴張有利於藥物傳遞、提高放射線敏感度，以及誘發熱休克蛋白讓體內產生類似腫瘤疫苗的反應。

到目前為止，我們已經收集了所有做過熱療法的患者數據，第一次回顧是在二○一五年，我們往前上溯資料五年，再往下持續記錄。我附上這個回顧性研究的幾張 KM 曲線圖，其中有我們診所中加入局部或全身熱療的患者的治療結果，還有出自美國癌症登記資料庫（SEER）的數據（這些患者可能只使用標準療法）。兩相對照比較下，可以看出我們診所在頭五年治療的十種最常見的癌症類型，存活率都明顯提高了。我從二○○○年（使用熱療法的前十年）開始治療癌症患者以來，發現病人在接受熱療法後，預後改善了，生活品質和整體存活率也提高了。據我所知，我們的回顧性資料是北美在這個主題的最大數據庫，同時這些數據也支持了我的觀察發現。我們一直在朝一個設計良好的前瞻性試驗努力，以便深入研究這個前景可期的癌症療法。

　　我們診所的癌症治療中心有經驗豐富的自然療法醫師團隊，還有非
常優秀的人員提供支援。我們接待來自各大洲的病人，並不時有來
自溫哥華附近城鎮、加拿大卑詩省及美國的患者，我們提供完整的
檢驗服務、眾多的靜脈注射和其他注射療法、藥物處方、植物性藥
物、針灸、營養補充劑、飲食和生活方式的建議，還有所有已通過
研究的介入措施，這些介入手段都有安全、有效的使用證據及歷
史，可納為整合自然療法的一環。此外，我們也提供癌症治療的諮
詢服務，服務對象從剛做組織切片檢查的人、正在做首次治療的患
者、進入次級預防的患者，一直到戰勝病魔的癌症存活者或需要安
寧照護的患者。」

——自然療法醫師葛戴夫・帕馬

加拿大整合健康診所（Integrated Health Clinic）創辦人

　　帕馬醫師的豐富經驗，跟我們在臨床上所看到的情況一致。在癌症
整合療法中加入溫熱療法，是極佳的癌症治療選項。

免疫療法

　　嚴格來說，免疫療法是指任何可以增強或改變一個人免疫系統，來
對抗或殺死癌症的方法，包括高壓氧、水療和溫熱療法，癌症疫苗和病
毒療法也包括在內。免疫療法是癌症治療中最古老的一種療法。一八九
一年，美國醫生威廉・科利（William B. Coley）將鏈球菌有機體注射到
無法動手術的癌症患者體內，他推測這樣產生的感染會讓惡性腫瘤萎
縮，結果證明他是對的。科利當時是紐約紀念醫院骨腫瘤科的負責人，
先後為一千多名的癌症患者注射過細菌或細菌製劑，這些製劑被稱為

「科利毒素」。後人尊稱科利為「免疫療法之父」[26]。

　　從科利醫師的時代開始，我們對免疫系統如何運作的理解就有了長足的進展。到了現代，免疫療法更是一種很有希望的抗癌治療方法，已經用於若干癌症的治療，也開始獲得了認可，包括黑色素瘤、腎細胞癌、攝護腺癌和肺癌[27]。

　　免疫療法的一個活躍領域是「癌症疫苗」的開發。癌症疫苗不同於針對傳染病的傳統疫苗，因為它們的目標是清除活性強的疾病（癌症），而不是用來預防疾病（感染）[28]。

　　癌症免疫療法還有一個相當活躍的領域，也就是病毒療法的開發，試圖用病毒來誘發抗癌的免疫反應。如同科利使用的方法，利用病毒刺激免疫系統去對抗癌症，是進入免疫系統的另一個「途徑」。病毒藥物Rigvir 就是一個例子，這是在歐洲和墨西哥使用的一種癌症療法，但治療結果不一[29,30]。它和任何一種癌症療法一樣，無法治癒癌症，但有提高癌患生活品質的潛力，以及降低癌幹細胞活性的可能性，在某些情況下與其他療法還能產生協同作用。儘管病毒療法的發展還言之過早，但在涉及免疫療法的全方位癌症療法中，卻仍帶來成功的幾許希望。

胰島素增效療法

　　胰島素增效療法（IPT）是一種以胰島素注射配合低劑量化療藥物的治療方法。其理論在於：胰島素可以增強化療的療效，所以化療藥物使用的劑量可以降低很多。在這種療法中，癌症患者使用的劑量是典型化療劑量的 75% 到 90%，降低了化療副作用的風險。在美國，能夠提供這種治療的醫師並不多。

　　在經同儕評審的專業期刊曾經發表過兩項臨床研究，其中規模較大的那項研究是隨機對照臨床試驗，三十名患有轉移性乳癌且對化療和荷爾蒙療法都沒有反應的婦女被分成三組，第一組投以抗癌藥物胺甲葉酸（methotrexate），第二組只給胰島素，第三組則同時使用胺甲葉酸及胰島素（即 IPT 療法）。研究人員發現，接受 IPT 療法的患者較少有惡化情形，而且腫瘤生長的速度也明顯下降了[31]。

身心療法

有些時候，我們會突然產生一種感覺，覺得身心是交互作用、息息相關的，而且兩者的關聯性會影響到身體健康和自癒能力。然而，就我們的經驗來說，關於這種身心連動的議題一旦過猶不及而出現偏頗現象時，可能會成為一個具爭議性的問題。這個現象可從某人提出的問題反映出來：「所以，癌症都是我自己想出來的？」另一個問題可能是：「所以我只要靠想像，就能讓癌症消失不見？」再有一個問題可能是：「我是個科學家，我的健康絕對不是我的大腦可以控制的！」

安德森醫師由美國國家衛生研究院所贊助的研究中，其癌症整合療法的整個模型也包括了身心治療。做為研究的一部分，這個部分的設計是每個癌症患者都可以自由選擇是否要使用這一類的治療（當然，不是每個患者都使用了）。接受身心醫師治療（包括治療手段與諮詢）的癌症患者，在雙方的交流中，我們看到了一個有趣的現象，一開始處理的通常是長期被壓抑的問題和傷害。接受身心醫師密切治療的臨終病人，不論是精神或情感上都會得到療癒並找到宣洩出口，可以幫他們自己及親人平靜下來。至於仍在接受癌症治療的人，通常也會經歷同樣的突破，這能幫他們處理一系列的問題。從疼痛管理、體力、幸福感到家庭關係以及其他因素，都能從身心治療中多少得到改善。

相關研究是針對癌症身心療法的兩個主要方面進行觀察：一是生活品質的改善，二是在免疫力提高後有可能改善癌症治療的結果。

在改善生活品質方面，已經發表了一些指導方針，將身心療法的方法和觀點併入癌症患者的醫療照顧之中[32]。已經完成的多項身心治療研究，探討的主題包括：緩解疼痛、焦慮、失眠、熱潮紅、治療引起的噁心，以及改善心情。在腫瘤治療中，被評估有成效的身心療法包括：放鬆療法、生物回饋、靜坐冥想、催眠、瑜伽、藝術和音樂療法、太極及氣功[33]。許多研究都發現，靜坐、瑜伽、太極和氣功等身心技巧都能降低壓力，並改善生活品質的各個層面[34]。我們的病人還特別詢問我們，禱告是不是也算一種身心療法。事實上，關於這個問題也有一些研究，其中一篇最近才發表的論文表示，禱告可以改善化療者的血壓和焦慮程度[35]。我們在診療中經常也會看到可以印證的例子：時刻關心自己療程的人更願意尋求身心幫助，而他們的生活品質也的確提高了。

另一個研究領域則與生活品質無關，而是側重於提高癌症實際的治療結果。為走向人生終點的患者提供情感和社會的支持，以及改善壓力管理等介入措施，可能對攸關生存的生理壓力反應系統產生正面的影響。將社會心理因素與癌症治療結合起來，做好更好的壓力管理及社會支援，可以增強對腫瘤生長的抵抗力。身心醫學是一門學科，可以幫助癌症患者動員所有的資源，讓他們能夠好好與癌症共存。

有一項綜合分析針對這個主題已發表的研究報告做了總整理，結果顯示在十五項已發表的實驗報告中，有八項顯示心理治療延長了癌症患者的存活時間；而且沒有一份研究報告顯示心理治療對癌症存活有不利的影響。從這些實驗中得到的證據指出，有效的社會心理支援可以同時提高罹癌生活的質與量。另有證據顯示，長期抑鬱會導致癌症的預後較差；失調的皮質醇模式會造成癌症快速惡化；發炎過程會致癌並造成癌症惡化。交感神經系統（會讓身體處於非常緊繃的狀態）的活性、端粒的長度、端粒酶的活性及致癌基因表達都會受到壓力影響，並可能影響癌症的生長[36]。有一篇研究報告指出：「我們都知道，這不僅是精神力超越物質，我們更要把精神力當一回事。[37]」

光動力療法／雷射療法

　　光動力療法（PDT）和雷射療法（LT）用於醫療已有一百多年的歷史。由於科技進步、更專精的用途以及能夠進行精確的測試，使得這兩種療法被重新使用。光動力療法和雷射療法都能直接用於腫瘤治療，也能用於治療副作用及提高生活品質。

　　在治療方面，光動力療法被公認是一種有吸引力的另類療法，適用於表淺型癌症[38]。治療包括兩個相對簡單的程序：先以無毒性的光敏劑標定腫瘤細胞，接著再以特定波長的光來照射，激發光感物質產生細胞毒性，進而殺死癌細胞。對於表淺的小腫瘤來說，PDT 的治療結果良好，只要遵循適當的治療計畫，除了會有暫時性的皮膚感光過敏外，沒有長期的副作用。治療後不太會留下疤痕，而且療程可以一再重複，不怕會累積毒素。使用光動力療法來治療癌症，已完成的研究包括非黑色素瘤皮膚癌及巴瑞特氏食道症（Barrett's esophagus）[39]。

　　光動力療法和雷射療法最為人所知的用途，是在標準癌症治療期間和結束之後，有效降低口腔和喉嚨發炎（黏膜炎）等副作用，提高患者的生活品質[40,41,42]。

　　在提高生存率和療效方面，一項研究顯示雷射療法能提高接受化放療的頭頸癌患者的存活率[43]。這兩種直接照射血液的方法再度被用於癌症照護上，我們也在臨床診療看到這一類的療法有提高生活品質和延長壽命的作用。光動力療法與雷射療法為癌症治療與照護帶來新希望，並且即將有相關的著作要出版，比如長期從事雷射診治的麥可・韋伯（Michael Weber）醫師[44] 就寫了一本教科書，針對這個主題進行廣泛而深入的探討。診所、醫院需要添置設備，而醫師也要進行專門培訓，才能提供這些服務。就癌症治療來說，光療有可能會是一支潛力股。

血漿分離術

血漿分離術也被歸類為治療性血漿置換，簡單來說這是一種體外血液淨化技術。施行血漿分離術要用到自動離心機來移除血漿，並將紅血球和替代膠體（例如捐贈者的血漿或白蛋白）導回病人體內。除了離心式血漿分離之外，還有另外一種膜式血漿過濾，可以選擇性地清除不需要的大分子，然後把處理過的血漿再輸回病患體內，而不是使用捐贈者的血漿或白蛋白。

一九七〇年代，發現了癌症患者的血漿中有免疫抑制因子。血漿分離術被廣泛用於治療許多種惡性腫瘤，就是要除去這些免疫抑制因子。這種置換術已知可以改善癌症末期患者的體力狀況或生活品質[45]。有一項研究是讓二十五名對免疫化療沒有反應的癌末患者，改用血漿置換術來除去他們的致癌因子，結果有 60% 的患者出現主觀症狀的改善，28% 的患者腫瘤縮小[46]。其他研究顯示，類似的機轉和治療結果也出現在重病患者和癌症患者身上[47,48]。

除了亞洲和歐洲國家，目前血漿置換術還不常用於癌症治療；北美洲、墨西哥和南美洲有一些中心也提供血漿置換術。既然癌症患者也會採用這種療法，應該針對其療效與可用性做更多的研究。

本章重點摘要

　　在打擊癌症的路上，身為醫護人員的我們，本來就應該盡最大可能去扶持癌症患者，因此不應限制提供種種能夠有所助益的支持性治療手段。目前已有一些療法，在慢慢匯入癌症治療的「主流」，但也有些療法不太可能很快就獲得這樣的認可。最重要的是，只要醫師能夠接受訓練，安全有效地使用這些療法，他們就會有更多方法提供給患者，一起決定出一個最佳的抗癌計畫。根據我們的經驗，只有當我們能夠在癌症治療中提供廣泛的治療方案，才能在大多數癌症患者身上看到最大也最正面的治療結果。

【致謝】

　　我要感謝 Lisa Cheng、Patty Gift、Reid Tracy 讓這本書得以出版，還要感謝 Hay House 出版社的其他所有工作人員。更要感謝我的妻子安吉拉，同樣身為醫師的她無私地全力支持我完成這本書。當然，最後我要感謝上帝，以及主耶穌基督。

馬克・史坦格勒

　　感謝 Hay House 出版社的團隊，以及跟我一起合作的所有臨床及研究人員。感謝我的家人和親友在我撰寫此書的過程中全力支持我，尤其是我的妻子蘿莉。在此更要特別感謝在我的人生及職業生涯中對我影響深遠的老師 Lilly，感謝您的每一堂課，感謝您為我及癌症整合療法所做的一切努力。

保羅・安德森

【名詞解釋】

8- 羥基去氧鳥糞嘌呤核（8-OHdG）——DNA 氧化後的主要產物之一。
細胞內 8-OHdG 的濃度可以用來評估氧化壓力，是疾病在逆轉或
惡化的另一個非特異性指標。

DHA——一種 ω–3 脂肪酸（二十二碳六烯酸，有六個雙鍵的多元不飽
和脂肪酸）。

EPA——一種 ω–3 脂肪酸（二十碳五烯酸，有五個雙鍵的多元不飽和
脂肪酸）。

HER2——人類表皮生長因子受體 2。這種蛋白質會促進癌細胞生長。

ONCOblot 驗血——用以確定血液中是否出現一種叫做 ENOX2 的蛋白
質。ENOX2 基因只存在於惡性腫瘤細胞的表面，是一種與異常細
胞功能有關的特定蛋白質編碼，可用來檢測非常早期的癌症。

α -n- 乙醯半乳糖胺酶（Alpha-N-Acetylgalactosaminidase，簡稱 nagalase）
——一種被癌細胞用來發展生化強度的酵素，有可能是癌症加強發
展的徵兆。

γ - 胺基丁酸（Gamma-aminobutyric acid，簡稱 GABA）——中樞神經主
要的鎮靜神經傳導素，經常做為鎮靜的補充劑。

乙狀結腸鏡檢查（Sigmoidoscopy）——將帶有鏡頭及燈源的彈性軟管推
入直腸，以觀察病人乙狀結腸的下部和直腸。

人類絨毛膜促性腺激素（Human chorionic gonadotropin，簡稱 HCG）
——一種通常由人類胎盤分泌的荷爾蒙，血漿和尿液中含 HCG 是
懷孕的最早期信號之一，可用於妊娠檢測。已知有些腫瘤內的

HCG 含量會增加，而且可能是惡性腫瘤生長的誘發因素。有些病例可用 HCG 來追蹤癌症治療的進展。

十字花科（Cruciferous）——因為防癌特性而為人所知的一類蔬菜，包括青江菜、綠花椰菜、球芽甘藍、高麗菜、白花椰菜、綠葉甘藍、蕪菁甘藍、芥菜、大頭菜、蘿蔔及西洋菜。

大腸鏡檢查（Colonoscopy）——帶有鏡頭及燈源的彈性軟管插入直腸，然後沿著大腸移動，尋找大腸直腸癌和癌前息肉。

子宮頸抹片檢查（Pap test）——從女性子宮頸輕輕刮取少量剝落的上皮細胞，檢驗子宮頸有無癌前與癌症變化。

內視鏡（Endoscopy）——把帶有光源和鏡頭的細管放進身體內部（例如食道、胃、大腸、耳朵、鼻子、喉嚨、心臟、尿道、關節、腹部）做檢查。

化學治療（Chemotherapy）——使用化學藥劑治療癌症的方法。

化療敏感性檢驗（Chemosensitivity testing）——在檢驗室用腫瘤細胞來檢測特定細胞對某種癌症療法的敏感性。

升糖指數（Glycemic index）——指的是某種食物被吃下去之後，經消化吸收變成血糖的速率。升糖指數越高的食物，食用後越容易使血糖升高，這類食物對體重、糖尿病和罹癌風險都有不利的影響。

升糖負荷（Glycemic load）——除了升糖指數，我們還要考量到吃進肚子的食物份量對於血糖所造成的負荷。因此升糖負荷同時考慮到了食物的質（吃什麼，即升糖指數）與食物份量（吃多少），能更準確地估計食物對血糖濃度的影響。低升糖負荷的情況是最理想的。

心電圖與心臟超音波（EKG and echocardiogram）——用以測量心臟電活動的檢驗。

半乳糖凝集素 -3（Galectin-3）——一種與發炎有關的蛋白質。

去氧核糖核酸（DNA）——一種複雜的分子結構，含有專屬個人的獨特基因資訊（密碼），執行身體機能。

正子電腦斷層掃描（Positron-emission tomography，簡稱 PET）——注射放射性示蹤劑，有癌變的器官和組織會吸收示蹤劑，呈現在電腦影像上。醫師可以從中看出目前是否有癌細胞，以及癌細胞是否擴散，並監看腫瘤對化療的反應。通常和電腦斷層掃描併用。

瓦氏效應（Warburg Effect）——以德國醫師、生理學家及諾貝爾獎得主奧托・瓦爾堡（Otto Warburg）命名，指的是他發現癌細胞的生長速度遠高於正常細胞，是因為癌細胞的代謝方式與正常細胞不同。癌細胞能夠適應並為自身提供大量的葡萄糖來促進細胞增殖。瓦爾堡認為所有的癌症都源自細胞不正常的能量產生方式，部分當代研究人員在很大程度上也認同瓦爾堡的理論，並建議採用限制葡萄糖攝取的療法，因為癌細胞會攝取葡萄糖來產生能量。

生酮飲食（Ketogenic diet）——一種高脂肪、超低碳水化合物的飲食方式。這樣的飲食內容包括大量的高纖蔬菜、豐富的天然油脂、低至中等的蛋白質及極低的碳水化合物。過程中會產生酮體，而酮體無法被腫瘤細胞用來產生能量，對癌細胞有毒害作用。

地中海式飲食（Mediterranean diet）——地中海地區常見的一種健康的飲食方式，通常包括水果、蔬菜、特級初榨橄欖油、魚、全穀物、豆類、適量的葡萄酒及少量紅肉。這種飲食方式在大規模的觀察研究中被證明與較低的癌症發生率有關。

多閘門控式心室造影掃描（MUGA scan）——運用放射性示蹤劑和特殊攝像機拍攝心臟每個心跳的血泵。在做某些化療期間需要做這種掃描，以確保不會對心臟造成損害。

存活（Survivorship）——癌症患者在經過治療後，判定身體的癌症已從一種致命疾病轉變為能夠長期無病存活的狀態。

有機食品（Organic foods）──生產過程中沒有噴灑農藥、不使用合成化肥、沒有經過基因改造及生物工程，也沒有受到電離輻射和污水等污染物污染的食品。有機的動物產品（乳製品、肉類及蛋類等），則是指以有機食物餵食，並禁用生長激素及荷爾蒙。

考夫曼飲食（Kaufmann diet）──一種限制攝取穀物、酒精、花生、蕈類、酵母（真菌）的飲食法，主要著重於蛋白質來源（包括動物性蛋白質及植物性蛋白質）及蔬菜。所抱持的理論基礎是：簡單的碳水化合物和糖會促進真菌生長，而真菌會致癌並促進腫瘤生長。

自由基（Free radicals）──一種帶負電荷、極度不穩定的氧分子，當細胞正常產生能量、接觸到輻射或環境毒素時就會形成自由基。自由基的產生是免疫系統回應感染及疾病的正常反應之一，也會損害細胞的 DNA 及提高罹癌風險。某些化療和放療的癌症治療方法，會藉由產生自由基去攻擊癌細胞的粒線體。

自然療法醫師（Naturopathic medical doctor，簡稱 NMD 或 ND）──受過初級衛生保健培訓的整體醫療醫師，這一類的醫師會結合最好的常規療法及整體醫學來防治疾病。他們畢業於美國和加拿大經過認證的自然療法醫學院，受過的訓練包括：基本的身體健康檢查、實驗室檢驗、藥物處方、小手術和急診醫療，以及諸如營養、靜脈營養注射、草藥、諮詢、營養補充劑和其他自然療法等綜合療法。

血管新生（Angiogenesis）──指的是長出新血管，特指供養腫瘤細胞生長所需的新血管增生。

西番蓮（Passionflower）──一種傳統藥草，有鎮靜和放鬆的作用。

免疫系統（Immune system）──一個包括細胞、組織及器官的複雜網絡，可以保護身體免於受到感染、癌症及環境有害物質的危害。

抗致惡性素抗體血清（AMAS）──這是一種比較古老的非特異性癌症檢驗，目的在於早期偵測出癌症。

抗氧化劑（Antioxidant）──抑制細胞氧化或受到損害的分子，天然存在於水果蔬菜等食物中，也可以從營養補充劑攝取。

抗新管新生（Anti-angiogenesis）──抑制新血管的形成。

抗腫瘤（Antitumor）──抑制或防止腫瘤的形成或生長。

抗凝血劑（Anticoagulant）──防止血液凝固形成血栓的一種天然物質或藥劑。

肛門指診（Digital rectal exam，簡稱 DRE）──一種檢驗方法，醫師戴上手套、塗上潤滑液後，將手指滑進肛門裡，在直腸較低的部位、骨盆、下腹部、男性攝護腺及女性的子宮觸診，檢查有無腫大或不規則形狀等惡性腫瘤的異常現象。

乳房攝影（Mammography）──利用低劑量的 X 光去檢查乳房有無腫瘤、囊腫等病灶，有助於早期發現乳癌。更新型的檢查，則是將掃描的影像以立體畫面呈現。

輻射中毒（Radiation toxicity）──健康細胞在放射線治療中受損所產生的副作用。比較常見的急性副作用是噁心和倦怠；長期副作用可能包括不可逆轉的問題，例如器官受損，甚至是導致癌症。

放射線療法（Radiation therapy）──以高能量的放射線來治療癌症的一種方式，使用的可能是光子射線（X 射線和伽馬射線）或粒子（中子、質子和電子）射線。

治癒（Cure）──根據美國國家癌症研究所的定義，治癒一詞用於癌症時「指的是經治療後體內沒有發現癌細胞，且癌症永遠不會復發」。

附屬的（Adjunctive）──在醫療上，指的是在主要治療之外，還另外使用其他療法來輔助治療。

活性氧（Reactive oxygen species，簡稱 ROS）——一種含氧的不穩定分子，也就是自由基。會對細胞的 DNA、RNA 和蛋白質造成損害，並導致細胞死亡。有些癌症的常規療法（例如某些化療）和癌症整合療法（例如青蒿琥酯）會產生 ROS 殺死癌細胞。

恒定性（Homeostasis）——身體或細胞趨向平衡的傾向。

切片檢查（Biopsy）——從疑似惡性腫瘤中取出組織樣本，放在顯微鏡下檢查。通常是使用針抽取病兆組織（稱為穿刺）。

致癌的（Carcinogenic）——會誘發癌症的藥劑或物質。

致癌基因（Oncogene）——一種可誘發細胞不正常發育形成腫瘤的基因。

核內呼吸因子 2（Nrf2）——細胞中的一種蛋白質，當這種蛋白質被 Nrf2 活化劑活化時，會產生抗氧化酶和基因來防止細胞受損；也包括對癌細胞的保護。

核磁共振造影（Magnectic resonance imaging，簡稱 MRI）——利用超導磁鐵製造出一個磁場，再連結電腦建立一個身體組織的立體診斷影像，顯示身體部位的詳細影像。

核糖核酸（RNA）——一種複雜的分子結構，攜帶來自 DNA 的基因訊息以指導蛋白質的合成。

氧化療法（Oxidative therapies）——提供身體額外的氧氣，以便預防和治療疾病的一種療法。以癌症整合療法來說，高劑量靜脈注射維生素 C、高壓氧和臭氧治療都屬氧化療法。

益生菌（Probiotics）——對宿主（包括動物和人類）有正面效益的腸道微生物。

益菌生（Prebiotics）——可以促進腸道益菌生長的物質。

胰島素抗性（Insulin resistance）——指的是人體細胞對胰島素的反應能力變弱，於是有更多的胰島素釋出而導致血中的胰島素濃度異常高，這是癌症、糖尿病和心血管疾病已知的一個危險因子。

胸苷激酶 -1 檢驗（TK-1 testing）——人體細胞增生時會釋出胸苷激酶 -1，因此在積極治療期間，可以用來監看癌症的發展。在急性或病理性組織壓力下，胸苷激酶是組織代謝的關鍵酵素之一。如果癌症患者腫瘤中的胸苷激酶活性是中度或高度，通常惡化速度快，治療結果也比較差。

胺基酸（Amino Acids）——構成蛋白質的基本單位。

脊髓腔注射（Intrathecal）——經由腰椎穿刺方式，將抗癌藥物注射到脊髓腔中，是化學療法的一種給藥途徑。

臭氧（Ozone）——臭氧由三個氧原子構成，可用於癌症治療。臭氧靜脈注射是一種氧化療法，通常是把抽出的血液注入無菌的靜脈袋，接著注入醫用級臭氧，然後再重新輸入患者體內。

茶胺酸（L-theanine）——茶葉中特有的一種游離胺基酸，有減少焦慮、集中注意力及穩定情緒的作用。

骨骼掃描（Bone scan）——可以反映局部血流量及骨骼代謝的活躍程度，藉此找出生長於骨骼或轉移至骨骼的癌症。掃描前會先靜脈注射少量放射性物質，然後再用測量放射性的掃描儀器掃描全身。

骨髓抽吸與切片檢查（Bone marrow aspiration and biopsy）——從骨髓抽取骨髓液或使用骨髓切片針取出一小塊骨髓組織做病理切片檢查，提供骨髓內部形成血球的相關訊息。

高壓氧治療（Hyperbaric oxygen therapy，簡稱 HBOT）——把病人置於一個密閉的高壓艙內吸入百分百純氧的一種療法。

動脈內（Intra-arterial）——直接進入動脈。

細胞凋亡（Apoptosis）——也稱為計畫性細胞死亡，包含一連串導致細胞死亡的分子反應。這是人體用來排除異常細胞的一個方法，這種細胞自動死亡的過程可能會被癌細胞封鎖。

救命飲食：中國研究（China Study diet）——依據在中國大陸農村所做的廣泛研究而採取的一種飲食方式。中國農村居民平常只吃在地生長的食物，而且以植物性食物為主，動物性蛋白質和乳製品偏低。研究人員推論，這種傳統的中式飲食可以降低罹患癌症及其他慢性病的風險。

循環腫瘤 DNA（Circulating Tumor DNA，簡稱 ctDNA）——可在血液中發現的變異基因物質，是腫瘤細胞死亡後釋放到血液中的 DNA，可以做為癌症篩檢的生物指標。

循環腫瘤細胞（Circulating tumor cells，簡稱 CTCs）——是從腫瘤原發部位或轉移部位脫落的癌細胞，隨著血液一起循環。分離與鑑別癌症患者的循環腫瘤細胞，可以搭配傳統的切片檢查一起使用，或者取代切片檢查以隨時評估腫瘤的進展。

惡病質（Cachexia）——肌肉快速流失和體重減輕的一種消耗性症候群。

發炎（Inflammation）——免疫系統對受傷、感染、癌症或其他刺激的反應。長期處於發炎狀態（慢性發炎）已知是大多數疾病的共同根源，也包括癌症。

超音波（Ultrasound）——一種造影檢驗方法，利用高頻聲波來建立體內器官與組織的影像。與 X 光不同，超音波不會發射游離輻射，安全性更高。

腫瘤抑制基因（Tumor suppressor gene）——這是一種負責抑制細胞分裂、修復受損 DNA 以及告知細胞該執行死亡計畫（細胞凋亡）的基因。

腫瘤基因體學（Tumor genomics）——針對某些腫瘤類型找出腫瘤特徵的基因分型檢驗，可做為治療的重要參考。

腫瘤指標（Tumor markers）——測量血液、尿液或身體組織裡的某些物質，用來篩檢癌症或監看癌症治療的效果。當這些物質含量高時，可能表示有癌細胞。

腫瘤學（Oncology）——治療癌症的醫學分支，研究腫瘤（尤其是惡性腫瘤）的病因、預防、診斷及治療；而專門治療癌症的醫師就稱為腫瘤科醫師。

腫瘤壞死因子 α（TNF-alpha）——由白血球產生的細胞素，具有免疫調節作用，能促進發炎反應。當腫瘤壞死因子 α 失調或失衡時，會造成癌症的擴散與惡化。

腹腔注射（Intraperitoneal）——把藥劑注射到包含腸、胃及肝臟的人體腹腔內。

試管內、體外（In vitro）——在活體組織外的試管或人工環境中所進行的研究。

電腦斷層掃描（Computed tomography scan，簡稱 CT 或 CAT）——一種檢驗方法，使用 X 光機以 X 光分層聚焦掃描組織，建立一個 3D 立體影像。

預後（Prognosis）——疾病的可能結果或發展情況；復原或復發的機率。

實驗室檢驗（Lab tests）——血液和尿液檢驗，可以藉此辨識出帶有癌症跡象的物質。這是癌症篩檢工具之一，但不能單獨靠它來診斷癌症。

輔助性的（Adjuvant）——用來修改或改善主要物質作用的一種物質或成分。

增生（Proliferation）——因為細胞的生長和分裂而使得細胞數量增加。

洋甘菊（Chamomile）——一種傳統藥草，通常做為花草茶使用，有放鬆及促進深層睡眠功效，例如德國洋甘菊（*Matricaria chamomilla*）。

粒線體（Mitochondria）——細胞內一個產生三磷酸腺苷（ATP）這種

高能量化合物的胞器。

緩解（Remission）──癌症跡象和症狀都減輕的一種生理狀態，可分為部分緩解及完全緩解。在完全緩解的情況下，所有的癌症跡象和症狀都已經完全消失了。

鋇劑灌腸攝影（Barium enema）──先讓患者喝下顯影劑（鋇劑），再做大腸和直腸的 X 光攝影。

癌症整合療法（Integrative oncology）──結合使用最好的常規療法和整體療法來防治癌症。

整合醫學（Integrative medicine）──一種醫學系統，全面性考量影響健康的各種因素，包括身體、心理、情感、環境、精神和社會因素。然後根據病人需求，結合最好的常規療法和整體醫療來治療疾病。

隨機安慰劑對照研究（Randomized, placebo-controlled study）──一種研究的類型，受試者在不知情的情況下被隨機分配接受臨床治療或安慰劑。這種方式被認為是研究的黃金標準，但不是所有的療法都能用這種方式研究。

靜脈注射（Intravenous）──把溶液中的物質直接輸送到靜脈中，將由血液傳送到身體的其他部位。

癌症（Cancer）──包含一百多種不同疾病的群組，這些疾病都是因為細胞無節制的異常分裂而產生，並且可能擴散到身體的其他部位（轉移）。

癌幹細胞（Cancer Stem Cell）──在自然免疫力或標準癌症療法殺死癌細胞的過程中，有少數癌細胞仍殘留在腫瘤內。這些「母」細胞具有幹細胞的性質，可以不斷分裂繁殖，導致腫瘤復發。

糞便潛血檢驗（Fecal occult blood test）──找出糞便潛血，進行大腸直腸癌的篩檢。

糞便檢驗（Stool test）──搜索糞便樣本中的 DNA 生物指標，可以看出檢驗當時罹患結腸直腸癌或癌前病變的可能性高低。

斷食（Fasting）──有一段時間完全不進食。醫療上使用的斷食方式視病人情況而定，有的人在某一段時間內只喝水，有的人是喝特定的飲料（通常是蔬菜汁）。間歇性斷食以一天二十四小時為基準，在某個時間段內只攝取不含熱量的液體。

轉化生長因子 β（Transforming growth factor-beta，簡稱 TGF-β）──一種免疫調節因子，可以追蹤這種因子來監看發炎和腫瘤的進展或治療效果。

轉移（Metastasis）──癌細胞從原發或起始部位擴散到身體其他部位。

核因子活化 B 細胞 k 輕鏈增強子（NF-kB）──這種轉錄因子也稱為 NF-kappaB，是一種與多種細胞功能有關的蛋白複合體，包括發炎、免疫、細胞生長和分化、腫瘤形成及細胞凋亡。轉錄因子 NF-kB 調控失常與癌症、發炎有關，已有藥物和天然製劑可用來抑制 NF-kB 轉錄因子。

體內（In vivo）──常用來指稱在活體組織（包括細胞、植物、動物或人）內部進行的實驗。

參考資料

前言

1. "Cancer Stat Facts: Cancer of Any Site," Surveillance, Epidemiology, and End Results Program, National Cancer Institute, accessed November 13, 2016, http://seer.cancer.gov/statfacts/html/all.html.
2. "Cancer Facts & Figures 2016," American Cancer Society, accessed November 13, 2016, https://www.cancer.org/content/dam/cancer-org/research/cancer-facts-and-statistics/annual-cancer-facts-and-figures/2016/cancer-facts-and-figures-2016.pdf.
3. "Cancer Facts & Figures 2016," American Cancer Society.
4. "Cancer Facts & Figures 2016," American Cancer Society.
5. "Cancer Facts & Figures 2016," American Cancer Society.
6. "Survey: Bankruptcy Worries for One-Third of Cancer Patients," Medscape.com, accessed November 13, 2016, http://www.medscape.com/viewarticle/842718.
7. "Cancer Facts & Figures 2016," American Cancer Society.
8. "Cancer: In Depth," National Center for Complementary and Integrative Health, National Institutes of Health, last modified July 2014, accessed November 13, 2016, https://nccih.nih.gov/health/cancer/complementary-integrative-research.
9. Grace K Dy et al., "Complementary and alternative medicine use by patients enrolled onto phase I clinical trials," *Journal of Clinical Oncology*, 2004 Dec 1, 22(23):4810–5, https://doi.org/10.1200/JCO.2004.03.121.
10. Alex Sparreboom et al., "Herbal remedies in the United States: potential adverse interactions with anticancer agents," *Journal of Clinical Oncology*, 2004, 22(12):2489–2503, https://doi.org/10.1200/JCO.2004.08.182.
11. Sparreboom et al., "Herbal remedies in the United States."
12. Roxanne Nelson, "Can Integrative Oncology Extend Life in Advanced Disease?" last modified October 25, 2013, accessed November 14, 2016, http://www.medscape.com/viewarticle/813217.

第 2 章　治標更要治本：阻斷所有致癌的危險因子

1. Vincent T DeVita, Jr.; Theodore S Lawrence; and Steven A Rosenberg, *DeVita, Hellman, and Rosenberg's Cancer: Principles & Practice of Oncology*, 10th ed. (Wolters Kluwer Health, 2016), 24.
2. KW Kinzler and B Vogelstein, "Lessons from hereditary colon cancer," *Cell*, 1996, 87:159–170, PMID: 8861899.
3. V Vinnitsky, "The development of a malignant tumor is due to a desperate asexual self-cloning process in which cancer stem cells develop the ability to mimic the genetic program of germline cells," *Intrinsically Disordered Proteins*, 2014,2(1), http://dx.doi.org/10.4161/idp.29997.
4. "The Stem Cell Theory of Cancer," Stanford Medicine, accessed November 5, 2017, https://med.stanford.edu/ludwigcenter/overview/theory.html.
5. AR Burleigh, "Of germ cells, trophoblasts, and cancer stem cells," *Integrative Cancer Therapies*, 2008 Dec, 7(4):276–81, https://doi.org/10.1177/1534735408326454.

6.　CA Ross, "The trophoblast model of cancer," *Nutrition and Cancer*, 2015, 67(1):61–7, https://doi.org/10.1080/01635581.2014.956257.

7.　Burleigh, "Of germ cells, trophoblasts, and cancer stem cells."

8.　JP Medema, "Targeting the colorectal cancer stem cell," *New England Journal of Medicine*, 2017 Aug 31, 377(9):888–890, https://doi.org/10.1056/NEJMcibr1706541.

9.　Otto Warburg, Franz Wind, and Erwin Negelein. "The metabolism of tumors in the body," *The Journal of General Physiology*, 1927, 8(6):519–530.

10.　TN Seyfried et al., "Cancer as a metabolic disease: implications for novel therapeutics," *Carcinogenesis*, 2014, 35(3):515–527, https://doi.org/10.1093/carcin/bgt480.

11.　DS Wishart, "Is cancer a genetic disease or a metabolic disease?" *EBioMedicine*, 2015, 2(6): 478–479, https://doi.org/10.1016/j.ebiom.2015.05.022.

12.　TN Seyfried et al., "Press-pulse: a novel therapeutic strategy for the metabolic management of cancer," *Nutrition & Metabolism*, 2017, 14:19, https://doi.org/10.1186/s12986-017-0178-2.

13.　BW Stewart and CP Wild, editors, "World cancer report 2014," Lyon: International Agency for Research on Cancer.

14.　GBD 2015 Risk Factors Collaborators, "Global, regional, and national comparative risk assessment of 79 behavioural, environmental and occupational, and metabolic risks or clusters of risks, 1990–2015: a systematic analysis for the Global Burden of Disease Study 2015," *The Lancet*, 2016 Oct, 388 (10053):1659–1724, https://doi.org/10.1016/S0140-6736(16)31679-8.

15.　M Plummer et al., "Global burden of cancers attributable to infections in 2012: a synthetic analysis," *Lancet Global Health*, 2016 Sep, 4(9):e609–16, https://doi.org/10.1016/S2214-109X(16)30143-7.

16.　"Risk Factors for Cancer," National Cancer Institute, accessed November 5, 2017, https://www.cancer.gov/about-cancer/causes-prevention/risk.

17.　J Ferlay et al., "GLOBOCAN 2012 v1.0, Cancer Incidence and Mortality Worldwide: IARC Cancer," Base No. 11, Lyon, France: International Agency for Research on Cancer, 2013.

18.　Stewart and Wild, "World cancer report 2014."

第 3 章　不只要活下來，還要活得好：常規醫療與整合療法的比較

1.　"Understanding Cancer Prognosis," National Cancer Institute, National Institutes of Health, accessed June 25, 2017, https://www.cancer.gov/about-cancer/diagnosis-staging/prognosis.

2.　"Understanding Cancer Prognosis," National Cancer Institute.

3.　"NCI Dictionary of Cancer Terms," National Cancer Institute, National Institutes of Health, accessed June 25, 2017, https://www.cancer.gov/publications/dictionaries/cancer-terms?cdrid=45849.

4.　"Understanding Cancer Prognosis," National Cancer Institute, National Institutes of Health, accessed June 25, 2017, https://www.cancer.gov/about-cancer/diagnosis-staging/prognosis.

5.　"Understanding Cancer Prognosis," National Cancer Institute.

6.　JH Rowland and A O'Mara, "Survivorship care planning: unique opportunity to champion integrative oncology?" *Journal of the National Cancer Institute Monographs*, 2014, (50):285, https://doi.org/10.1093/jncimonographs/lgu037.

7.　K Bell and S Ristovski-Slijepcevic, "Cancer survivorship: why labels matter," *Journal of Clinical Oncology*, 2013 Feb, 31(4): 409–11, http://ascopubs.org/doi/full/10.1200/jco.2012.43.5891.

8.　Susan Leigh, "Cancer Survivorship: A Nursing Perspective," accessed July 16, 2017, http://eknygos.lsmuni.lt/springer/566/8-13.pdf.

9.　LL Wu et al., "Urinary 8-OHdG: a marker of oxidative stress to DNA and a risk factor for cancer, atherosclerosis and diabetics," *Clinica Chimica Acta*, 2004 Jan, 339(1–2):1–9.

10. JT Thornthwaite, "Anti-malignin antibody in serum and other tumor marker determinations in breast cancer," *Cancer Letters*, 2000 Jan 1, 148(1):39–48. PMID: 10680591.

11. SM Harman et al., "Discrimination of breast cancer by anti-malignin antibody serum test in women undergoing biopsy," *Cancer Epidemiology Biomarkers & Prevention*, 2005 Oct, 14(10):2310–5. PMID: 16214910.

12. RD Blumenthal, "An overview of chemosensitivity testing," *Methods in Molecular Medicine*, 2005, 110:3–18.

13. RD Blumenthal and DM Goldenberg, "Methods and goals for the use of in vitro and in vivo chemosensitivity testing," *Molecular Biotechnology*, 2007 Feb, 35(2):185–97.

14. Publications relating to CTCs and ctDNA may be found at https://biocept.com/technology/publications.

15. MG Krebs et al., "Circulating tumour cells: their utility in cancer management and predicting outcomes," *Therapeutic Advances in Medical Oncology*. 2010 Nov, 2(6): 351– 365, https://doi.org/10.1177/1758834010378414. PMCID:3126032.

16. LA Cole, "HCG variants, the growth factors which drive human malignancies," *American Journal of Cancer Research*, 2012, 2(1):22–35.

17. X Sun and X Liu, "Cancer metastasis: enactment of the script for human reproductive drama," *Cancer Cell International*, 2017, 17:51.

18. N Yamamoto et al., "Immunotherapy for prostate cancer with Gc protein-derived macrophage activating factor (GcMAF)," *Translational Oncology*, 2008, 1:65–72.

19. M Korbelik et al., "The value of serum alpha-N-acetylgalactosaminidase measurement for the assessment of tumour response to radio- and photodynamic therapy," *British Journal of Cancer*, 1998, 77:1009-1014.

20. AL Reddi et al., "Serum alpha-N-acetylgalactosaminidase is associated with diagnosis/prognosis of patients with squamous cell carcinoma of the uterine cervix," *Cancer Letters*, 2000, 158:61–64.

21. N Yamamoto et al., "Deglycosylation of serum vitamin D3-binding protein leads to immunosuppression in cancer patients," *Cancer Research*, 1996 June 15, 56(12):2827– 2831. PMID: 8665521.

22. N Cho et al., "Monoclonal antibody to a cancer-specific and drug-responsive hydroquinone (NADH) oxidase from the sera of cancer patients," *Cancer Immunology, Immunotherapy*, 2002 May 51(3):121–9.

23. H Ikushima and K Miyazono, "TGF *β* signalling: a complex web in cancer progression," *Nature Reviews Cancer*, 2010 Jun, 10(6):415–24, https://doi.org/10.1038/nrc2853.

24. J Foekens et al., "Thymidine kinase and thymidylate synthase in advanced breast cancer: response to tamoxifen and chemotherapy," *Cancer Research*, 2001 Feb 2, 61(4):1421–1425.

25. M Gulaboglu et al., "Blood and urine iodine levels in patients with gastric cancer," *Biological Trace Element Research*, 2006 Dec, 113(3):261–71, PMID: 17194926.

26. JF Håkonsen Arendt et al., "Elevated plasma vitamin B12 levels and cancer prognosis: A population-based cohort study," *Cancer Epidemiology*, 40:158–165, http://dx.doi.org/10.1016/j.canep.2015.12.007.

27. JFB Arendt et al., "Elevated plasma vitamin B12 levels as a marker for cancer: a population-based cohort study," *Journal of the National Cancer Institute*, 2013 Dec 4, 105(23):1799–805, https://doi.org/10.1093/jnci/djt315.

28. DeVita, Lawrence, and Rosenberg, *Cancer: Principles & Practice*, 24.

29. "Definition of Naturopathic Medicine," The American Association of Naturopathic Physicians, accessed June 25, 2017, http://www.naturopathic.org/content.asp?contentid=59.

30. Rowland and O'Mara, "Survivorship Care Planning."

31. Staff, National Cancer Institute. Accessed July 16, 2017, https://cancercontrol.cancer.gov/ocs/about/bio_rowland.html.

32. Rowland and O'Mara, "Survivorship Care Planning."

33. SJ Sohl et al., "Characteristics associated with the use of complementary health approaches among long-

term cancer survivors," *Supportive Care in Cancer*, 2013 Nov 22, 22(4):927–936, https://doi.org/10.1007/s00520-013-2040-z.

34. SC Bischoff et al., "Intestinal permeability—a new target for disease prevention and therapy," *BMC Gastroenterology*, 2014, 14:189, https://doi.org/10.1186/s12876-014-0189-7.

35. Bischoff et al., "Intestinal permeability."

36. Bischoff et al., "Intestinal permeability."

37. Bischoff et al., "Intestinal permeability."

38. C Resnick, "Nutritional Protocol for the Treatment of Intestinal Permeability Defects and Related Conditions," *Natural Medicine Journal*, 2010 March, 2(3), http://www.naturalmedicinejournal.com/journal/2010-03/nutritional-protocol-treatment-intestinal-permeability-defects-and-related.

39. Bischoff et al., "Intestinal permeability."

40. C Resnick, "Nutritional Protocol for the Treatment of Intestinal Permeability Defects."

41. Suzanne Reuben, "2009–2009 Annual Report President's Cancer Panel. Reducing Environmental Cancer Risk," National Cancer Institute, National Institutes of Health, U.S. Department of Health and Human Services, accessed October 24, 2017, https://deainfo.nci.nih.gov/advisory/pcp/annualReports/pcp08-09rpt/PCP_ Report_08-09_508.pdf.

42. Markham Heid, "How stress affects cancer risk," The University of Texas MD Anderson Cancer Center, accessed July 18, 2017, https://www.mdanderson.org/publications/focused-on-health/december-2014/how-stress-affects-cancer-risk.html. html.

43. Y Chida et al., "Do stress-related psychosocial factors contribute to cancer incidence and survival?" *Nature Reviews Clinical Oncology*, 2008 Aug, 5:466–475, https://doi.org/10.1038/ncponc1134.

44. Brian Lawenda, "Stress and Cancer 101: Why Stress Reduction Is Essential," Integrative Oncology Essentials, accessed July 18, 2017, https://integrativeoncology-essentials.com/2012/04/anticancer-lifestyle-stress-reduction-101.

45. Vicki A Jackson and David P Ryan, with Michelle Seaton, *Living with Cancer* (Baltimore, MD: Johns Hopkins University Press, 2017), 101–104.

46. "Tips for reducing stress," Cancer.net, accessed July 18, 2017, http://www.cancer.net/coping-with-cancer/managing-emotions/managing-stress.

47. BL Andersen et al., "Biobehavioral, immune, and health benefits following recurrence for psychological intervention participants," *Clinical Cancer Research*, 2010, 16(12):3270–3278, https://doi.org/10.1158/1078-0432.CCR-10-0278.

48. LK Sprod et al., "Three versus six months of exercise training in breast cancer survivors," *Breast Cancer Research and Treatment*, 2010 Jun, 121(2):413–9, https://doi.org/10.1007/s10549-010-0913-0.

49. J Hamer and E Warner, "Lifestyle modifications for patients with breast cancer to improve prognosis and optimize overall health," *Canadian Medical Association Journal*, 2017 Feb 21, 189(7), https://doi.org/10.1503/cmaj.160464.

50. Hamer and Warner, "Lifestyle modifications for patients with breast cancer."

51. Hamer and Warner, "Lifestyle modifications for patients with breast cancer."

52. SA Kenfield et al, "Physical activity and survival after prostate cancer diagnosis in the health professionals follow-up study," *Journal of Clinical Oncology*, 2011 Feb, 29(6): 726–732, https://doi.org/10.1200/JCO.2010.31.5226.

53. EL Richman et al, "Physical activity after diagnosis and risk of prostate cancer progression: Data from the Cancer of the Prostate Strategic Urologic Research Endeavor," *Cancer Research*, 2011 June, 71(11): 3889–3895, https://doi.org/10.1158/0008-5472.CAN-10-3932.

54. K Chandrasekhar et al., "A prospective, randomized double-blind, placebo-controlled study of safety and efficacy of a high-concentration full-spectrum extract of ashwagandha root in reducing stress in

adults," *Indian Journal of Psychological Medicine*, 2012 Jul, 34(3):255–62, https://doi.org/10.4103/0253-7176.106022.

55. DL Barton et al., "Wisconsin Ginseng (Panax quinquefolius) to improve cancer-related fatigue: a randomized, double-blind trial, N07C2," *Journal of the National Cancer Institute*, 2013, 105(16):1230–1238, https://doi.org/10.1093/jnci/djt181.

56. JP Medema, "Targeting the colorectal cancer stem cell," *New England Journal of Medicine*, 2017, 377(9):888–890, https://doi.org/10.1056/NEJMcibr1706541.

第 4 章　療法、療效與副作用：認識癌症的常規療法

1. DeVita, Lawrence, and Rosenberg, *Cancer: Principles & Practice*, 142.

2. DeVita, Lawrence, and Rosenberg, *Cancer: Principles & Practice*, 142.

3. "Radiation Therapy," National Cancer Institute, accessed July 2, 2017, https://www.cancer.gov/about-cancer/treatment/types/radiation-therapy.

4. K Eda et al., "The effects of enteral glutamine on radiotherapy induced dermatitis in breast cancer," *Clinical Nutrition*, 2016 Apr, 35(2):436–9, https://doi.org/10.1016/j.clnu.2015.03.009.

5. V DeVita, Jr., and E Chu, "A history of cancer chemotherapy," *Cancer Research*, 2008 Nov 1, 68:21, https://doi.org/10.1158/0008-5472.CAN-07-6611.

6. DeVita and Chu, "A history of cancer chemotherapy."

7. DeVita and Chu, "A history of cancer chemotherapy."

8. DeVita and Chu, "A history of cancer chemotherapy."

9. DeVita and Chu, "A history of cancer chemotherapy."

10. "Chemotherapy," National Cancer Institute, accessed July 2, 2017, https://www.cancer.gov/about-cancer/treatment/types/chemotherapy.

11. DeVita, Lawrence, and Rosenberg, *Cancer: Principles & Practice*, 189.

12. "Chemotherapy: How Chemotherapy Drugs Work," American Cancer Society, accessed July 2, 2017, https://www.cancer.org/treatment/treatments-and-side-effects/treatment-types/chemotherapy/how-chemotherapy-drugs-work.html.

13. "Alkylating agents," Drugs.com, accessed July 2, 2017, https://www.drugs.com/drug-class/alkylating-agents.html.

14. "Chemotherapy: How Chemotherapy Drugs Work," American Cancer Society.

15. DeVita, Lawrence, and Rosenberg, *Cancer: Principles & Practice*, 195.

16. "Types of Chemotherapy," Chemocare, accessed October 29, 2017, http://chemocare.com/chemotherapy/what-is-chemotherapy/types-of-chemotherapy.aspx.

17. DeVita, Lawrence, and Rosenberg, *Cancer: Principles & Practice*, 189–193.

18. TC Johnstone et al., "Understanding and improving platinum anticancer drugs–phenanthriplatin." *Anticancer Research*, 2014, 34(1):471–476, PMID: 24403503, PMCID: PMC3937549.

19. JE Buckley et al., "Hypomagnesemia after cisplatin combination chemotherapy," *Archives of Internal Medicine*, 1984 Dec, 144(12):2347–8, https://doi.org/10.1001/archinte.1984.00350220063013.

20. E Hodgkinson et al., "Magnesium depletion in patients receiving cisplatin-based chemotherapy," *Clinical Oncology (Royal College of Radiologists (Great Britain))*, 2006 Nov, 18(9):710–8, PMID: 17100159.

21. RA Murphy et al., "Supplementation with fish oil increases first-line chemotherapy efficacy in patients with advanced nonsmall cell lung cancer," *Cancer*, 2011 Aug 15, 117(16):3774–80, https://doi.org/10.1002/cncr.25933.

22. "Chemotherapy: How Chemotherapy Drugs Work," American Cancer Society.

23. "Methotrexate Side Effects," Drugs.com, accessed July 2, 2017, https://www.drugs.com/sfx/methotrexate-

side-effects.html.

24. "Types of Chemotherapy," Chemocare.

25. Y Panahi et al., "Adjuvant therapy with bioavailability-boosted curcuminoids suppresses systemic inflammation and improves quality of life in patients with solid tumors: a randomized double-blind placebo-controlled trial," *Phytotherapy Research*, 2014 Oct, 28(10):1461–7, https://doi.org/10.1002/ptr.5149.

26. DeVita, Lawrence, and Rosenberg, *Cancer: Principles & Practice*, 223.

27. DeVita, Lawrence, and Rosenberg, *Cancer: Principles & Practice*, 226.

28. "Mitomycin," Drugs.com, accessed July 2, 2017, https://www.drugs.com/sfx/mitomycin-side-effects.html.

29. "Chemotherapy: How Chemotherapy Drugs Work," American Cancer Society.

30. "Chemotherapy: How Chemotherapy Drugs Work," American Cancer Society.

31. DeVita, Lawrence, and Rosenberg, *Cancer: Principles & Practice*, 218.

32. "Chemotherapy: How Chemotherapy Drugs Work," American Cancer Society.

33. "Irinotecan," Drugs.com, accessed July 2, 2017, https://www.drugs.com/mtm/irinotecan.html.

34. "Etopside," Drugs.com, accessed July 2, 2017, https://www.drugs.com/mtm/etoposide.html.

35. "Mitoxantrone," Drugs.com, accessed July 2, 2017, https://www.drugs.com/mtm/mitoxantrone.html.

36. "Types of Chemotherapy," Chemocare.

37. "Chemotherapy: How Chemotherapy Drugs Work," American Cancer Society.

38. YM Wang et al., "The efficacy and safety of melatonin in concurrent chemotherapy or radiotherapy for solid tumors."

39. DeVita, Lawrence, and Rosenberg, *Cancer: Principles & Practice*, 228.

40. DeVita, Lawrence, and Rosenberg, *Cancer: Principles & Practice*, 228.

41. DeVita, Lawrence, and Rosenberg, *Cancer: Principles & Practice*, 230.

42. DeVita, Lawrence, and Rosenberg, *Cancer: Principles & Practice*, 232.

43. DeVita, Lawrence, and Rosenberg, *Cancer: Principles & Practice*, 232.

44. DeVita, Lawrence, and Rosenberg, *Cancer: Principles & Practice*, 232.

45. DeVita, Lawrence, and Rosenberg, *Cancer: Principles & Practice*, 232.

46. DeVita, Lawrence, and Rosenberg, *Cancer: Principles & Practice*, 233.

47. DeVita, Lawrence, and Rosenberg, *Cancer: Principles & Practice*, 234.

48. Y Sun et al., "A prospective study to evaluate the efficacy and safety of oral acetyl-L-carnitine for the treatment of chemotherapy-induced peripheral neuropathy," *Experimental and Therapeutic Medicine*, 2016, 12(6):4017–4024, https://doi.org/10.3892/etm.2016.3871.

49. Kris Novak, "Conference Report-Protein Kinase Inhibitors in Cancer Treatment: Mixing and Matching?" Medscape.com, accessed July 6, 2017, https://www.medscape.com/viewarticle/471462_7.

50. "Kinase Inhibitors," CHemoth.com, accessed July 6, 2017, http://chemoth.com/types/kinaseinhibitors.

51. DeVita, Lawrence, and Rosenberg, *Cancer: Principles & Practice*, 237.

52. DeVita, Lawrence, and Rosenberg, *Cancer: Principles & Practice*, 237.

53. "Tyrosine Kinase Inhibitors (TKIs)," Michigan Medicine, University of Michigan, accessed July 6, 2017, http://www.uofmhealth.org/health-library/tv7950.

54. "Tyrosine Kinase Inhibitors (TKIs)," Michigan Medicine.

55. "Tyrosine Kinase Inhibitors (TKIs)," Michigan Medicine.

56. E Ceccacci and S Minucci, "Inhibition of histone deacetylases in cancer therapy: lessons from leukaemia," *British Journal of Cancer*, 2016 Mar 15, 114(6):605–611, https://doi.org/10.1038/bjc.2016.36.

57. Stephanie Liou, "Histones and HDAC Inhibitors," HOPES: Huntington's Outreach Project for Education, Stanford, accessed July 7, 2017, https://web.stanford.edu/group/hopes/cgi-bin/hopes_test/hdac-inhibitors/#histones-and-dna.

58. "Histone deacetylase inhibitors," Drugs.com, accessed July 7, 2017, https://www.drugs.com/drug-class/histone-deacetylase-inhibitors.html.

59. "Azacitidine," Drugs.com, accessed July 7, 2017, https://www.drugs.com/cdi/azacitidine.html.

60. "Decitabine," Drugs.com, accessed July 7, 2017, https://www.drugs.com/mtm/decitabine.html.

61. "Azacitidine," Drugs.com.

62. "Decitabine," Drugs.com.

63. "PARP Inhibitor," National Cancer Institute, accessed July 7, 2017, https://www.cancer.gov/publications/dictionaries/cancer-terms?cdrid=660869.

64. "What Is Targeted Cancer Therapy?" American Cancer Society, accessed July 7, 2017, https://www.cancer.org/treatment/treatments-and-side-effects/treatment-types/targeted-therapy/what-is.html.

65. "Olaparib," Drugs.com, accessed July 7, 2017, https://www.drugs.com/mtm/olaparib.html.

66. "Niraparib," Drugs.com, accessed July 7, 2017, https://www.drugs.com/mtm/niraparib.html.

67. "Olaparib," Drugs.com.

68. "Niraparib," Drugs.com.

69. DeVita, Lawrence, and Rosenberg, *Cancer: Principles & Practice*, 271–275.

70. Roxane Nelson, "Nurses Poorly Protected from 'Second-Hand Exposure' to Chemo," Medscape, accessed May 30, 2017, http://www.medscape.com/viewarticle/879449#vp_1.

71. CR Friese et al., "Structures and processes of care in ambulatory oncology settings and nurse-reported exposure to chemotherapy," *BMJ Quality & Safety*, 2012, 21(9):753–759, https://doi.org/10.1136/bmjqs-2011-000178.

72. "Hormone Therapy," Chemocare.com, accessed July 7, 2017, http://chemocare.com/chemotherapy/what-is-chemotherapy/hormone-therapy.aspx.

73. DeVita, Lawrence, and Rosenberg, *Cancer: Principles & Practice*, 278.

74. "Types of Hormone Therapy," Stanford Health Care, accessed July 7, 2017, https://stanfordhealthcare.org/medical-treatments/h/hormone-therapy/types.html.

75. L Santacroce et al., "Paraneoplastic Syndromes," Medscape.com, accessed July 7, 2017, http://emedicine.medscape.com/article/280744-overview.

76. DeVita, Lawrence, and Rosenberg, *Cancer: Principles & Practice*, 278.

77. "Selective Estrogen Receptor Modulators (SERMs)," BreastCancer.org, accessed July 7, 2017, http://www.breastcancer.org/treatment/hormonal/serms.

78. DeVita, Lawrence, and Rosenberg, *Cancer: Principles & Practice*, 278.

79. DeVita, Lawrence, and Rosenberg, *Cancer: Principles & Practice*, 278.

80. "Selective Estrogen Receptor Modulators (SERMs)," BreastCancer.org.

81. "Aromatase Inhibitors," BreastCancer.org, accessed July 7, 2017, http://www.breastcancer.org/treatment/hormonal/aromatase_inhibitors.

82. Carolyn Vachani, "Hormone Therapy: The Basics," OncoLink, accessed July 7, 2017, https://www.oncolink.org/cancer-treatment/hormone-therapy/hormone-therapy-the-basics.

83. DeVita, Lawrence, and Rosenberg, *Cancer: Principles & Practice*, 283.

84. DeVita, Lawrence, and Rosenberg, *Cancer: Principles & Practice*, 283.

85. DeVita, Lawrence, and Rosenberg, *Cancer: Principles & Practice*, 282.

86. DeVita, Lawrence, and Rosenberg, *Cancer: Principles & Practice*, 282.

87. "Fulvestrant," National Cancer Institute, accessed July 7, 2017, https://www.cancer.gov/about-cancer/treatment/drugs/fulvestrant.

88. "Faslodex, BreastCancer.org, accessed July 7, 2017, http://www.breastcancer.org/treatment/hormonal/erds/faslodex.

89. Vachani, "Hormone Therapy: The Basics."

90. "Zoladex," Zoldex.com, accessed July 7, 2017, https://www.zoladex.com/prostate-cancer.html.
91. "Zoladex," Zoldex.com.
92. "Goserelin Acetate for Men," OncoLink, accessed July 8, 2017, https://www.oncolink.org/cancer-treatment/chemotherapy/oncolink-rx/goserelin-acetate-zoladex-r-for-men.
93. "Leuprolide Acetate for Men," OncoLink, accessed July 8, 2017, https://www.oncolink.org/cancer-treatment/chemotherapy/oncolink-rx/leuprolide-acetate-lupron-r-lupron-depot-r-eligard-r-prostap-r-viadur-r-for-men.
94. "Goserelin Acetate for Women," OncoLink, accessed July 8, 2017, https://www.oncolink.org/cancer-treatment/chemotherapy/oncolink-rx/goserelin-acetate-zoladex-r-for-women.
95. "Leuprolide Acetate for Women," OncoLink, accessed July 8, 2017, https://www.oncolink.org/cancer-treatment/chemotherapy/oncolink-rx/leuprolide-acetate-lupron-r-lupron-depot-r-eligard-r-prostap-r-viadur-r-for-women.
96. "Degarelix," OncoLink, accessed July 8, 2017, https://www.oncolink.org/cancer-treatment/chemotherapy/oncolink-rx/degarelix-firmagon-r.
97. "Hormone Therapy for Prostate Cancer," American Cancer Society, accessed July 8, 2017, https://www.cancer.org/cancer/prostate-cancer/treating/hormone-therapy.html.
98. "Degarelix," OncoLink.
99. Vachani, "Hormone Therapy: The Basics."
100. Vachani, "Hormone Therapy: The Basics."
101. "Hormone Therapy for Prostate Cancer," American Cancer Society.
102. "Casodex Side Effects," Drugs.com, accessed July 9, 2017, https://www.drugs.com/sfx/casodex-side-effects.html.
103. "Eulexin Side Effects," Drugs.com, accessed July 9, 2017, https://www.drugs.com/sfx/eulexin-side-effects.html.
104. DeVita, Lawrence, and Rosenberg, Cancer: Principles & Practice, 286.
105. "Hormone Therapy for Prostate Cancer," American Cancer Society.
106. "Hormone Therapy for Prostate Cancer," American Cancer Society.
107. "Zytiga Side Effects," Drugs.com, accessed July 9, 2017, https://www.drugs.com/sfx/zytiga-side-effects.html.
108. "Mechanism of Action," Xtandihcp.com, accessed July 9, 2017, https://www.xtandihcp.com/mechanism-of-action.
109. "Xtandi," Drugs.com, accessed July 9, 2017, https://www.drugs.com/xtandi.html.
110. DeVita, Lawrence, and Rosenberg, Cancer: Principles & Practice, 286.
111. RM Griffin, "Hormone Treatment Fights Prostate Cancer," WebMD, accessed July 8, 2017, http://www.webmd.com/prostate-cancer/features/hormone-therapy-for-prostate-cancer#2.
112. DeVita, Lawrence, and Rosenberg, Cancer: Principles & Practice, 286–287.
113. DeVita, Lawrence, and Rosenberg, Cancer: Principles & Practice, 287.
114. DeVita, Lawrence, and Rosenberg, Cancer: Principles & Practice, 287.
115. DeVita, Lawrence, and Rosenberg, Cancer: Principles & Practice, 287.
116. "Megestrol," Drugs.com, accessed July 9, 2017, https://www.drugs.com/mtm/megestrol.html.
117. "Hormone Therapy for Prostate Cancer," American Cancer Society.
118. "Nizoral," Rxlist.com, accessed July 9, 2017, http://www.rxlist.com/nizoral-side-effects-drug-center.htm.
119. "Octreotide," Chemocare.com, accessed July 9, 2017, http://chemocare.com/chemotherapy/drug-info/Octreotide.aspx.
120. DeVita, Lawrence, and Rosenberg, Cancer: Principles & Practice, 288.
121. "Evolution of Cancer Treatments: Targeted Therapy," American Cancer Society, accessed July 9, 2017,

https://www.cancer.org/cancer/cancer-basics/history-of-cancer/cancer-treatment-targeted-therapy.html.

122. "Angiogenesis inhibitors," National Cancer Institute, accessed July 9, 2017, https://www.cancer.gov/about-cancer/treatment/types/immunotherapy/angiogenesis-inhibitors-fact-sheet.

123. "Angiogenesis inhibitors," National Cancer Institute.

124. "Angiogenesis and Angiogenesis Inhibitors to Treat Cancer," Cancer.net, accessed July 9, 2017, http://www.cancer.net/navigating-cancer-care/how-cancer-treated/personalized-and-targeted-therapies/angiogenesis-and-angiogenesis-inhibitors-treat-cancer.

125. "Immunotherapy," National Cancer Institute, accessed July 9, 2017, https://www.cancer.gov/about-cancer/treatment/types/immunotherapy.

126. "Immunotherapy," National Cancer Institute.

127. DeVita, Lawrence, and Rosenberg, *Cancer: Principles & Practice*, 300.

128. "Monoclonal antibody drugs for cancer: How they work," Mayo Clinic, accessed July 9, 2017, http://www.mayoclinic.org/diseases-conditions/cancer/in-depth/monoclonal-antibody/art-20047808.

129. "Monoclonal antibodies to treat cancer," American Cancer Society, accessed July 9, 2017, https://www.cancer.org/treatment/treatments-and-side-effects/treatment-types/immunotherapy/monoclonal-antibodies.html.

130. "Monoclonal antibodies to treat cancer," American Cancer Society.

131. "Monoclonal antibodies to treat cancer," American Cancer Society.

132. "Monoclonal antibodies to treat cancer," American Cancer Society.

133. "Immunotherapy," National Cancer Institute.

134. "Immunotherapy," National Cancer Institute.

135. SA Rosenberg and NP Restifo, "Adoptive cell transfer as personalized immunotherapy for human cancer," *Science*, 2015 Apr 3, 348(6230):62–68, http://science.sciencemag.org/content/348/6230/62.full.

136. "Immunotherapy," National Cancer Institute.

137. S-K Tey, "Adoptive T-cell therapy: adverse events and safety switches," *Clinical & Translational Immunology*, 2014 Jun, 3(6): e17, https://doi.org/10.1038/cti.2014.11.

138. "Immunotherapy," National Cancer Institute.

139. "Immunotherapy," National Cancer Institute.

140. J Weber, "Cytokines and Cancer Therapy," Meds.com, accessed July 9, 2017, http://www.meds.com/immunotherapy/cytokines.html.

141. "Immunotherapy for Kidney Cancer," American Cancer Society, accessed July 9, 2017, https://www.cancer.org/cancer/kidney-cancer/treating/immunotherapy.html.

142. "Immunotherapy for Kidney Cancer," American Cancer Society.

143. "Biological Therapies for Cancer," National Cancer Institute, accessed July 9, 2017, https://www.cancer.gov/about-cancer/treatment/types/immunotherapy/bio-therapies-fact-sheet.

144. "Biological Therapies for Cancer," National Cancer Institute.

145. "Biological Therapies for Cancer," National Cancer Institute.

146. "Sipuleucel-T," Drugs.com, accessed July 9, 2017, https://www.drugs.com/mtm/sipuleucel-t.html.

147. "Sipuleucel-T," Drugs.com.

148. "Sipuleucel-T," Drugs.com.

149. "Bacillus Calmette-Guerin (BCG) Vaccine," MedlinePlus, accessed July 10, 2017, https://medlineplus.gov/druginfo/meds/a682809.html.

150. GD Steinberg et al., "Bacillus Calmette-Guérin Immunotherapy for Bladder Cancer Overview of BCG Immunotherapy," Medscape.com, accessed July 10, 2017, http://emedicine.medscape.com/article/1950803-overview?.

151. GD Steinberg et al., "Bacillus Calmette-Guérin Immunotherapy for Bladder Cancer."

152. GD Steinberg et al., "Bacillus Calmette-Guérin Immunotherapy for Bladder Cancer."

153. GD Steinberg et al., "Bacillus Calmette-Guérin Immunotherapy for Bladder Cancer."

154. "Non-specific cancer immunotherapies and adjuvants," American Cancer Society, accessed July 10, 2017, https://www.cancer.org/treatment/treatments-and-side-effects/treatment-types/immunotherapy/nonspecific-immunotherapies.html.

155. "Imiquimod," Medscape.com, accessed July 10, 2017, http://reference.medscape.com/drug/aldara-zyclara-imiquimod-343508.

156. "Imiquimod," Medscape.com.

157. "Aldara," Drugs.com, accessed July 10, 2017, https://www.drugs.com/aldara.html.

158. "Photodynamic Therapy," American Cancer Society, accessed July 14, 2017, https://www.cancer.org/treatment/treatments-and-side-effects/treatment-types/photodynamic-therapy.html.

159. "Photodynamic Therapy," American Cancer Society.

160. "Photodynamic Therapy," American Cancer Society.

161. GW Cole, "Photodynamic Therapy," Medicinenet.com, accessed July 14, 2017, http://www.medicinenet.com/photodynamic_therapy/article.htm.

162. "Photodynamic Therapy," American Cancer Society.

163. "Photodynamic Therapy," American Cancer Society.

164. GW Cole, "Photodynamic Therapy."

165. GW Cole, "Photodynamic Therapy."

166. "Photodynamic Therapy," American Cancer Society.

167. GW Cole, "Photodynamic Therapy."

168. "Lasers in Cancer Treatment," American Cancer Society, accessed July 14, 2017, https://www.cancer.org/treatment/treatments-and-side-effects/treatment-types/lasers-in-cancer-treatment.html.

169. "Lasers in Cancer Treatment," American Cancer Society.

170. "Lasers in Cancer Treatment," National Cancer Institute, accessed July 14, 2017, https://www.cancer.gov/about-cancer/treatment/types/surgery/lasers-fact-sheet.

171. "Lasers in Cancer Treatment," American Cancer Society.

172. "Lasers in Cancer Treatment," National Cancer Institute.

173. "Lasers in Cancer Treatment," National Cancer Institute.

174. "Lasers in Cancer Treatment," National Cancer Institute.

175. "Lasers in Cancer Treatment," American Cancer Society.

176. "Lasers in Cancer Treatment," American Cancer Society.

177. "Lasers in Cancer Treatment," American Cancer Society.

178. "Lasers in Cancer Treatment," National Cancer Institute.

179. "Stem Cell Transplant," National Cancer Institute, accessed July 14, 2017, https://www.cancer.gov/about-cancer/treatment/types/stem-cell-transplant.

180. "Why Are Stem Cell Transplants Used as Cancer Treatment?" American Cancer Society, accessed July 14, 2017, https://www.cancer.org/treatment/treatments-and-side-effects/treatment-types/stem-cell-transplant/why-stem-cell-transplants-are-used.html.

181. "Why Are Stem Cell Transplants Used as Cancer Treatment?" American Cancer Society.

182. "Why Are Stem Cell Transplants Used as Cancer Treatment?" American Cancer Society.

183. "Why Are Stem Cell Transplants Used as Cancer Treatment?" American Cancer Society.

184. "Why Are Stem Cell Transplants Used as Cancer Treatment?" American Cancer Society.

185. "Why Are Stem Cell Transplants Used as Cancer Treatment?" American Cancer Society.

186. "Why Are Stem Cell Transplants Used as Cancer Treatment?" American Cancer Society.

187. "Why Are Stem Cell Transplants Used as Cancer Treatment?" American Cancer Society.

188. "Why Are Stem Cell Transplants Used as Cancer Treatment?" American Cancer Society.

第 5 章　吃什麼？怎麼吃？防癌抗癌從飲食做起

1. M Maurizio et al, "Prevalence of malnutrition in patients at first medical oncology visit: the PreMiO study,"*Oncotarget*, 2017, 8(45): 79884–79896, https://doi.org/10.18632/oncotarget.20168.
2. Patrick Quillin, *Beating Cancer with Nutrition* (Nutrition Times Press, Inc., 2005), 95.
3. G Supic et al., "Epigenetics: a new link between nutrition and cancer," *Nutrition and Cancer*, 2013, 65(6):781–92, https://doi.org/10.1080/01635581.2013.805794.
4. TO Tollefsbol, "Dietary epigenetics in cancer and aging," *Cancer Treatment and Research*, 2014; 159:257–67, https://doi.org/10.1007/978-3-642-38007-5_15.
5. TO Tollefsbol, "Dietary epigenetics in cancer and aging."
6. Dean Ornish et al., "Intensive lifestyle changes may affect the progression of prostate cancer," *The Journal of Urology*, 2005, 174(3):1065–1070, http://dx.doi.org/10.1097/01.ju.0000169487.49018.73.
7. John Pierce et al., "Greater Survival after breast cancer in physically active women with high vegetable-fruit intake regardless of obesity," *Journal of Clinical Oncology*, 2007, 25(17):2345–2351, https://doi.org/10.1200/JCO.2006.08.6819.
8. J LaMantia and N Berinstein, *The Essential Cancer Treatment Nutrition Guide & Cookbook* (Toronto: Robert Rose Inc, 2012), 11.
9. "The Expert Reports," American Institute for Cancer Research, accessed September 16, 2017, http://www.aicr.org/research/research_science_expert_report.html.
10. "Continuous Update Project: findings & reports," World Cancer Research Fund International, accessed September 16, 2017, http://www.wcrf.org/int/research-we-fund/continuous-update-project-findings-reports.
11. "Cancer Prevention & Survival. Summary of global evidence on diet, weight, physical activity & what increases or decreases your risk of cancer. September 2017 edition," World Cancer Research Fund International, accessed September 16, 2017, http://www.wcrf.org/sites/default/files/CUP_Summary_Report_Sept17.pdf.
12. "Summary of global evidence on cancer prevention," World Cancer Research Fund International, accessed September 16, 2017, http://www.wcrf.org/int/research-we-fund/continuous-update-project-findings-reports/summary-global-evidence-cancer.
13. "WCRF/AICR Systematic Literature Review Continuous Update Project Report: The Associations between Food, Nutrition, and Physical Activity and the Risk of Ovarian Cancer," World Cancer Research Fund International, accessed Decemeber 8, 2017, http://www.wcrf.org/sites/default/files/Ovarian-Cancer-SLR-2013.pdf.
14. E Riboli and T Norat, "Epidemiologic evidence of the protective effect of fruit and vegetables on cancer risk," *American Journal Clinical of Nutrition*, 2003, 78(3 suppl):559S–569S.
15. "Phytochemicals: The Cancer Fighters in Your Foods," American Institute for Cancer Research, accessed September 2017, http://www.aicr.org/reduce-your-cancer-risk/diet/elements_phytochemicals.html.
16. D Boivin et al., "Antiproliferative and antioxidant activities of common vegetables: A comparative study," *Food Chemistry*, 2009 Jan 15, 112(2):374–380, https://doi.org/10.1016/j.foodchem.2008.05.084.
17. Boivin et al., "Antiproliferative and antioxidant activities of common vegetables."
18. Boivin et al., "Antiproliferative and antioxidant activities of common vegetables."
19. "Phytochemicals: The Cancer Fighters in Your Foods," American Institute for Cancer Research, accessed September 2017, http://www.aicr.org/reduce-your-cancer-risk/diet/elements_phytochemicals.html.
20. I Robey, "Examining the relationship between diet-induced acidosis and cancer," *Nutrition & Metabolism*,

2012, 9:72. https://doi.org/10.1186/1743-7075-9-72.

21. Robey, "Examining the relationship between diet-induced acidosis and cancer."

22. Robey, "Examining the relationship between diet-induced acidosis and cancer."

23. "Chronic Inflammation," National Cancer Institute, accessed September 22, 2017, https://www.cancer.gov/about-cancer/causes-prevention/risk/chronic-inflammation.

24. "Foods that Fight Inflammation," Harvard Health Publishing, accessed September 22, 2017, https://www.health.harvard.edu/staying-healthy/foods-that-fight-inflammation.

25. "Foods that Fight Inflammation," Harvard Health Publishing.

26. "Overview of Inflammation," Linus Pauling Institute, accessed September 22, 2017, http://lpi.oregonstate.edu/mic/health-disease/inflammation#reference19.

27. D Giugliano et al., "The effects of diet on inflammation: emphasis on the metabolic syndrome," *Journal of the American College of Cardiology*, 2006 Aug 15, 48(4):677–85, https://doi.org/10.1016/j.jacc.2006.03.052.

28. D Giugliano et al., "The effects of diet on inflammation."

29. Katherine Esposito et al., "Inflammatory cytokine concentrations are acutely increased by hyperglycemia in humans," *Circulation*, 2002, 106:2067–2072, https://doi.org/10.1161/01.CIR.0000034509.14906.AE.

30. A Menke et al., "Prevalence of and trends in diabetes among adults in the United States, 1988–2012," *JAMA*, 2015, 314(10):1021–1029, https://doi.org/10.1001/jama.2015.10029.

31. A Menke et al., "Prevalence of and trends in diabetes."

32. A Menke et al., "Prevalence of and trends in diabetes."

33. A Menke et al., "Prevalence of and trends in diabetes."

34. IF Godsland, "Insulin resistance and hyperinsulinaemia in the development and progression of cancer," *Clinical Science* (London, England: 1979), 2009, 118(Pt 5):315– 332, https://doi.org/10.1042/CS20090399.

35. IF Godsland, "Insulin resistance and hyperinsulinaemia in the development and progression of cancer."

36. IF Godsland, "Insulin resistance and hyperinsulinaemia in the development and progression of cancer."

37. "WHO calls on countries to reduce sugars intake among adults and children," World Health Organization, accessed September 23, 2017, http://www.who.int/mediacentre/news/releases/2015/sugar-guideline/en.

38. "How Much Is Too Much? The growing concern over too much added sugar in our diets," Sugar Science: The Unsweetened Truth, University of California–San Francisco, http://sugarscience.ucsf.edu/the-growing-concern-of-overconsumption.

39. "Glycemic index and glycemic load for 100+ foods," Harvard Health Publishing, accessed September 23, 2017, https://www.health.harvard.edu/diseases-and-conditions/glycemic-index-and-glycemic-load-for-100-foods.

40. "Glycemic index and glycemic load for 100+ foods," Harvard Health Publishing.

41. T Brown, "'Caution' Warranted if Consuming Artificial Sweeteners," Medscape.com, accessed September 30, 2017, http://www.medscape.com/viewarticle/807615.

42. ES Schernhammer et al., "Consumption of artificial sweetener- and sugar-containing soda and risk of lymphoma and leukemia in men and women," *American Journal of Clinical Nutrition*, 2012 Dec, 96(6):1419–28, https://doi.org/10.3945/ajcn.111.030833.

43. T Seyfried et al., "Cancer as a metabolic disease: implications for novel therapeutics." *Carcinogenesis*, 2014, 35(3):515–527, https://doi.org/10.1093/carcin/bgt480.

44. M Liberti and J Locasale, "The Warburg effect: how does it benefit cancer cells?" *Trends in Biochemical Sciences*, 2016 Mar, 41(3):211–218, https://doi.org/10.1016/j.tibs.2015.12.001.

45. Seyfried et al., "Cancer as a metabolic disease."
46. Travis Christofferson, Tripping Over the Truth: How the Metabolic Theory of Cancer Is Overturning One of Medicine's Most Entrenched Paradigms (White River Junction: Chelsea Green Publishing, 2017), 145.
47. Seyfried et al., "Cancer as a metabolic disease."
48. Christofferson, *Tripping Over the Truth*, 64.
49. Christofferson, *Tripping Over the Truth*, 64.
50. Christofferson, *Tripping Over the Truth*, 64.
51. NA Graham et al., "Glucose deprivation activates a metabolic and signaling amplification loop leading to cell death," *Molecular Systems Biology*, 2012 Jun 26, 8:589, https://doi.org/10.1038/msb.2012.20.
52. PN Mitrou et al., "Mediterranean dietary pattern and prediction of all-cause mortality in a US population: results from the NIH-AARP Diet and Health Study," *Archives of Internal Medicine*, 2007, 167(22):2461–2468, https://doi.org/10.1001/archinte.167.22.2461.
53. C Bamia et al., "Mediterranean diet and colorectal cancer risk: results from a European cohort," *European Journal of Epidemiology*, 2013, 28(4):317–328, https://doi.org/10.1007/s10654-013-9795-x.
54. C Agnoli et al., "Italian mediterranean index and risk of colorectal cancer in the Italian section of the EPIC cohort," *International Journal of Cancer*, 132:1404–1411, https://doi.org/10.1002/ijc.27740.
55. L Schwingshackl et al., "Does a Mediterranean-type diet reduce cancer risk?" *Current Nutrition Reports*, 2016, 5:9–17, https://doi.org/10.1007/s13668-015-0141-7.
56. E Toledo et al., "Mediterranean diet and invasive breast cancer risk among women at high cardiovascular risk in the PREDIMED trial: a randomized clinical trial," *JAMA Internal Medicine,* 2015, 175(11):1752–1760, https://doi.org/10.1001/jamainternmed.2015.4838.
57. A Castelló et al., "Spanish Mediterranean diet and other dietary patterns and breast cancer risk: case–control EpiGEICAM study," *British Journal of Cancer*, 2014, 111(7):1454–1462, https://doi.org/10.1038/bjc.2014.434.
58. L Schwingshackl and G Hoffmann, "Adherence to Mediterranean diet and risk of cancer: A systematic review and meta-analysis of observational studies," *International Journal of Cancer*, 2014, 135:1884–1897, https://doi.org/10.1002/ijc.28824.
59. Schwingshackl and Hoffmann, "Adherence to Mediterranean diet and risk of cancer."
60. Schwingshackl and Hoffmann, "Adherence to Mediterranean diet and risk of cancer."
61. SA Kenfield et al., "Mediterranean diet and prostate cancer risk and mortality in the health professionals follow-up study," *European Urology*, 2014, 65(5):887–894, https://doi.org/10.1016/j.eururo.2013.08.009.
62. C Bosetti et al., "Influence of the Mediterranean diet on the risk of cancers of the upper aerodigestive tract," *Cancer Epidemiology, Biomarkers & Prevention*, 2003 Oct, 12(10):1091–4, PMID: 14578148.
63. Toledo et al., "Mediterranean Diet and Invasive Breast Cancer."
64. R Etzel, "Mycotoxins," JAMA, 2002, 287(4):425–427, https://doi.org/10.1001/jama.287.4.425.
65. D Kaufmann, "One Man's Hypothesis On An Unknown Cause of Cancer," Knowthecause.com, accessed October 1, 2017, http://www.knowthecause.com/index.php/cancer.
66. "The Genetics of Cancer," Cancer.Net, accessed October 1, 2017, http://www.cancer.net/navigating-cancer-care/cancer-basics/genetics/genetics-cancer.
67. "The Genetics of Cancer," Cancer.Net.
68. F Aguilar et al., "Aflatoxin B1 induces the transversion of G-->T in codon 249 of the p53 tumor suppressor gene in human hepatocytes," *Proceedings of the National Academy of Sciences of the United States of America*, 1993, 90(18):8586–8590.
69. D Kaufmann, "Integrative 2016 Oncology Presentation."
70. KW Barañano and AL Hartman, "The ketogenic diet: uses in epilepsy and other neurologic illnesses," *Current Treatment Options In Neurology*, 2008, 10(6):410–419.

71. A Paoli, "Ketogenic diet for obesity: friend or foe?" *International Journal of Environmental Research and Public Health*, 2014, 11(2):2092–2107, https://doi.org/10.3390/ijerph110202092.

72. TN Seyfried et al., "Cancer as a metabolic disease: implications for novel therapeutics," *Carcinogenesis*. 2014;35(3):515–527. doi:10.1093/carcin/bgt480.

73. Seyfried et al., "Cancer as a metabolic disease."

74. Seyfried et al., "Cancer as a metabolic disease."

75. BG Allen et al., "Ketogenic diets as an adjuvant cancer therapy: History and potential mechanism," *Redox Biology*, 2014; 2:963–970, https://doi.org/10.1016/j.redox.2014.08.002.

76. Seyfried et al., "Cancer as a metabolic disease."

77. JC Newman and E Verdin, "Ketone bodies as signaling metabolites," *Trends in Endocrinology and Metabolism*, 2014, 25(1):42–52, https://doi.org/10.1016/j.tem.2013.09.002.

78. IF Godsland, "Insulin resistance and hyperinsulinaemia in the development and progression of cancer."

79. S Braun, K Bitton-Worms, D LeRoith, "The link between the metabolic syndrome and cancer," *International Journal of Biological Sciences*, 2011, 7(7):1003–1015.

80. MJ Tisdale et al., "Reduction of weight loss and tumour size in a cachexia model by a high fat diet," *British Journal of Cancer*, 1987, 56(1):39–43.

81. Allen et al., "Ketogenic diets as an adjuvant cancer therapy."

82. MG Abdelwahab et al., "The ketogenic diet is an effective adjuvant to radiation therapy for the treatment of malignant glioma," *PLoS ONE*, 2012, 7(5):e36197, https://doi.org/10.1371/journal.pone.0036197.

83. L C Nebeling et al., "Effects of a ketogenic diet on tumor metabolism and nutritional status in pediatric oncology patients: two case reports," *Journal of the American College of Nutrition*, 1995, 14(2):202–208.

84. M Schmidt et al., "Effects of a ketogenic diet on the quality of life in 16 patients with advanced cancer: A pilot trial," *Nutrition & Metabolism*, 2011, 8:54, https://doi.org/10.1186/1743-7075-8-54.

85. EJ Fine et al., "Targeting insulin inhibition as a metabolic therapy in advanced cancer: A pilot safety and feasibility dietary trial in 10 patients," *Nutrition*, 2012 Oct, 28(10):1028–35, https://doi.org/10.1016/j.nut.2012.05.001.

86. N Jansen and H Walach, "The development of tumours under a ketogenic diet in association with the novel tumour marker TKTL1: A case series in general practice," *Oncology Letters*, 2016, 11(1):584–592, https://doi.org/10.3892/ol.2015.3923.

87. Allen et al., "Ketogenic diets as an adjuvant cancer therapy."

88. Allen et al., "Ketogenic diets as an adjuvant cancer therapy."

89. Allen et al., "Ketogenic diets as an adjuvant cancer therapy."

90. E Davis, *Fight Cancer with a Ketogenic Diet*, 3rd ed. (Cheyenne: Gutsy Badger Publishing, 2017), 29–33.

91. Allen et al., "Ketogenic diets as an adjuvant cancer therapy."

92. Allen et al., "Ketogenic diets as an adjuvant cancer therapy."

93. Davis, Fight Cancer with a Ketogenic Diet, 23.

94. A Hayashi et al., "[Changes in serum levels of selenium, zinc and copper in patients on a ketogenic diet using Ketonformula]," *No To Hattatsu*, 2013 Jul, 45(4):288–93.

95. N Winters and J Higgins Kelley, *The Metabolic Approach to Cancer* (White River Junction: Chelsea Green Publishing, 2017), 73.

96. Allen et al., "Ketogenic diets as an adjuvant cancer therapy."

97. Allen et al., "Ketogenic diets as an adjuvant cancer therapy."

98. Davis, Fight Cancer with A Ketogenic Diet, 41.

99. J Meidenbauer et al., "The glucose ketone index calculator: a simple tool to monitor therapeutic efficacy for metabolic management of brain cancer," *Nutrition & Metabolism*, 2015, 12:12, https://doi.org/10.1186/s12986-015-0009-2.

100. J Meidenbauer et al., "The glucose ketone index calculator."

101. J Meidenbauer et al., "The glucose ketone index calculator."

102. S Brandhorst and VD Longo, "Fasting and Caloric Restriction in Cancer Prevention and Treatment," *Recent Results in Cancer Research*, 2016, 207:241–66, https://doi.org/10.1007/978-3-319-42118-6_12.

103. Brandhorst and Longo, "Fasting and Caloric Restriction in Cancer Prevention and Treatment."

104. RJ Colman et al., "Caloric restriction delays disease onset and mortality in rhesus monkeys," *Science* (New York, NY), 2009, 325(5937):201–204, https://doi.org/10.1126/science.1173635.

105. Brandhorst and Longo, "Fasting and Caloric Restriction in Cancer Prevention and Treatment."

106. S Brandhorst et al., "A periodic diet that mimics fasting promotes multi-system regeneration, enhanced cognitive performance and healthspan," *Cell Metabolism*, 2015,22(1):86–99, https://doi.org/10.1016/j.cmet.2015.05.012.

107. Brandhorst et al., "A periodic diet that mimics fasting."

108. FM Safdie et al., "Fasting and cancer treatment in humans: A case series report," *Aging* (Albany NY), 2009, 1(12):988–1007, https://doi.org/10.18632/aging.100114.

109. S De Groot et al., "The effects of short-term fasting on tolerance to (neo) adjuvant chemotherapy in HER2-negative breast cancer patients: a randomized pilot study," BMC Cancer, 2015, 15:652, https://doi.org/10.1186/s12885-015-1663-5.

110. "Tackling the Conundrum of Cachexia in Cancer," National Cancer Institute, accessed September 15, 2017, https://www.cancer.gov/about-cancer/treatment/research/cachexia.

111. NP Gullett et al., "Nutritional interventions for cancer-induced cachexia," *Current Problems in Cancer*, 2011, 35(2):58–90, https://doi.org/10.1016/j.currproblcancer.2011.01.001.

112. A Utech et al., "Predicting survival in cancer patients: the role of cachexia and hormonal, nutritional and inflammatory markers," *Journal of Cachexia, Sarcopenia and Muscle*, 2012 Dec, 3(4): 245–251, https://doi.org/10.1007/s13539-012-0075-5.

113. A Nicolini et al., "Malnutrition, anorexia and cachexia in cancer patients: A mini-review on pathogenesis and treatment," *Biomedicine & Pharmacotherapy*, 2013, 67(8):807–817, https://doi.org/10.1016/j.biopha.2013.08.005.

114. E Bruera et al., "Effect of fish oil on appetite and other symptoms in patients with advanced cancer and anorexia/cachexia: a double-blind, placebo-controlled study," *Journal of Clinical Oncology*, 2003 Jan 1, 21(1):129–34, https://doi.org/10.1200/JCO.2003.01.101.

115. MD Barber et al., "The effect of an oral nutritional supplement enriched with fish oil on weight-loss in patients with pancreatic cancer," *British Journal of Cancer*, 1999 Sep, 81(1):80–6, https://doi.org/10.1038/sj.bjc.6690654.

116. R Colomer et al., "N-3 fatty acids, cancer and cachexia: a systematic review of the literature," *British Journal of Nutrition*, 2007 May, 97(5):823–31, https://doi.org/10.1017/S000711450765795X.

117. MD Barber et al., "Fish oil-enriched nutritional supplement attenuates progression of the acute-phase response in weight-losing patients with advanced pancreatic cancer," *The Journal of Nutrition*, 1999 June, 129(6):1120–5.

第 6 章　防癌治癌一把抓：你需要哪些營養補充劑？

1. Y Gao et al., "Active hexose correlated compound enhances tumor surveillance through regulating both innate and adaptive immune responses," *Cancer Immunology, Immunotherapy*, 2006, 55(10):1258–1266, https://doi.org/10.1007/s00262-005-0111-9.

2. Z Yin et al., "Effects of active hexose correlated compound on frequency of CD4+ and CD8+ T cells producing interferon-γ and/or tumor necrosis factor-α in healthy adults," *Human Immunology*, 2010

Dec, 71(12):1187–90, https://doi.org/10.1016/j.humimm.2010.08.006.

3. K Uno et al., "Active hexose correlated compound (AHCC) improves immunological parameters and performance status of patients with solid tumors," *Biotherapy* (Tokyo), 2000, 14(3):303–309.

4. Y Matsui et al., "Improved prognosis of postoperative hepatocellular carcinoma patients when treated with functional foods: a prospective cohort study," *Journal of Hepatology*, 2002, 37(1):78–86, http://dx.doi.org/10.1016/S0168-8278(02)00091-0.

5. S Cowawintaweewat et al., "Prognostic improvement of patients with advanced liver cancer after active hexose correlated compound (AHCC) treatment," *Asian Pacific Journal of Allergy and Immunology*, 2006, 24(1):33–45.

6. Y Matsui et al., "Improved prognosis of postoperative hepatocellular carcinoma patients when treated with functional foods: a prospective cohort study," *Journal of Hepatology*, 2002, 37(1):78–86, http://dx.doi.org/10.1016/S0168-8278(02)00091-0.

7. Cowawintaweewat et al., "Prognostic improvement of patients with advanced liver cancer."

8. T Ito et al., "Reduction of adverse effects by a mushroom product, active hexose correlated compound (AHCC) in patients with advanced cancer during chemotherapy—the significance of the levels of HHV-6 DNA in saliva as a surrogate biomarker during chemotherapy," *Nutrition and Cancer,* 2014, 66(3):377–82, https://doi.org/10.1080/01635581.2014.884232.

9. H Yanagimoto et al., "Alleviating effect of active hexose correlated compound (AHCC) on chemotherapy-related adverse events in patients with unresectable pancreatic ductal adenocarcinoma," *Nutrition and Cancer,* 2016, 68(2):234–40, https://doi.org/10.1080/01635581.2016.1134597.

10. CM Mach et al., "Evaluation of active hexose correlated compound hepatic metabolism and potential for drug interactions with chemotherapy agents," *Journal of the Society for Integrative Oncology*, 2008, 6:105–109.

11. T Kaczor, "The therapeutic effects of acetyl-l-carnitine on peripheral neuropathy: a review of the literature," *Natural Medicine Journal*, 2010 Aug, 2(8).

12. Kaczor, "The Therapeutic Effects of Acetyl-L-Carnitine on Peripheral Neuropathy."

13. G Bianchi et al., "Symptomatic and neurophysiological responses of paclitaxel- or cisplatin-induced neuropathy to oral acetyl-l-carnitine," *European Journal of Cancer*, 41(12):1746–1750, http://dx.doi.org/10.1016/j.ejca.2005.04.028.

14. A Maestri et al., "A pilot study on the effect of acetyl-L-carnitine in paclitaxel- and cisplatin-induced peripheral neuropathy," *Tumori*, 2005, 91(2):135–138.

15. M Malaguarnera et al., "Effects of L-Carnitine in Patients with Hepatic Encephalopathy," *World Journal of Gastroenterology*, 2005, 11(45): 7197–7202, https://doi.org/10.3748/wjg.v11.i45.7197.

16. "Artemisia annua," Memorial Sloan Kettering Cancer Center, accessed August 2, 2017, https://www.mskcc.org/cancer-care/integrative-medicine/herbs/artemisia-annua.

17. S Zhu et al., "Artemisinin reduces cell proliferation and induces apoptosis in neuroblastoma," *Oncology Reports,* 2014 Sep, 32(3):1094–100, https://doi.org/10.3892/or.2014.3323.

18. M Lu et al., "Dihydroartemisinin induces apoptosis in colorectal cancer cells through the mitochondria-dependent pathway," *Tumour Biology,* 2014 Jun, 35(6):5307–14, https://doi.org/10.1007/s13277-014-1691-9.

19. LH Stockwin et. al., "Artemisinin dimer anti-cancer activity correlates with heme catalyzed ROS generation and ER stress induction," *International Journal of Cancer*, 2009 Sep\ 15, 125(6):1266–1275, https://doi.org/10.1002/ijc.24496.

20. T Efferth, "Molecular pharmacology and pharmacogenomics of artemisinin and its derivatives in cancer cells," *Current Drug Targets*, 2006, 7:407–21.

21. IH Paik et al., "Second generation, orally active, antimalarial, artemisinin-derived trioxane dimers with

high stability, efficacy, and anticancer activity," *Journal of Medicinal Chemistry*, 2006, 49(9):2731–4, https://doi.org/10.1021/jm058288w.

22. W Nam et al., "Effects of artemisinin and its derivatives on growth inhibition and apoptosis of oral cancer cells," *Head & Neck*, 2007, 29(4):335–40, https://doi.org/10.1002/hed.20524.

23. H Lai et al., "Targeted treatment of cancer with artemisinin and artemisinintagged iron-carrying compounds," *Expert Opinions on Therapeutic Targets*, 2005 Oct, 9(5):995–1007, https://doi.org/10.1517/14728222.9.5.995.

24. S Zhu et al., "Artemisinin reduces cell proliferation and induces apoptosis in neuroblastoma," *Oncology Reports,* 2014 Sep, 32(3):1094–100, https://doi.org/10.3892/or.2014.3323.

25. Lu et al., "Dihydroartemisinin induces apoptosis in colorectal cancer cells."

26. JA Willoughby et al., "Artemisinin blocks prostate cancer growth and cell cycle progression by disrupting Sp1 interactions with the cyclin-dependent kinase-4 (CDK4) promoter and inhibiting CDK4 gene expression," *The Journal of Biological Chemistry*, 2009, 284:2203–2213, https://doi.org/10.1074/jbc.M804491200.

27. AS Tin et al., "Antiproliferative effects of artemisinin on human breast cancer cells requires the downregulated expression of the E2F1 transcription factor and loss of E2F1-target cell cycle genes," *Anticancer Drugs*, 2012, 23(4):370–379, https://doi.org/10.1097/CAD.0b013e32834f6ea8.

28. T Weifeng et al., "Artemisinin inhibits in vitro and in vivo invasion and metastasis of human hepatocellular carcinoma cells," *Phytomedicine*, 2011, 18(2–3):158–162, https://doi.org/10.1016/j.phymed.2010.07.003.

29. P Reungpatthanaphong and S Mankhetkorn, "Modulation of multidrug resistance by artemisinin, artesunate and dihydroartemisinin in K562/adr and GLC4/adr resistant cell lines," *Biological & Pharmaceutical Bulletin*, 2002, 25(12):1555–1561, http://doi.org/10.1248/bpb.25.1555.

30. E Yamachika et al., "Artemisinin: an alternative treatment for oral squamous cell carcinoma," *Anticancer Research*, 2004, 24:2153–2160.

31. "Artemisia annua," Memorial Sloan Kettering Cancer Center, accessed August 2, 2017, https://www.mskcc.org/cancer-care/integrative-medicine/herbs/artemisia-annua.

32. "Sweet Wormwood," Drugs.com, accessed August 2, 2017, https://www.drugs.com/npp/sweet-wormwood.html.

33. KK Auyeung et al., "Astragalus membranaceus: A Review of its Protection Against Inflammation and Gastrointestinal Cancers," *The American Journal of Chinese Medicine,* 2016,44(1):1-22, https://doi.org/10.1142/S0192415X16500014.

34. T Fleischer et al., "Improved Survival With Integration of Chinese Herbal Medicine Therapy in Patients With Acute Myeloid Leukemia: A Nationwide Population-Based Cohort Study," *Integrative Cancer Therapies,* 2016 Aug 16, 16(2):156–164, https://doi.org/10.1177/1534735416664171.

35. T Wu et al., "Chinese medical herbs for chemotherapy side effects in colorectal cancer patients," *Cochrane Database of Systematic Reviews,* 2005 Jan 25, 1:CD004540, https://doi.org/10.1002/14651858.CD004540.pub2.

36. DT Chu et al., "Immunotherapy with Chinese medicinal herbs. II. Reversal of cyclophosphamide-induced immune suppression by administration of fractionated *Astragalus membranaceus* in vivo," *Journal of Clinical & Laboratory Immunology*, 1988, 25(3):125–9.

37. J Zhu et al., "Effects and mechanism of flavonoids from Astragalus complanatus on breast cancer growth," *Naunyn-Schmiedeberg's Archives of Pharmacology*, 2015, 388(9):965–972, https://doi.org/10.1007/s00210-015-1127-0.

38. KK Auyeung et al., "*Astragalus* saponins modulate cell invasiveness and angiogenesis in human gastric adenocarcinoma cells," *Journal of Ethnopharmacology,* 2012 Jun 1, 141(2):635–641, https://doi.

org/10.1016/j.jep.2011.08.010.

39. MM Tin et al., "*Astragalus* saponins induce growth inhibition and apoptosis in human colon cancer cells and tumor xenograft," *Carcinogenesis,* 2007 Jun, 28(6):1347–1355, https://doi.org/10.1093/carcin/bgl238.

40. KK Auyeung et al., "Combined therapeutic effects of vinblastine and Astragalus saponins in human colon cancer cells and tumor xenograft via inhibition of tumor growth and proangiogenic factors," *Nutrition and Cancer,* 2014, 66(4):662–674, http://dx.doi.org/10.1080/01635581.2014.894093.

41. Y Wang et al., "Astragalus saponins modulates colon cancer development by regulating calpain-mediated glucose-regulated protein expression," *BMC Complementary and Alternative Medicine,* 2014, 14:401, https://doi.org/10.1186/1472-6882-14-401.

42. WH Huang et al., "Astragalus polysaccharide induces the apoptosis of human hepatocellular carcinoma cells by decreasing the expression of Notch1," *International Journal of Molecular Medicine,* 2016 Aug, 38(2):551–557, https://doi.org/10.3892/ijmm.2016.2632.

43. B Cham, "Solasodine rhamnosyl glycosides in a cream formulation is effective for treating large and troublesome skin cancers," *Research Journal Biological Science,* 2007, 2(7):749–761.

44. Cham, "Solasodine rhamnosyl glycosides in a cream formulation."

45. LY Shiu et al., "Solamargine induces apoptosis and sensitizes breast cancer cells to cisplatin," *Food and Chemical Toxicology,* 2007, 45(11):2155–2164, https://doi.org/10.1016/j.fct.2007.05.009.

46. CH Liang et al., "Solamargine upregulation of fas, downregulation of HER 2, and enhancement of cytotoxicity using epirubicin in NSCLC cells," *Molecular Nutrition Food Research,* 2007, 51:999–1005, https://doi.org/10.1002/mnfr.200700044.

47. Cham, "Solasodine rhamnosyl glycosides in a cream formulation."

48. B Daunter and BE Cham, "Solasodine glycosides, in vitro preferential cytotoxicity for human cancer cells," *Cancer Letters,* 1990, 55(3:209–220, http://dx.doi.org/10.1016/0304-3835(90)90121-D.

49. Cham, "Solasodine rhamnosyl glycosides in a cream formulation."

50. B Cham, "Solasodine glycosides: a topical therapy for actinic keratosis. A single-blind, randomized, placebo-controlled, parallel group study with CuradermBEC5." *Journal of Cancer Therapy,* 2013, 4(2), https://doi.org/10.4236/jct.2013.42076.

51. S Punjabi et al., "Solasodine glycoalkaloids: a novel topical therapy for basal cell carcinoma. A double-blind, randomized, placebo-controlled, parallel group, multicenter study," *International Journal of Dermatology,* 47(1): 78–82, https://doi.org/10.1111/j.1365-4632.2007.03363.x.

52. K Cham et al., "Treatment of non melanoma skin cancers: an intra-comparison study of CuradermBEC5 and various established modalities," *Journal of Cancer Therapy,* 6(12): 1045–1053, https://doi.org/10.4236/jct.2015.612114.

53. S Punjabi et al., "Solasodine glycoalkaloids: a novel topical therapy for basal cell carcinoma. A double-blind, randomized, placebo-controlled, parallel group, multicenter study," *International Journal of Dermatology,* 47(1): 78–82, https://doi.org/10.1111/j.1365-4632.2007.03363.x.

54. B Cham, "Topical Curaderm BEC5 therapy for periocular nonmelanoma skin cancers: a review of clinical outcomes," *International Journal of Clinical Medicine,* 2013, 4(5):233–238, https://doi.org/10.4236/ijcm.2013.45041.

55. H Safayhi et al., "Concentration-dependent potentiating and inhibitory effects of Boswellia extracts on 5-lipoxygenase product formation in stimulated PMNL," *Planta Medica,* 2000 Mar, 66(2):110–113, https://doi.org/10.1055/s-2000-11136.

56. T Glaser et al., "Boswellic acids and malignant glioma: induction of apoptosis but no modulation of drug sensitivity," *British Journal of Cancer,* 1999 May, 80(5–6):756–765, https://doi.org/10.1038/sj.bjc.6690419.

57. H Wang et al., "Targeting NF-KB with a natural triterpenoid alleviates skin inflammation in a mouse model of psoriasis," *The Journal of Immunology*, 2009 Oct, 183(7):4755–63, https://doi.org/10.4049/jimmunol.0900521.

58. Glaser et al., "Boswellic acids and malignant glioma."

59. Y Jing et al "Boswellic acid acetate induces differentiation and apoptosis in leukemia cell lines," *Leukemia Research*, 1999 Jan, 23(1):43–50, http://dx.doi.org/10.1016/S0145-2126(98)00096-4.

60. M Winking et al "Boswellic acids inhibit glioma growth: a new treatment option?" *Journal of Neuro-oncology*, 2000, 46(2):97–103.

61. T Syrovets et al., "Acetyl-boswellic acids are novel catalytic inhibitors of human topoisomerases I and IIalpha," *Molecular Pharmacology*, 2000 Jul, 58(1):71–81.

62. S Kirste et al., "*Boswellia serrata* acts on cerebral edema in patients irradiated for brain tumors: A prospective, randomized, placebo-controlled, double-blind pilot trial," *Cancer*, 2011, 117(16):3788–95, https://doi.org/10.1002/cncr.25945.

63. S Togni et al., "Clinical evaluation of safety and efficacy of Boswellia-based cream for prevention of adjuvant radiotherapy skin damage in mammary carcinoma: a randomized placebo controlled trial," *European Review for Medical and Pharmacological Sciences*, 2015 Apr, 19(8):1338–44.

64. PK Kokkiripati et al., "Gum resin of Boswellia serrata inhibited human monocytic (THP-1) cell activation and platelet aggregation," *Journal of Ethnopharmacology*, 2011 Sep 1, 137(1):893–901, https://doi.org/10.1016/j.jep.2011.07.004.

65. P Pacher et al., "The endocannabinoid system as an emerging target of pharmacotherapy," *Pharmacological Reviews*, 2006, 58(3):389–462, https://doi.org/10.1124/pr.58.3.2.

66. LM Borgelt et al., "The pharmacologic and clinical effects of medical cannabis," *Pharmacotherapy*, 2013, 33(2):195–209, https://doi.org/10.1002/phar.1187.

67. S Zhornitsky and S Potvin, "Cannabidiol in humans—the quest for therapeutic targets," *Pharmaceuticals (Basel)*, 2012, 5(5):529–552, https://doi.org/10.3390/ph5050529.

68. E Martín-Sánchez et al., "Systematic review and meta-analysis of cannabis treatment for chronic pain," *Pain Medicine*, 2009; 10(8):1353–1368, https://doi.org/10.1111/j.1526-4637.2009.00703.x.

69. Donald Abrams et al., "Cannabinoid-opioid interaction in chronic pain." *Clinical Pharmacology & Therapeutics*, 2011 Dec, 90(6):844–851, https://doi.org/10.1038/clpt.2011.188.

70. KF Boehnke et al., "Medical cannabis use is associated with decreased opiate medication use in a retrospective cross-sectional survey of patients with chronic pain," *The Journal of Pain*, 2016 Jun, 17(6):739–44, https://doi.org/10.1016/j. jpain.2016.03.002.

71. B Chakravarti et al., "Cannabinoids as therapeutic agents in cancer: current status and future implications," *Oncotarget*, 2014, 5(15):5852–5872, https://doi.org/10.18632/oncotarget.2233.

72. KA Scott et al., "The combination of cannabidiol and δ 9-tetrahydrocannabinol enhances the anticancer effects of radiation in an orthotopic murine glioma model," *Molecular Cancer Therapeutics*, 2014 Dec, 13(12):2955–67, https://doi.org/10.1158/1535-7163.MCT-14-0402.

73. Y Singh et al., "Cannabis extract treatment for terminal acute lymphoblastic leukemia with a philadelphia chromosome mutation," *Case Reports in Oncology*, 2013, 6(3):585–592, https://doi.org/10.1159/000356446.

74. C Twelves et al., "A two-part safety and exploratory efficacy randomized double-blind, placebo-controlled study of a 1:1 ratio of the cannabinoids cannabidiol and delta-9-tetrahydrocannabinol (CBD: THC) plus dose-intense temozolomide in patients with recurrent glioblastoma multiforme (GBM)," *Journal of Clinical Oncology*, 2017, 35(15_suppl):2046–2046.

75. J Sachs, E McGlade , D Yurgelun-Todd," Safety and Toxicology of Cannabinoids," *Neurotherapeutics*. 2015;12(4):735-746. doi:10.1007/s13311-015-0380-8.

76. Marijuana, Drug Facts. National Institute on Drug Abuse, accessed November 23, 2017, https://www.drugabuse.gov/publications/drugfacts/marijuana.

77. BC He et al., "Ginsenoside Rg3 inhibits colorectal tumor growth through the down-regulation of Wnt/ß-catenin signaling." *International Journal of Oncology,* 2011 Feb, 38(2):437–45, https://doi.org/10.3892/ijo.2010.858.

78. JH Kang et al., "Ginsenoside Rp1 from panax ginseng exhibits anti-cancer activity by down-regulation of the IGF-1R/Akt pathway in breast cancer cells," *Plant Foods for Human Nutrition,* 2011 Jul 12, 66(3):298–305, https://doi.org/10.1007/s11130-011-0242-4.

79. HR Shin et al., "The cancer-preventive potential of panax ginseng: a review of human and experimental evidence," *Cancer Causes Control,* 2000 Jul, 11(6):565–76.

80. TK Yun and SY Choi, "Non-organ specific cancer prevention of ginseng: a prospective study in Korea," *International Journal of Epidemiology,* 1998, 27:359–64.

81. B Li et al., "Antioxidants potentiate American ginseng-induced killing of colorectal cancer cells," *Cancer Letters,* 2010, 289(1):62–70, https://doi.org/10.1016/j.canlet.2009.08.002.

82. XL Li et al., "American ginseng berry enhances chemopreventive effect of 5-FU on human colorectal cancer cells," *Oncology Reports,* 2009 Oct, 22(4):943–52. https://doi.org/10.3892/or_00000521.

83. Y Cui et al., "Association of ginseng use with survival and quality of life among breast cancer patients," *American Journal of Epidemiology,* 2006, 163(7):645–53, https://doi.org/10.1093/aje/kwj087.

84. DL Barton et al., "Wisconsin Ginseng (Panax quinquefolius) to improve cancer-related fatigue: a randomized, double-blind trial, N07C2," *Journal of the National Cancer Institute,* 2013 Aug 21, 105(16):1230–8, https://doi.org/10.1093/jnci/djt181.

85. HR Shin et al., "The cancer-preventive potential of Panax ginseng: a review of human and experimental evidence," *Cancer Causes Control,* 2000,11(6):565–76.

86. CZ Wang et al., "Ginsenoside compound K, not Rb1, possesses potential chemopreventive activities in human colorectal cancer," *International Journal of Oncology,* 2012 Jun, 40(6):1970–6, https://doi.org/10.3892/ijo.2012.1399.

87. He et al., "Ginsenoside Rg3 inhibits colorectal tumor growth."

88. Kang et al., "Ginsenoside Rp1 from panax ginseng exhibits anti-cancer activity."

89. Cui et al., "Association of ginseng use with survival and quality of life."

90. WL Hsu et al., "The prescription pattern of chinese herbal products containing ginseng among tamoxifen-treated female breast cancer survivors in taiwan: a population-based study," *Evidence Based Complementary and Alternative Medicine,* 2015, 385204, http://dx.doi.org/10.1155/2015/385204.

91. DL Barton et al., "Wisconsin Ginseng (Panax quinquefolius) to improve cancer-related fatigue: a randomized, double-blind trial, N07C2," *Journal of the National Cancer Institute,* 2013 Aug 21, 105(16):1230–8, https://doi.org/10.1093/jnci/djt181.

92. JZ Luo, L Luo L, "Ginseng on hyperglycemia: Effects and mechanisms," *Evidence-Based Complementary and Alternative Medicine,* 2009, 6(4):423–427, https://doi.org/10.1093/ecam/nem178.

93. MK Ang-Lee, J Moss, and CS Yuan, "Herbal medicines and perioperative care," *Journal of the American Medical Association,* 2001 Jul 11, 286(2):208–16, https://doi.org/10.1001/jama.286.2.208.

94. Joseph Pizzorno, "Glutathione!" *Integrative Medicine,* 2014, 13(1):8–12.

95. DP Jones, "The health dividend of glutathione," *Natural Medicine Journal,* 2011 Feb, 3(2).

96. S Cascinu et al., "Neuroprotective effect of reduced glutathione on cisplatin-based chemotherapy in advanced gastric cancer: a randomized double-blind placebo-controlled trial," *Journal of Clinical Oncology,* 1995 Jan, 13(1):26–32, https://doi.org/10.1200/JCO.1995.13.1.26.

97. Cascinu et al., " Neuroprotective Effect of Reduced Glutathione on Oxaliplatin-Based Chemotherapy."

98. JF Smyth et al., "Glutathione reduces the toxicity and improves quality of life of women diagnosed with

ovarian cancer treated with cisplatin: results of a double-blind, randomized trial," *Annals of Oncology*, 1997 Jun, 8(6):569–73, https://doi.org/10.1023/A:1008211226339.

99. JP Richie, Jr, et al., "Randomized controlled trial of oral glutathione supplementation on body stores of glutathione," *European Journal of Nutrition*, 2015 Mar, 54(2):251–63, https://doi.org/10.1007/s00394-014-0706-z.

100. "Germanium," Memorial Sloan Kettering Cancer Center, accessed August 13, 2017, https://www.mskcc.org/cancer-care/integrative-medicine/herbs/germanium.

101. BJ Kaplan et al., "Germane facts about germanium sesquioxide: I. Chemistry and anticancer properties," *The Journal of Alternative and Complementary Medicine*, 2004 Jul, 10(2):337–44, https://doi.org/10.1089/107555304323062329.

102. N Tanaka et al., "[Augmentation of NK activity in peripheral blood lymphocytes of cancer patients by intermittent GE-132 administration]," *Gan To Kagaku Ryoho*, 1984 Jun, 11(6):1303–6.

103. Tanaka et al., "[Augmentation of NK activity in peripheral blood lymphocyte]."

104. Kaplan et al., "Germane facts about germanium sesquioxide."

105. Kaplan et al., "Germane facts about germanium sesquioxide."

106. Y Chen et al., "Resveratrol-induced cellular apoptosis and cell cycle arrest in neuroblastoma cells and antitumor effects on neuroblastoma in mice," *Surgery*, Jul 2004, 136(1):57–66, https://doi.org/10.1016/j.surg.2004.01.017.

107. R Lu and G Serrero, "Resveratrol, a natural product derived from grape, exhibits antiestrogenic activity and inhibits the growth of human breast cancer cells," *Journal of Cellular Physiology*, Jun 1999, 179(3):297–304, https://doi.org/10.1002/(SICI)1097-4652(199906)179:3<297::AID-JCP7>3.0.CO;2-P.

108. YJ Surh et al., "Resveratrol, an antioxidant present in red wine, induces apoptosis in human promyelocytic leukemia (HL-60) cells," *Cancer Letters*, Jun 1 1999, 140(1–2):1– 10, http://dx.doi.org/10.1016/S0304-3835(99)00039-7.

109. Chen et al., "Resveratrol-induced cellular apoptosis and cell cycle arrest in neuroblastoma cells and antitumor effects."

110. R Lu and G Serrero, "Resveratrol, a natural product derived from grape, exhibits antiestrogenic activity."

111. Surh et al., "Resveratrol, an antioxidant present in red wine, induces apoptosis in human promyelocytic leukemia (HL-60) cells."

112. TT Wang et al., "Differential effects of resveratrol on androgen-responsive LNCaP human prostate cancer cells in vitro and in vivo," *Carcinogenesis*, Oct 2008, 29(10):2001–2010, https://doi.org/10.1093/carcin/bgn131.

113. Wang et al., "Differential effects of resveratrol on androgen-responsive LNCaP human prostate cancer cells."

114. H Cai et al., "Cancer chemoprevention: Evidence of a nonlinear dose response for the protective effects of resveratrol in humans and mice," *Science Translational Medicine*, 2015 Jul 29, 7(298):298ra117, https://doi.org/10.1126/scitranslmed.aaa7619.

115. C la Porte et al., "Steady-State pharmacokinetics and tolerability of trans-resveratrol 2000 mg twice daily with food, quercetin and alcohol (ethanol) in healthy human subjects," *Clinical Pharmacokinetics*, Jul 2010, 49(7):449-454, https://doi.org/10.2165/11531820-000000000-00000.

116. BD Gehm et al., "Resveratrol, a polyphenolic compound found in grapes and wine, is an agonist for the estrogen receptor," *Proceedings of the National Academy of Sciences U S A*, 1997 Dec 9, 94(25):14138–14143.

117. Mark Stengler, *Maitake Gold 404*, (North Bergen: Basic Health Publications, 2002), 4.

118. M Mayell, "Maitake Extracts and Their Therapeutic Potential-A Review," *Alternative Medicine Review*, 2001, 6(1):51.

119. K Adachi et al., "Potentiation of host-mediated antitumor activity in mice by beta glucan obtained from *Grifola frondosa* (maitake)," *Chemical and Pharmaceutical Bulletin* (Tokyo), 1987 Jan, 35(1):262–70.

120. Y Masuda et al., "Inhibitory effect of MD-Fraction on tumor metastasis: involvement of NK cell activation and suppression of intercellular adhesion molecule (ICAM)-1 expression in lung vascular endothelial cells," *Biological and Pharmaceutical Bulletin,* 2008 Jun, 31(6):1104–8, http://doi.org/10.1248/bpb.31.1104.

121. SP Wasser and A Weis, "Medicinal Properties of Substances Occurring in Higher Basidiomycetes Mushrooms: Current Perspectives (Review)," *International Journal of Medicinal Mushrooms*, 1999, 1:31–62.

122. B Louie et al., "Synergistic potentiation of interferon activity with maitake mushroom d-fraction on bladder cancer cells," *BJU International,* 2010 Apr, 105(7):1011–5, https://doi.org/10.1111/j.1464-410X.2009.08870.x.

123. "Maitake," Memorial Sloan Kettering Cancer Center, accessed August 13, 2017, https://www.mskcc.org/cancer-care/integrative-medicine/herbs/maitake.

124. R Soares et al., "Maitake (D fraction) mushroom extract induces apoptosis in breast cancer cells by BAK-1 gene activation," *Journal of Medicinal Food,* 2011 May, 14(6):563– 72, https://doi.org/10.1089/jmf.2010.0095.

125. Stengler, *Maitake Gold 404*, 22.

126. G Deng et al., "A phase I/II trial of a polysaccharide extract from Grifola frondosa (Maitake mushroom) in breast cancer patients: immunological effects," *Journal of Cancer Research and Clinical Oncology*, 2009 Sep, 135(9):1215–21, https://doi.org/10.1007/s00432-009-0562-z.

127. H Nanba, "Maitake Glucan (MD-Fraction) can stop the cancer growth?" presented at the 3rd International Conference on Mushroom Biology and Mushroom Products in Sydney, Australia (October 1999).

128. H Nanba, *Maitake Challenges Cancer* (Kobe, Japan: Socio Health Group, 1998).

129. EN Alonso et al., "Antitumoral Effects of D-Fraction from Grifola Frondosa (Maitake) Mushroom in Breast Cancer," *Nutrition and Cancer*, 2017 Jan, 69(1):29–43, https://doi.org/10.1080/01635581.2017.1247891.

130. S Konno et al., "A possible hypoglycaemic effect of maitake mushroom on Type 2 diabetic patients." *Diabetic Medicine*, 2001 Dec, 18(12):1010, https://doi.org/10.1046/j.1464-5491.2001.00532-5.x.

131. MR Hanselin et al., "INR elevation with maitake extract in combination with warfarin," *The Annals of Pharmacotherapy,* 2010 Jan, 44(1):223–4, https://doi.org/10.1345/aph.1M510.

132. "Wheat germ extract," Memorial Sloan Kettering Cancer Center, accessed August 13, 2017, https://www.mskcc.org/cancer-care/integrative-medicine/herbs/wheat-germ-extract.

133. T Mueller and W Voigt, "Fermented wheat germ extract - nutritional supplement or anticancer drug?" *Nutrition Journal*, 2011, 10: 89, https://doi.org/10.1186/1475-2891-10-89.

134. B Comin-Anduix et al., "Fermented wheat-germ extract inhibits glycolysis/pentose cycle enzymes and induces apoptosis through poly(ADP-ribose) polymerase activation in Jurkat T-cell leukemia tumor cells," *Journal of Biological Chemistry*, 2002 Nov 29, 277(48):46408–14.

135. A Telekes et al., "Avemar (wheat germ extract) in cancer prevention and treatment," *Nutrition and Cancer,* 2009, 61(6):891–899, https://doi.org/10.1080/01635580903285114.

136. R Fajka-Boja et al., "Fermented wheat germ extract induces apoptosis and downregulation of major histocompatibility complex class I proteins in tumor T and B cell lines," *International Journal of Oncology,* 2002 Mar, 20(3):563–570, https://doi.org/10.3892/ijo.20.3.563.

137. F Jakab et al., "A medical nutriment has supportive value in the treatment of colorectal cancer," *British Journal of Cancer,* 2003 Aug 4, 89(3):465–469, https://doi.org/10.1038/sj.bjc.6601153.

138. LV Demidov et al., "Adjuvant fermented wheat germ extract (Avemar) nutraceutical improves survival of high-risk skin melanoma patients: a randomized, pilot, phase II clinical study with a 7-year follow-up," *Cancer Biotherapy & Radiopharmaceuticals*, 2008 Aug, 23(4):477–482, https://doi.org/10.1089/cbr.2008.0486.

139. J Barabás and Z Németh, "[Recommendation of the Hungarian Society for Face, Mandible and Oral Surgery in the indication of supportive therapy with Avemar]," *Orvosi Hetilap*, 2006, 147(35):1709–11.

140. LG Boros et al., "Fermented wheat germ extract (Avemar) in the treatment of cancer and autoimmune diseases," *Annals of the NY Academy of Sciences*, 2005 Jun, 1051:529– 42, https://doi.org/10.1196/annals.1361.097.

141. Z Marcsek et al., "The efficacy of tamoxifen in estrogen receptor–positive breast cancer cells is enhanced by a medical nutriment," *Cancer Biotherapy & Radiopharmaceuticals*, 2005 Jan, 19(6):746–53, https://doi.org/10.1089/cbr.2004.19.746.

142. M Garami et al., "Fermented wheat germ extract reduces chemotherapy-induced febrile neutropenia in pediatric cancer patients," *Journal of Pediatric Hematology/Oncology*, 2004, 26(10):631–5.

143. "Wheat germ extract," Memorial Sloan Kettering Cancer Center, accessed August 13, 2017, https://www.mskcc.org/cancer-care/integrative-medicine/herbs/wheat-germ-extract.

144. "Wheat Germ Extract," Medscape.com, accessed August 13, 2017, http://reference.medscape.com/drug/avemar-wheat-germ-extract-344559.

145. SM Henning et al., "Bioavailability and antioxidant activity of tea flavanols after consumption of green tea, black tea, or a green tea extract supplement," *American Journal of Clinical Nutrition*, 2004, 80(6):1558–1564.

146. NT Zaveri, "Green tea and its polyphenolic catechins: Medicinal uses in cancer and noncancer applications," *Life Sciences*, 2006, 78(18):2073–2080.

147. CA Elmets et al., "Cutaneous photoprotection from ultraviolet injury by green tea polyphenols," *Journal of the American Academy of Dermatology*, 2001, 44(3):425–432.

148. VE Steele et al., "Comparative chemopreventive mechanisms of green tea, black tea and selected polyphenol extracts measured by in vitro bioassays," *Carcinogenesis*, 2000, 21(1):63–67.

149. Steele et al., "Comparative chemopreventive mechanisms of green tea, black tea and selected polyphenol extracts."

150. S Nechuta et al., "Prospective cohort study of tea consumption and risk of digestive system cancers: results from the Shanghai Women's Health Study," *American Journal of Clinical Nutrition*, 2012 Nov, 96(5):1056–63, https://doi.org/10.3945/ajcn.111.031419.

151. J Liu et al., "Green tea (Camellia sinensis) and cancer prevention: a systematic review of randomized trials and epidemiological studies," *Chinese Medicine*, 2008 Oct 22, 3:12, https://doi.org/10.1186/1749-8546-3-12.

152. TD Shanafelt et al., "Phase I trial of daily oral Polyphenon E in patients with asymptomatic Rai stage 0 to II chronic lymphocytic leukemia," *Journal of Clinical Oncology*, 2009 Aug 10, 27(23):3808–14, https://doi.org/10.1200/JCO.2008.21.1284.

153. S Bettuzzi et al., "Chemoprevention of human prostate cancer by oral administration of green tea catechins in volunteers with high-grade prostate intraepithelial neoplasia: A preliminary report from a one-year proof-of-principle study," *Cancer Research*, 2006, 66(2):1234–1240.

154. ME Stearns and M Wang, "Synergistic effects of the green tea extract epigallocatechin-3-gallate and taxane in eradication of malignant human prostate tumors," *Translational Oncology*, 2011, 4(3):147–156.

155. M Shimizu et al., "Green tea extracts for the prevention of metachronous colorectal adenomas: a pilot study," *Cancer Epidemiology*, Biomarkers & Prevention, 2008, 17(11):3020–3025, https://doi.org/10.1158/1055-9965.EPI-08-0528.

156. Memorial Sloan Kettering Cancer Center, "Green Tea," accessed August 13, 2017, https://www.mskcc.org/cancer-care/integrative-medicine/herbs/green-tea.

157. HH Chow et al., "Pharmacokinetics and safety of green tea polyphenols after multiple-dose administration of epigallocatechin gallate and polyphenon E in healthy individuals," *Clinical Cancer Research*, 2003, 9(9):3312–3319.

158. Z Yu et al., "Effect of green tea supplements on liver enzyme elevation: results from a randomized intervention study in the united states," *Cancer Prevention Research (Phila)*, 2017 Aug 1, https://doi.org/10.1158/1940-6207.CAPR-17-0160.

159. SC Shin and JS Choi, "Effects of epigallocatechin gallate on the oral bioavailability and pharmacokinetics of tamoxifen and its main metabolite, 4-hydroxytamoxifen, in rats," *Anticancer Drugs*, 2009 Aug, 20(7):584–8, https://doi.org/10.1097/CAD.0b013e32832d6834.

160. Mark Stengler, *The Natural Physician's Healing Therapies*. (New York, NY: Penguin Group: 2010), 451.

161. JM Yun et al., "Epigenetic regulation of high glucose-induced proinflammatory cytokine production in monocytes by curcumin," *The Journal of Nutritional Biochemistry*, May 2011, 22(5):450–458, https://doi.org/10.1016/j.jnutbio.2010.03.014.

162. "Curcumin," Linus Pauling Institute, accessed August 15, 2017, http://lpi.oregonstate.edu/mic/dietary-factors/phytochemicals/curcumin#biological-activities.

163. AB Kunnumakkara et al., "Curcumin inhibits proliferation, invasion, angiogenesis and metastasis of different cancers through interaction with multiple cell signaling proteins," *Cancer Letters*, 2008, 269(2):199–225, https://doi.org/10.1016/j.canlet.2008.03.009.

164. G Kuttan et al., "Antitumor, anti-invasion, and antimetastatic effects of curcumin," In Aggarwal B.B., Surh YJ., Shishodia S. (eds) *The Molecular Targets and Therapeutic Uses of Curcumin in Health and Disease. Advances in Experimental Medicine and Biology*, vol 595. (Boston: Springer).

165. "Curcumin," Linus Pauling Institute.

166. "Curcumin," Linus Pauling Institute.

167. A Goel et al., "Multi-targeted therapy by curcumin: how spicy is it?" *Molecular Nutrition & Food Research*, 2008 Sep, 52(9):1010–1030, https://doi.org/10.1002/mnfr.200700354.

168. ZY He et al., "Upregulation of p53 expression in patients with colorectal cancer by administration of curcumin," *Cancer Investigation*, Mar 2011, 29(3):208–213, https://doi.org/10.3109/07357907.2010.550592.

169. S Gupta et al., "Therapeutic roles of curcumin: lessons learned from clinical trials," *The APPS Journal*, 2013 Jan, 15(1):195–218, https://doi.org/10.1208/s12248-012-9432-8.

170. Timothy J. Moynihan, "Can curcumin slow cancer growth?" Mayo Clinic, accessed August 16, 2017, http://www.mayoclinic.org/diseases-conditions/cancer/expert-answers/curcumin/faq-20057858.

171. MC Fadus et al., "Curcumin: An age-old anti-inflammatory and anti-neoplastic agent," *Journal of Traditional and Complementary Medicine*, 2016 Sep 9, 7(3):339–346, https://doi.org/10.1016/j.jtcme.2016.08.002.

172. I Jantan et al., "Inhibitory effect of compounds from Zingiberaceae species on human platelet aggregation," *Phytomedicine*, 2008 Apr, 15(4):306–309.

173. VV Glinsky and A Raz, "A Modified citrus pectin anti-metastatic property: one bullet, multiple targets," *Carbohydrate Research*, 2009 Sep 28, 344(14):1788–91.

174. P Nangia-Makker et al., "Galectin-3 binding and metastasis," *Methods in Molecular Biology*, 2012, 878:251–66, https://doi.org/10.1007/978-1-61779-854-2_17.

175. N Tehranian et al., "Combination effect of PectaSol and Doxorubicin on viability, cell cycle arrest and apoptosis in DU-145 and LNCaP prostate cancer cell lines," *Cell Biology International*, 2012 Jul, 36(7):601–10, https://doi.org/10.1042/CBI20110309.

176. C Ramachandran et al., "Activation of human T-helper/inducer cell, T-cytotoxic cell, B-cell, and natural killer (NK)-cells and induction of natural killer cell activity against K562 chronic myeloid leukemia cells with modified citrus pectin," *BMC Complementary and Alternative Medicine*, 2011 Aug 4, 11:59, http://www.biomedcentral.com/1472-6882/11/59.

177. Tehranian et al., "Combination effect of PectaSol and Doxorubicin on viability, cell cycle arrest and apoptosis."

178. Nangia-Makker et al., "Inhibition of human cancer cell growth and metastasis."

179. BW Guess et al., "Modified citrus pectin (MCP) increases the prostate-specific antigen doubling time in men with prostate cancer: a phase II pilot study," *Prostate Cancer and Prostatic Disease*, 2003, 6(4):301–304.

180. J Yan and A Katz, "Pectasol-C modified citrus pectin induces apoptosis and inhibition of proliferation in human and mouse androgen-dependent and- independent prostate cancer cells," *Integrative Cancer Therapies*, 2010 Jun,9(2):197– 203, https://doi.org/10.1177/1534735410369672.

181. Marc Azémar et al., "Clinical benefit in patients with advanced solid tumors treated with modified citrus pectin: a prospective pilot study," *Clinical Medicine Insights: Oncology*, 2007,1:73–80, https://doi.org/10.4137/CMO.S285.

182. "Milk Thistle," University of Maryland Medical Center, accessed August 27, 2017, http://www.umm.edu/health/medical/altmed/herb/milk-thistle.

183. "Milk Thistle," University of Maryland Medical Center.

184. M Kaur and R Agarwal, "Silymarin and Epithelial Cancer Chemoprevention: How close we are to bedside?" *Toxicology and Applied Pharmacology*, 2007 November 1, 224(3): 350–359, https://doi.org/10.1016 /j.taap.2006.11.011.

185. Kaur and Agarwal, "Silymarin and Epithelial Cancer Chemoprevention."

186. Brittany Cordeiro, "Probiotics: Healthy bacteria for your gut." MD Anderson Cancer Center, accessed August 27, 2017, https://www.mdanderson.org/publications/focused-on-health/may-2015/FOH-probiotics.html.

187. Erika Isolauri et al., "Probiotics: effects on immunity," *The American Journal of Clinical Nutrition*, 2001 Feb, 73(2):444s–450s.

188. I Wollowski et al., "Protective role of probiotics and prebiotics in colon cancer," *The American Journal of Clinical Nutrition*. 2001 Feb, 73(2):451s–455s.

189. JY Lee et al., "Effects of 12 weeks of probiotic supplementation on quality of life in colorectal cancer survivors: a double-blind, randomized, placebo-controlled trial," *Digestive and Liver Disease*, 2014 Dec, 46(12):1126–32, https://doi.org/10.1016/j.dld.2014.09.004.

190. MG Redman et al., "The efficacy and safety of probiotics in people with cancer: a systematic review," *Annals of Oncology*, 2014 Oct, 25(10):1919–29, https://doi.org/10.1093/annonc/mdu106.

191. N Aisu et al., "Impact of perioperative probiotic treatment for surgical site infections in patients with colorectal cancer," *Experimental and Therapeutic Medicine*, 2015 Sep, 10(3):966–972, https://doi.org/10.3892/etm.2015.2640.

192. Y Yang et al., "The effect of perioperative probiotics treatment for colorectal cancer: short-term outcomes of a randomized controlled trial," *Oncotarget*, 2016, 7(7):8432– 8440, https://doi.org/10.18632/oncotarget.7045.

193. Redman et al., "The efficacy and safety of probiotics in people with cancer."

194. EH Jo et al., "Modulations of the Bcl-2/Bax family were involved in the chemopreventive effects of licorice root (Glycyrrhiza uralensis Fisch) in MCF-7 human breast cancer cell," *Journal of Agricultural and Food Chemistry*, 2004 Mar 24, 52(6):1715–1719.

195. T Takahashi et al., "Isoliquiritigenin, a flavonoid from licorice, reduces prostaglandin E2 and nitric oxide,

causes apoptosis, and suppresses aberrant crypt foci development," *Cancer Science*, 2004 May, 95(5):448–453.

196. SY Park et al., "Hexane-ethanol extract of Glycyrrhiza uralensis containing licoricidin inhibits the metastatic capacity of DU145 human prostate cancer cells," *British Journal of Nutrition,* 2010 Nov, 104(9):1272–82, https://doi.org/10.1017/S0007114510002114.

197. Ao Guo et al., "Promotion of regulatory T cell induction by immunomodulatory herbal medicine licorice and its two constituents," *Scientific Reports*, 2015, 5:14046, https://doi.org/10.1038/srep14046.

198. ZY Wang and DW Nixon, Licorice and cancer," *Nutrition and Cancer*, 2001, 39(1):1–11.

199. Jo et al., "Modulations of the Bcl-2/Bax family were involved in the chemopreventive effects of licorice root."

200. SM Nourazarian et al., "Effect of Root Extracts of Medicinal Herb Glycyrrhiza glabra on HSP90 Gene Expression and Apoptosis in the HT-29 Colon Cancer Cell Line," *Asian Pacific Journal of Cancer Prevention*, 2015, 16(18):8563–6.

201. "Licorice," Memorial Sloan Kettering Cancer Center, accessed August 27, 2017, https://www.mskcc.org/cancer-care/integrative-medicine/herbs/licorice.

202. G Weiss et al., "Immunomodulation by perioperative administration of n-3 fatty acids," *British Journal of Nutrition,* 2002, 87(Suppl 1):S89–S94.

203. Y Zhao et al., "Eicosapentaenoic acid prevents LPS-induced TNF-alpha expression by preventing NF-kappaB activation," *Journal of the American College of Nutrition*, 2004 Feb, 23(1):71–8.

204. TR Chagas et al., "Oral fish oil positively influences nutritional-inflammatory risk in patients with haematological malignancies during chemotherapy with an impact on long-term survival: a randomised clinical trial," *Journal of Human Nutrition and Dietetics*, 2017 Apr 4, https://doi.org/10.1111/jhn.12471.

205. N Merendino et al., "Dietary ω-3 polyunsaturated fatty acid DHA: a potential adjuvant in the treatment of cancer," *BioMed Research International*, 2013, 2013:310186, 11 pages, https://doi.org/10.1155/2013/310186.

206. CJ Fabian et al., "Omega-3 fatty acids for breast cancer prevention and survivorship," *Breast Cancer Research*, 2015, 17:62, https://doi.org/10.1186/s13058-015-0571-6.

207. TR Chagas et al., "Oral fish oil positively influences nutritional-inflammatory risk in patients with haematological malignancies during chemotherapy with an impact on long-term survival: a randomised clinical trial," *Journal of Human Nutrition and Dietetics*, 2017 Apr 4, https://doi.org/10.1111/jhn.12471.

208. Y Shirai et al., "Fish oil-enriched nutrition combined with systemic chemotherapy for gastrointestinal cancer patients with cancer cachexia," *Scientific Reports*, 2017; 7:4826, https://doi.org/10.1038/s41598-017-05278-0.

209. TM Brasky et al., "Specialty supplements and breast cancer risk in the VITamins And Lifestyle (VITAL) cohort," *Cancer Epidemiology, Biomarkers & Prevention,* 2010, 19(7); 1696–708, https://doi.org/10.1158/1055-9965.EPI-10-0318.

210. JY Lee et al., "Chemopreventive and chemotherapeutic effects of fish oil derived omega-3 polyunsaturated fatty acids on colon carcinogenesis," *Clinical Nutrition Research*, 2017, 6(3):147–160, https://doi.org/10.7762/cnr.2017.6.3.147.

211. RA Murphy et al., "Supplementation with fish oil increases first-line chemotherapy efficacy in patients with advanced nonsmall cell lung cancer," *Cancer*, 2011 Aug 15, 117(16):3774–80, https://doi.org/10.1002/cncr.25933.

212. "Quercetin," University of Maryland Medical Center, accessed September 1, 2017, http://www.umm.edu/health/medical/altmed/supplement/Quercetin.

213. J-H Jeong, "Effects of low dose quercetin: Cancer cell-specific inhibition of cell cycle progression," *Journal of Cellular Biochemistry*, 2009,106(1):73–82, https://doi.org/10.1002/jcb.21977.

214. Jeong, "Effects of low dose quercetin."

215. C Chen and AN Kong, "Dietary cancer-chemopreventive compounds: from signaling and gene expression to pharmacological effects," *Trends in Pharmacological Sciences*, 2005, 26(6):318–326.

216. J Jeong, "Effects of low dose quercetin."

217. E Angst et al., "The flavonoid quercetin inhibits pancreatic cancer growth in vitro and in vivo," *Pancreas*, 2013, 42(2):223–229, https://doi.org/10.1097/MPA.0b013e318264ccae.

218. "Quercetin," Memorial Sloan Kettering Cancer Center, accessed September 1, 2017, https://www.mskcc.org/cancer-care/integrative-medicine/herbs/quercetin.

219. "Quercetin," Memorial Sloan Kettering Cancer Center.

220. "Iodine", Linus Pauling Institute, accessed September 2, 2017, http://lpi.oregonstate.edu/mic/minerals/iodine.

221. David Brownstein, *Iodine: Why You Need It, Why You Can't Live Without It*. 4th ed. (Michigan: Medical Alternatives Press, 2009), 21.

222. Brownstein, *Iodine*, 21.

223. Brownstein, *Iodine*, 65.

224. FR Stoddard et al., "Iodine alters gene expression in the MCF7 breast cancer cell line: evidence for an anti-estrogen effect of iodine," *International Journal of Medical Sciences*, 2008, 5(4):189–196, https://doi.org/10.7150/ijms.5.189.

225. Brownstein, *Iodine*, 21.

226. Brownstein, *Iodine*, 21.

227. C Aceves et al., "Is iodine a gatekeeper of the integrity of the mammary gland?" *Journal of Mammary Gland Biology and Neoplasia*, 2005 Apr, 10(2):189–96.

228. Brownstein, *Iodine*, 21.

229. Brownstein, *Iodine*, 65.

230. Aceves et al., "Is iodine a gatekeeper of the integrity of the mammary gland?"

231. T Kawamura and T Sobue, "Comparison of breast cancer mortality in five countries: France, Italy, Japan, the UK and the USA from the WHO mortality database (1960– 2000)," *Japanese Journal of Clinical Oncology*, 2005 Dec, 35(12):758–759, https://doi.org/10.1093/jjco/hyi201.

232. Aceves et al., "Is iodine a gatekeeper of the integrity of the mammary gland?"

233. Aceves et al., "Is iodine a gatekeeper of the integrity of the mammary gland?"

234. T Kaczor, "Iodine and Cancer," *Natural Medicine Journal*, 2014 Jun, 6(6).

235. SA Hoption Cann et al., "A prospective study of iodine status, thyroid function, and prostate cancer risk: follow-up of the First National Health and Nutrition Examination Survey," *Nutrition and Cancer*, 2007, 58(1):28–34.

236. R Rahn et al., "Povidone-iodine to prevent mucositis in patients during antineoplastic radiochemotherapy," *Dermatology*, 1997, 195(Suppl 2):57–61.

237. "Iodine," WebMD, accessed September 2, 2017, http://www.webmd.com/vitamins-supplements/ingredientmono-35-iodine.aspx?activeingredientid=35.

238. "Iodine," Linus Pauling Institute.

239. "Proteolytic enzymes," Memorial Sloan Kettering Cancer Center, accessed September 1, 2017, https://www.mskcc.org/cancer-care/integrative-medicine/herbs/proteolytic-enzymes.

240. NJ Gonzalez and LL Isaacs, "Evaluation of pancreatic proteolytic enzyme treatment of adenocarcinoma of the pancreas, with nutrition and detoxification support," *Nutrition and Cancer*, 1999 33(2), 117–124.

241. NJ Gonzalez and LL Isaacs, "The Gonzalez therapy and cancer: a collection of case reports," *Alternative Therapies in Health and Medicine*, 2007, 13(1), 46–55.

242. MS Gujral et al., "Efficacy of hydrolytic enzymes in preventing radiation therapy-induced side

effects in patients with head and neck cancers," *Cancer Chemotherapy and Pharmacology,* 2001 Jul, 47(Suppl):S23–28.

243. A Sakalová et al., "Retrolective cohort study of an additive therapy with an oral enzyme preparation in patients with multiple myeloma," *Cancer Chemotherapy and Pharmacology,* 2001 Jul, 47(Suppl):S38–44.

244. J Beuth et al., "Impact of complementary oral enzyme application on the postoperative treatment results of breast cancer patients—results of an epidemiological multicentre retrolective cohort study," *Cancer Chemotherapy and Pharmacology,* 2001 Jul, 47(Suppl):S45–54.

245. PS Dale et al., "Co-medication with hydrolytic enzymes in radiation therapy of uterine cervix: evidence of the reduction of acute side effects," *Cancer Chemotherapy and Pharmacology,* 2001 Jul, 47(Suppl):S29–34.

246. T Popiela et al., "Influence of a complementary treatment with oral enzymes on patients with colorectal cancers—an epidemiological retrolective cohort study," *Cancer Chemotherapy and Pharmacology,* 2001 Jul, 47(Suppl):S55–63.

247. JK Roberts et al., "Pancreas exocrine replacement therapy is associated with increased survival following pancreatoduodenectomy for periampullary malignancy," *HPB* (Oxford), 2017 Oct, 19(10):859–867, http://dx.doi.org/10.1016/j.hpb.2017.05.009.

248. Popiela et al., "Influence of a complementary treatment with oral enzymes on patients with colorectal cancers."

249. BE Licznerska et al., "Modulation of CYP19 expression by cabbage juices and their active components: indole-3-carbinol and 3,3'-diindolylmethene in human breast epithelial cell lines," *European Journal of Nutrition,* 2013, 52(5):1483–1492, https://doi.org/10.1007/s00394-012-0455-9.

250. HL Bradlow et al., "Long-term responses of women to indole-3-carbinol or a high fiber diet," *Cancer Epidemiology and Biomarkers Prevention,* 1994, 3(7):591–5.

251. "Indole-3-Carbinol," Linus Pauling Institute, accessed September 3, 2017, http://lpi.oregonstate.edu/mic/dietary-factors/phytochemicals/indole-3-carbinol.

252. CN Marconett et al., "Indole-3-carbinol disrupts estrogen receptor-alpha dependent expression of insulin-like growth factor-1 receptor and insulin receptor substrate-1 and proliferation of human breast cancer cells," *Molecular and Cellular Endocrinology,* 2012, 363(1–2):74–84, https://doi.org/10.1016/j.mce.2012.07.008.

253. CN Marconett et al., "Indole-3-carbinol triggers aryl hydrocarbon receptor-dependent estrogen receptor (ER)alpha protein degradation in breast cancer cells disrupting an ERalpha-GATA3 transcriptional cross-regulatory loop," *Molecular Biology of the Cell,* 2010, 21(7):1166–1177, https://doi.org/10.1091/mbc.E09-08-0689.

254. ML Wang et al., "Antiangiogenic activity of indole-3-carbinol in endothelial cells stimulated with activated macrophages," *Food Chemistry,* 2012, 134(2):811–820, https://doi.org/10.1016/j.foodchem.2012.02.185.

255. HT Wu et al., "Inhibition of cell proliferation and in vitro markers of angiogenesis by indole-3-carbinol, a major indole metabolite present in cruciferous vegetables," *Journal of Agricultural and Food Chemistry,* 2005, 53(13):5164–5169.

256. K Kunimasa et al., "Antiangiogenic effects of indole-3-carbinol and 3,3'-diindolylmethane are associated with their differential regulation of ERK1/2 and Akt in tube-forming HUVEC," *Journal of Nutrition,* 2010, 140(1):1–6, https://doi.org/10.3945/jn.109.112359.

257. EJ Kim et al., "3,3'-diindolylmethane suppresses 12-O-tetradecanoylphorbol13-acetate-induced inflammation and tumor promotion in mouse skin via the downregulation of inflammatory mediators," *Molecular Carcinogenesis,* 2010, 49(7):672–683, https://doi.org/10.1002/mc.20640.

258. ZJ D'Costa et al., "Screening of drugs to counteract human papillomavirus 16 E6 repression of E-cadherin expression," *Investigational New Drugs,* 2012 Dec, 30(6):2236–2251, https://doi.org/10.1007/s10637-012-9803-0.

259. SM Kim, "Cellular and Molecular Mechanisms of 3,3´-Diindolylmethane in Gastrointestinal Cancer," *International Journal of Molecular Sciences*, 2016, 17(7):1155, https://doi.org/10.3390/ijms17071155.

260. L Chen et al., "Indole-3-carbinol (I3C) increases apoptosis, represses growth of cancer cells, and enhances adenovirus-mediated oncolysis," *Cancer Biology & Therapy*, 2014 Sep, 15(9):1256–1267, https://doi.org/10.4161/cbt.29690.

261. MC Bellet al., "Placebo-controlled trial of indole-3-carbinol in the treatment of CIN," *Gynecologic Oncology*, 2000, 78(2):123–129.

262. L Ashrafian et al., "Double-blind randomized placebo-controlled multicenter clinical trial (phase IIa) on diindolylmethane's efficacy and safety in the treatment of CIN: implications for cervical cancer prevention," *EPMA Journal*, 2015 Dec 21, 6:25, https://doi.org/10.1186/s13167-015-0048-9.

263. R Naik, "A randomized phase II trial of indole-3-carbinol in the treatment of vulvar intraepithelial neoplasia," *International Journal of Gynecological Cancer*, 2006, 16(2):786–790.

264. CA Thomson et al., "A randomized, placebo-controlled trial of diindolylmethane for breast cancer biomarker modulation in patients taking tamoxifen," *Breast Cancer Research Treatment*, 2017 Aug, 165(1):97–107, https://doi.org/10.1007/s10549-017-4292-7.

265. Marconett et al., "Indole-3-carbinol disrupts estrogen receptor-alpha dependent expression of insulin-like growth factor-1 receptor and insulin receptor substrate-1 and proliferation."

266. JA Caruso et al., "Indole-3-carbinol and its N-alkoxy derivatives preferentially target ER alpha-positive breast cancer cells," *Cell Cycle*. 2014;13(16):2587–2599. doi: 10.4161/15384101.2015.942210.

267. JN Ho et al., "I3C and ICZ inhibit migration by suppressing the EMT process and FAK expression in breast cancer cells," *Molecular Medicine Reports*. Feb 2013;7(2):384–388. doi: 10.3892/mmr.2012.119.

268. Licznerska et al., "Modulation of CYP19 expression by cabbage juices and their active components."

269. Licznerska et al., "Modulation of CYP19 expression by cabbage juices and their active components."

270. B Parajuli et al., "The synergistic apoptotic interaction of Indole-3-Carbinol and Genistein with TRAIL on endometrial cancer cells," *Journal of Korean Medical Science*, 2013 Apr, 28(4):527–533, https://doi.org/10.3346/jkms.2013.28.4.527.

271. V Krajka-Ku niak et al., "The activation of the Nrf2/ARE pathway in HepG2 hepatoma cells by phytochemicals and subsequent modulation of phase II and antioxidant enzyme expression," *Journal of Physiology and Biochemistry*, 2015 Jun, 71(2):227–238, https://doi.org/10.1007/s13105-015-0401-4.

272. X Wang et al., "Indole-3-carbinol inhibits tumorigenicity of hepatocellular carcinoma cells via suppression of microRNA-21 and upregulation of phosphatase and tensin homolog," *Biochimica et Biophysica Acta*, 2015 Jan, 1853(1):244–253, https://doi.org/10.1016/j.bbamcr.2014.10.017.

273. I Aronchik et al., "The antiproliferative response of indole-3-carbinol in human melanoma cells is triggered by an interaction with NEDD4-1 and disruption of wild-type PTEN degradation," *Molecular Cancer Research*, 2014, 12(11):1621–1634, https://doi.org/10.1158/1541-7786.MCR-14-0018.

274. WH Paik et al., "Chemosensitivity induced by down-regulation of microRNA-21 in gemcitabine-resistant pancreatic cancer cells by indole-3-carbinol," *Anticancer Research*, 2013 Apr, 33(4):1473–1481.

275. Licznerska et al., "Modulation of CYP19 expression by cabbage juices and their active components."

276. HS Choi et al., "Indole-3-carbinol induces apoptosis through p53 and activation of caspase-8 pathway in lung cancer A549 cells," *Food and Chemical Toxicology*, 2010 Mar, 48(3):883–90, https://doi.org/10.1016/j.fct.2009.12.028.

277. YQ Wang et al., "Indole-3-carbinol inhibits cell proliferation and induces apoptosis in Hep-2 laryngeal cancer cells," *Oncology Reports*, 2013 Jul, 30(1):227–233, https://doi.org/10.3892/or.2013.2411.

278. Z Chen et al., "Indole-3-carbinol inhibits nasopharyngeal carcinoma growth through cell cycle arrest in vivo and in vitro," *PLoS One*, 2013, 8(12): e82288, https://doi.org/10.1371/journal.pone.0082288.

279. GA Reed et al., "Single-dose and multiple-dose administration of indole-3-carbinol to women:

pharmacokinetics based on 3,3'-diindolylmethane," *Cancer Epidemiology Biomarkers & Prevention*, 2006, 15(12):2477–2481.

280. AM Shamsuddin, "Metabolism and cellular functions of IP6: a review," *Anticancer Research,* 1999, 19(5A):3733–6.

281. K Raina et al., "Inositol hexaphosphate inhibits tumor growth, vascularity, and metabolism in TRAMP mice: a multiparametric magnetic resonance study," *Cancer Prevention Research (Phila),* 2013 Jan, 6(1):40–50, https://doi.org/10.1158/1940-6207.CAPR-12-0387.

282. I Bacić et al., "Efficacy of IP6 + inositol in the treatment of breast cancer patients receiving chemotherapy: prospective, randomized, pilot clinical study," *Journal of Experimental & Clinical Cancer Research,* 2010 Feb 12, 29:12, https://doi.org/10.1186/1756-9966-29-12.

283. RF Hurrell, "Influence of vegetable protein sources on trace element and mineral bioavailability," *Journal of Nutrition,* 2003 Sep, 133(9):2973S–7S.

284. I Vucenik et al., "Antiplatelet activity of inositol hexaphosphate (IP6)," *Anticancer Research,* 1999, 19(5A):3689–94.

285. SC Miller et al., "The role of melatonin in immuno-enhancement: potential application in cancer," *International Journal of Experimental Pathology,* 2006, 87(2):81– 87, https://doi.org/10.1111/j.0959-9673.2006.00474.x.

286. RJ Reiter et al., "Biochemical reactivity of melatonin with reactive oxygen and nitrogen species: a review of the evidence," *Cell Biochemistry and Biophysics,* 2001, 34(2):237–256.

287. K Zwirska-Korczala et al., "Influence of melatonin on cell proliferation, antioxidative enzyme activities and lipid peroxidation in 3T3-L1 preadipocytes—an in vitro study," *Journal of Physiology and Pharmacology,* 2005 Dec, 56 (Suppl 6):91–99.

288. DX Tan et al., "Chemical and physical properties and potential mechanisms: melatonin as a broad spectrum antioxidant and free radical scavenger," *Current Topics in Medical Chemistry,* 2002, 2(2):181–197.

289. EJ Sánchez-Barceló et al., "Clinical uses of melatonin: evaluation of human trials," *Current Topics in Medical Chemistry,* 2010, 17(19):2070–95.

290. EJ Sánchez-Barceló et al., "Melatonin-estrogen interactions in breast cancer," *Journal of Pineal Research,* 2005, 38(4):217–222.

291. MD Mediavilla et a., "Melatonin increases p53 and p21WAF1 expression in MCF-7 human breast cancer cells in vitro." *Life Sciences,* 1999, 65(4):415–420.

292. S Cos et al., "Influence of melatonin on invasive and metastatic properties of MCF-7 human breast cancer cells," *Cancer Research,* 1998, 58(19):4383–4390.

293. P Lissoni et al., "Anti-angiogenic activity of melatonin in advanced cancer patients," *NeuroEndocrinology Letters,* 2001, 22(1):45–47.

294. A Gonzalez et al., "Selective estrogen enzyme modulator actions of melatonin in human breast cancer cells," *Journal of Pineal Research,* 2008, 45(1):86–92, https://doi.org/10.1111/j.1600-079X.2008.00559.x.

295. MD Mediavilla et al., "Effects of melatonin on mammary gland lesions in transgenic mice overexpressing N-ras proto-oncogene," *Journal of Pineal Research,* 1997, 22(2):86–94.

296. MM Leon-Blanco et al., "Melatonin inhibits telomerase activity in the MCF-7 tumor cell line both in vivo and in vitro," *Journal of Pineal Research,* 2004 Oct, 35(3):204–11.

297. YM Wang et al., "The efficacy and safety of melatonin in concurrent chemotherapy or radiotherapy for solid tumors: a meta-analysis of randomized controlled trials," *Cancer Chemotherapy and Pharmacology,* 2012 May, 69(5):1213–20, https://doi.org/10.1007/s00280-012-1828-8.

298. P Lissoni et al., "Modulation of cancer endocrine therapy by melatonin: a phase II study of tamoxifen plus melatonin in metastatic breast cancer patients progressing under tamoxifen alone," *British Journal of*

Cancer, 1995, 71(4):854–856.

299. P Lissoni et al., "Chemoneuroendocrine therapy of metastatic breast cancer with persistent thrombocytopenia with weekly low-dose epirubicin plus melatonin: a phase II study," *Journal of Pineal Research*, 1999 Apr, 26(3):169–73.

300. G Messina et al., "Enhancement of the efficacy of cancer chemotherapy by the pineal hormone melatonin and its relation with the psychospiritual status of cancer patients," *Journal of Research in Medical Sciences*, 2010 Jul, 15(4):225–8.

301. P Lissoni et al., "Five years survival in metastatic non-small cell lung cancer patients treated with chemotherapy alone or chemotherapy and melatonin: a randomized trial," *Journal of Pineal Research*, 2003 Aug, 35(1):12–5.

302. P Lissoni, "Is there a role for melatonin in supportive care?" *Supportive Care in Cancer*. 2002 Mar;10(2):110–6.

303. Lissoni, "Is there a role for melatonin in supportive care?"

304. K Onseng et al., "Beneficial Effects of Adjuvant Melatonin in Minimizing Oral Mucositis Complications in Head and Neck Cancer Patients Receiving Concurrent Chemoradiation," *Journal of Alternative and Complementary Medicine*, 2017 Jun 28, https://doi.org/10.1089/acm.2017.0081.

305. MA Ben-David, "Melatonin for Prevention of Breast Radiation Dermatitis: A Phase II, Prospective, Double-Blind Randomized Trial," *The Israeli Medical Association*, 2016 Mar–Apr, 18(3–4):188–92.

306. EJ Sánchez-Barceló et al., "Clinical uses of melatonin: evaluation of human trial," *Current Medicinal Chemistry*, 2010, 17(19):2070–95.

307. K Hirsch et al., "Effect of purified allicin, the major ingredient in freshly crushed garlic, on cancer cell proliferation," *Nutrition and Cancer*, 2000, 38(2):245–54.

308. H Ishikawa et al., "Aged garlic extract prevents a decline of NK cell number and activity in patients with advanced cancer," *Journal of Nutrition*, Mar 2006, 136(3 Suppl):816S–820S.

309. SC Ho and MS Su, "Evaluating the anti-neuroinflammatory capacity of raw and steamed garlic as well as five organosulfur compounds," *Molecules*, 2014, 19(11):17697–17714, https://doi.org/10.3390/molecules191117697.

310. KL Liu, "DATS reduces LPS-induced iNOS expression, NO production, oxidative stress, and NF-κB activation in RAW 264.7 macrophages," *Journal of Agricultural and Food Chemistry*, 2006, 54(9):3472–3478.

311. S You et al., "Inhibitory effects and molecular mechanisms of garlic organosulfur compounds on the production of inflammatory mediators," *Molecular Nutrition and Food Research*, 2013, 57(11):2049–2060, https://doi.org/10.1002/mnfr.201200843.

312. R Munday and CM Munday, "Induction of phase II enzymes by aliphatic sulfides derived from garlic and onions: an overview," *Methods in Enzymology*, 2004, 382:449–456.

313. S Hatono et al., "Chemopreventive effect of S-allylcysteine and its relationship to the detoxification enzyme glutathione S-transferase," *Carcinogenesis*, 1996, 17(5):1041–1044.

314. R Munday and CM Munday, "Relative activities of organosulfur compounds derived from onions and garlic in increasing tissue activities of quinone reductase and glutathione transferase in rat tissues," *Nutrition and Cancer*, 2001, 40(2):205–210.

315. PP Tadi et al., "Organosulfur compounds of garlic modulate mutagenesis, metabolism, and DNA binding of aflatoxin B1," *Nutrition and Cancer*, 1991, 15(2):87–95.

316. PZ Trio et al., "Chemopreventive functions and molecular mechanisms of garlic organosulfur compounds," *Food & Function*, 2014, 5(5):833–844, https://doi.org/10.1039/c3fo60479a.

317. AA Powolny and SV Singh, "Multitargeted prevention and therapy of cancer by diallyl trisulfide and related Allium vegetable-derived organosulfur compounds," *Cancer Letters*, 2008, 269(2):305–314,

https://doi.org/10.1016/j.canlet.2008.05.027.

318. S Balasenthil et al., "Apoptosis induction by S-allylcysteine, a garlic constituent, during 7,12-dimethylbenz[a]anthracene-induced hamster buccal pouch carcinogenesis," *Cell Biochemistry and Function*, 2002, 20(3):263–268.

319. Powolny and Singh, "Multitargeted prevention and therapy of cancer by diallyl trisulfide."

320. RB Walter et al., "Vitamin, mineral, and specialty supplements and risk of hematologic malignancies in the prospective VITamins And Lifestyle (VITAL) study," *Cancer Epidemiology, Biomarkers & Prevention,* 2011 Oct, 20(10):2298–308, https://doi.org/10.1158/1055-9965.EPI-11-0494.

321. S Tanaka et al., "Aged garlic extract has potential suppressive effect on colorectal adenomas in humans," *Journal of Nutrition*, 2006, 136(3 Suppl):821S–826S.

322. L Bayan et al., "Garlic: a review of potential therapeutic effects," *Avicenna Journal of Phytomedicine*, 2014, 4(1):1–14.

323. F Borrelli et al., "Garlic (Allium sativum L.): adverse effects and drug interactions in humans," *Molecular Nutrition & Food Research*, 2007, 51(11):1386–1397.

324. H Amagase, "Clarifying the real bioactive constituents of garlic," *Journal of Nutrition*, 2006, 136(3 Suppl):716S–725S.

325. L Ernster, G Dallner, "Biochemical, physiological and medical aspects of ubiquinone function," *Biochimica et Biophysica Acta*, 1995, 1271(1):195–204.

326. R Saini, "Coenzyme Q10: The essential nutrient," *Journal of Pharmacy & BioAllied Sciences*, 2011 Jul–Sep, 3(3): 466–467. https://doi.org/10.4103/0975-7406.84471.

327. Saini, "Coenzyme Q10."

328. K Lockwood et al., "Partial and complete regression of breast cancer in patients in relation to dosage of coenzyme Q10," *Biochemical and Biophysical Research Communications,* 1994, 199(3):1504–8.

329. K Lockwood et al., "Progress on therapy of breast cancer with vitamin Q10 and the regression of metastasis," *Biochemical and Biophysical Research Communications,* 1995, 212(1):172–7.

330. EP Cortes et al., "Adriamycin cardiotoxicity: early detection by systolic time interval and possible prevention by coenzyme Q10," *Cancer Treatment Reports*, 1978, 62(6):887–91.

331. D Iarussi et al., "Protective effect of coenzyme Q10 on anthracyclines cardiotoxicity: control study in children with acute lymphoblastic leukemia and non-Hodgkin lymphoma," *Molecular Aspects of Medicine*, 1994, 15 (Suppl):S207–12.

332. F Scasso et al., "Dietary supplementation of coenzyme Q10 plus multivitamins to hamper the ROS mediated cisplatin ototoxicity in humans: A pilot study," *Heliyon*, 2017, 3(2):e00251, https://doi.org/10.1016/j.heliyon.2017.e00251.

333. L Rusciani et al., "Recombinant interferon alpha-2b and coenzyme Q10 as a postsurgical adjuvant therapy for melanoma: a 3-year trial with recombinant interferon-alpha and 5-year follow-up," *Melanoma Research*, 2007 Jun, 17(3):177–83.

334. K Folkers et al., "Activities of vitamin Q10 in animal models and a serious deficiency in patients with cancer," *Biochemical and Biophysical Research Communications*, 1997, 234(2):296–299.

335. CW Shults et al., "Effects of coenzyme Q10 in early Parkinson disease: evidence of slowing of the functional decline," *Archives of Neurology*, 2002, 59(10):1541–1550.

336. AM Heck et al., "Potential interactions between alternative therapies and warfarin," *American Journal of Health System Pharmacy*, 2000, 57(13):1221–1227, quiz 1228–1230.

337. S Shalansky et al., "Risk of warfarin-related bleeding events and supratherapeutic international normalized ratios associated with complementary and alternative medicine: a longitudinal analysis," *Pharmacotherapy,* 2007, 27(9):1237–47.

338. D Lopez-Vaquero et al., "Double-blind randomized study of oral glutamine on the management of

radio/chemotherapy-induced mucositis and dermatitis in head and neck cancer," *Molecular and Clinical Oncology*, 2017 Jun, 6(6):931–936, https://doi.org/10.3892/mco.2017.1238.

339. HW Leung and AL Chan, "Glutamine in Alleviation of Radiation-Induced Severe Oral Mucositis: A Meta-Analysis," *Nutrition and Cancer*, 2016 Jul, 68(5):734–42, https://doi.org/10.1080/01635581.2016.1159700.

340. K Gul et al., "Oral glutamine supplementation reduces radiotherapy- induced esophagitis in lung cancer patients," *Asian Pacific Journal of Cancer Prevention*, 2015, 16(1):53–8.

341. A Papanikolopoulou et al., "The role of glutamine supplementation in thoracic and upper aerodigestive malignancies," *Nutrition and Cancer*, 2015, 67(2):231–7, https://doi.org/10.1080/01635581.2015.990572.

342. K Eda et al., "The effects of enteral glutamine on radiotherapy induced dermatitis in breast cancer," *Clinical Nutrition*, 2016 Apr, 35(2):436–9, https://doi.org/10.1016/j.clnu.2015.03.009.

343. SJ Padayatty et al., "Vitamin C pharmacokinetics: implications for oral and intravenous use," *Annals of Internal Medicine*, 2004 Apr 6, 140(7):533–7.

344. "Vitamin C," Linus Pauling Institute, accessed September 5, 2017, http://lpi.oregonstate.edu/mic/vitamins/vitamin-C.

345. G Muralikrishnan et al., "Effect of vitamin C on lipidperoxidation and antioxidant status in tamoxifen-treated breast cancer patients," *Chemotherapy*, 2010, 56(4):298– 302, https://doi.org/10.1159/000320030.

346. S Zhang et al., "Dietary carotenoids and vitamins A, C, and E and risk of breast cancer," *Journal of the National Cancer Institute*, 1999, 91(6):547–556.

347. KB Michels, "Dietary antioxidant vitamins, retinol, and breast cancer incidence in a cohort of Swedish women," *International Journal of Cancer*, 2001, 91(4):563–567.

348. S Tsugane and S Sasazuki, "Diet and the risk of gastric cancer: review of epidemiological evidence," *Gastric Cancer*, 2007, 10(2):75–83.

349. CA Thompson and JR Cerhan, "Fruit and vegetable intake and survival from non-Hodgkin lymphoma: does an apple a day keep the doctor away?" *Leukemia & Lymphoma*, 2010, 51(6):963–964, https://doi.org/10.3109/10428194.2010.483305.

350. Y Park et al., "Intakes of vitamins A, C, and E and use of multiple vitamin supplements and risk of colon cancer: a pooled analysis of prospective cohort studies," *Cancer Causes Control*, 2010, 21(11):1745–1757, https://doi.org/10.1007/s10552-010-9549-y.

351. GC Kabat et al., "Intake of antioxidant nutrients and risk of non-Hodgkin's Lymphoma in the Women's Health Initiative," *Nutrition and Cancer*, 2012, 64(2):245– 254, https://doi.org/10.1080/01635581.2012.642454.

352. LD Thomas et al., "Ascorbic acid supplements and kidney stone incidence among men: a prospective study," *JAMA Internal Medicine*, 2013 Mar 11, 173(5):386–388, https://doi.org/10.1001/jamainternmed.2013.2296.

353. L Zhang and IR Tizard, "Activation of a mouse macrophage cell line by acemannan: the major carbohydrate fraction from Aloe vera gel," *Immunopharmacology*, 1996 Nov, 35(2):119–28.

354. JK Lee et al., "Acemannan purified from Aloe vera induces phenotypic and functional maturation of immature dendritic cells," *International Immunopharmacology*, 2001 Jul, 1(7):1275–84.

355. KH Lee et al., "Anti-leukaemic and anti-mutagenic effects of di(2-ethylhexyl) phthalate isolated from Aloe vera Linne," *Journal of Pharmacy and Pharmacology*, 2000 May, 52(5):593–8.

356. X Chang et al., "Aloe-emodin suppresses esophageal cancer cell TE1 proliferation by inhibiting AKT and ERK phosphorylation," *Oncology Letters*, 2016 Sep, 12(3):2232– 2238, https://doi.org/10.3892/ol.2016.4910.

357. PL Kuo et al., "The antiproliferative activity of aloe-emodin is through p53dependent and p21-dependent

apoptotic pathway in human hepatoma cell lines," *Life Sciences,* 2002 Sep 6, 71(16):1879–92.

358. P Lissoni et al., "A randomized study of chemotherapy versus biochemotherapy with chemotherapy plus Aloe arborescens in patients with metastatic cancer," *In Vivo,* 2009 Jan–Feb, 23(1):171–5.

359. M Sahebjamee et al., "Comparative efficacy of Aloe vera and benzydamine mouthwashes on radiation-induced oral mucositis: a triple-blind, randomised, controlled clinical trial," *Oral Health & Preventive Dentistry,* 2015, 13(4):309–15, https://doi.org/10.3290/j.ohpd.a33091.

360. A Ruban et al., "Blood glutamate scavengers prolong the survival of rats and mice with brain-implanted gliomas," *Investigational New Drugs,* 2012, 30(6): 2226–2235, https://doi.org/10.1007/s10637-012-9794-x.

361. M Boyko et al. "Brain to blood glutamate scavenging as a novel therapeutic modality: a review," *Journal of Neural Transmission* (Vienna, Austria: 1996), 2014, 121(8):971–979, https://doi.org/10.1007/s00702-014-1181-7.

362. M Gottlieb et al., "Blood-mediated scavenging of cerebrospinal fluid glutamate," *Journal of Neurochemistry,* 2003 Oct, 87(1):119–26, https://doi.org/10.1046/j.1471-4159.2003.01972.x.

363. A Zlotnik et al., "The contribution of the blood glutamate scavenging activity of pyruvate to its neuroprotective properties in a rat model of closed head injury," *Neurochemical Research,* 2008 Jun, 33(6):1044–50, https://doi.org/10.1007/s11064-007-9548-x.

364. A Zlotnik et al., "The Neuroprotective Effects of Oxaloacetate in Closed Head Injury in Rats is Mediated by its Blood Glutamate Scavenging Activity: Evidence From the Use of Maleate," *Journal of Neurosurgical Anesthesiology,* 2009 Jul, 21(3):235–241, https://doi.org/10.1097/ANA.0b013e3181a2bf0b.

365. A Zlotnik et al., "Effect of glutamate and blood glutamate scavengers oxaloacetate and pyruvate on neurological outcome and pathohistology of the hippocampus after traumatic brain injury in rats," *Anesthesiology,* 2012 Jan, 116(1):73–83, https://doi.org/10.1097/ALN.0b013e31823d7731.

366. W Rzeski et al., "Glutamate antagonists limit tumor growth," *Proceedings of the National Academy of Sciences,* 2001, 98(11):6372–6377, https://doi.org/10.1073pnas.091113598.

367. A Stepulak et al., "Glutamate and its receptors in cancer," *Journal of Neural Transmission* (Vienna), 2014, 121(8):933–944, https://doi.org/10.1007/s00702-014-1182-6.

368. HM Wilkins et al., "Oxaloacetate activates brain mitochondrial biogenesis, enhances the insulin pathway, reduces inflammation and stimulates neurogenesis," *Human Molecular Genetics,* 2014, 23(24) 6528–6541, https://doi.org/10.1093/hmg/ddu371.

369. RH Swerdlow et al., "Tolerability and pharmacokinetics of oxaloacetate 100 mg capsules in Alzheimer's subjects." *BBA Clinical,* 2016, 10(5):120–123, https://doi.org/10.1016/j.bbacli.2016.03.005.

370. FJ Antonawich et al., "Regulation of ischemic cell death by the lipoic acid-palladium complex, Poly MVA, in gerbils," *Experimental Neurology,* 2004 Sep, 189(1):10–5. PMID: 15296831.

371. NP Sudheesh, "Palladium-α-lipoic acid complex attenuates alloxan-induced hyperglycemia and enhances the declined blood antioxidant status in diabetic rats," *Journal of Diabetes,* 2011 Dec, 3(4):293–300, https://doi.org/10.1111/j.1753-0407.2011.00142.x.

372. RK Veena et al., "Antitumor Effects of Palladium-α-Lipoic Acid Complex Formulation as an Adjunct in Radiotherapy," *Journal of Environmental Pathology, Toxicology, and Oncology,* 2016, 35(4):333–342, https://doi.org/10.1615/JEnvironPatholToxicolOncol.2016016640.

373. L Wark, "Poly-MVA: A New Cancer Breakthrough for Advanced Cancer Patients," accessed September 1, 2017, http://www.centurywellness.com/article-archives/233poly-mva-new-cancer-breakthrough-for-advanced-cancer-patients.

374. Wark, "Poly-MVA."

375. J Forsythe, "Forsythe Protocol/Poly-MVA," accessed September 1, 2017, http://www.drforsythe.com/main-news/309-forsythe-protocol-poly-mva.

376. Forsythe, "Forsythe Protocol/Poly-MVA."

377. Forsythe, "Forsythe Protocol/Poly-MVA."

378. Veena et al., "Antitumor Effects of Palladium- α -Lipoic Acid Complex."

379. V Sridharan et al., "Late administration of a palladium lipoic acid complex (POLYMVA) modifies cardiac mitochondria but not functional or structural manifestations of radiation-induced heart disease in a rat model," *Radiation Research*, 2017 Mar, 187(3):361–366, https://doi.org/10.1667/RR14643.1.

380. "Palladium's uses in health care," *The Pharmaceutical Journal* (blog), accessed September 1, 2017, http://www.pharmaceutical-journal.com/opinion/blogs/palladiums-uses-in-health-care/10993897.blog.

381. K Nesaretnam, " Multitargeted therapy of cancer by tocotrienols," *Cancer Letters,* 2008 Oct 8, ;269(2):388–95. Doi: http://dx.doi.org/10.1016/j.canlet.2008.03.063.

382. E Pierpaoli, E et al., "Gamma- and delta-tocotrienols exert a more potent anticancer effect than alpha-tocopheryl succinate on breast cancer cell lines irrespective of HER-2/neu expression," *Life Sciences*, 2010, 86(17–18): p. 668–75, https://doi.org/10.1016/j.lfs.2010.02.018.

383. PW Sylvester et al, "Potential role of tocotrienols in the treatment and prevention of breast cancer. Biofactors," 2014; 40(1):49-58. Epub 2013/06/28.

384. K Nesaretnam et al., "Tocotrienol levels in adipose tissue of benign and malignant breast lumps in patients in Malaysia," *Asia Pacific Journal of Clinical Nutrition*, 2007, 16(3):498–504.

385. K Nesaretnam et al., "Effectiveness of tocotrienol-rich fraction combined with tamoxifen in the management of women with early breast cancer: a pilot clinical trial," *Breast Cancer Research: BCR*, 2010, 12(5):R81, https://doi.org/10.1186/bcr2726.

386. K Husain et al., " δ -Tocotrienol, a natural form of vitamin E, inhibits pancreatic cancer stem-like cells and prevents pancreatic cancer metastasis," *Oncotarget*, 2017, 8(19):31554–31567, https://doi.org/doi:10.18632/oncotarget.15767.

387. K Husain et al., "Vitamin E δ -Tocotrienol Augments the Anti-tumor Activity of Gemcitabine and Suppresses Constitutive NF- κ B Activation in Pancreatic Cancer," *Molecular Cancer Therapeutics*, 2011, 10(12):2363–2372, https://doi.org/10.1158/1535-7163.MCT-11-0424.

388. D O"Byrneet al., "Studies of LDL oxidation following alpha-, gamma-, or deltatocotrienyl acetate supplementation of hypercholesterolemic humans," *Free Radical Biology and Medicine*, 2000, 29(9): p. 834–45, https://doi.org/10.1016/S0891-5849(00)00371-3.

389. KW Tsang et al., "Coriolus versicolor polysaccharide peptide slows progression of advanced non-small cell lung cancer," *Respiratory Medicine,* 2003, 97(6): 618–24.

390. X Yang et al., "The cell death process of the anticancer agent polysaccharide-peptide (PSP) in human promyelocytic leukemic HL-60 cells," *Oncology Reports,* 2005, 13(6): 1201–10.

391. CB Lau et al., "Cytotoxic activities of Coriolus versicolor (Yunzhi) extract on human leukemia and lymphoma cells by induction of apoptosis," *Life Sciences,* 2004, 75(7): 797–808.

392. JM Wan et al., "Polysaccharopeptides derived from Coriolus versicolor potentiate the S-phase specific cytotoxicity of Camptothecin (CPT) on human leukemia HL-60 cells," *Chinese Medicine,* 2010, 5:16, https://doi.org/10.1186/1749-8546-5-16.

393. J Jiang and D Sliva, "Novel medicinal mushroom blend suppresses growth and invasiveness of human breast cancer cells," *International Journal of Oncology*, 2010 Dec, 37(6):1529–36.

394. M Kato et al., "Induction of gene expression for immunomodulating cytokines in peripheral blood mononuclear cells in response to orally administered PSK, an immunomodulating protein-bound polysaccharide," *Cancer Immunology and Immunotherapy,* 1995, 40(3):152–6.

395. PM Kidd, "The use of mushroom glucans and proteoglycans in cancer treatment," *Alternative Medicine Review*, 2000 Feb, 5(1):4–27.

396. Mark Stengler, *The Health Benefits of Medicinal Mushrooms* (North Bergen: Basic Health Publications,

2005), 19.

397. K Hayakawa et al., "Effect of krestin (PSK) as adjuvant treatment on the prognosis after radical radiotherapy in patients with non-small cell lung cancer," *Anticancer Research*, 1993 Sep–Oct, 13(5C):1815–20.

398. M Torisu et al., "Significant prolongation of disease-free period gained by oral polysaccharide K (PSK) administration after curative surgical operation of colorectal cancer," *Cancer Immunology and Immunotherapy*, 1990, 31(5):261–8.

399. H Nakazato et al., "Efficacy of immunochemotherapy as adjuvant treatment after curative resection of gastric cancer. Study Group of Immunochemotherapy with PSK for Gastric Cancer," *The Lancet*. 1994 May 7, 343(8906):1122–6, https://doi.org/10.1016/S0140-6736(94)90233-X.

400. Mark Stengler, *The Health Benefits of Medicinal Mushrooms* (North Bergen: Basic Health Publications, 2005), 19.

401. K Ogoshi et al., "Possible predictive markers of immunotherapy in esophageal cancer: retrospective analysis of a randomized study. The Cooperative Study Group for Esophageal Cancer in Japan," *Cancer Investigation*, 1995, 13:363–369.

402. M Toi et al., "Randomized adjuvant trial to evaluate the addition of tamoxifen and PSK to chemotherapy in patients with primary breast cancer. 5-Year results from the Nishi-Nippon Group of the Adjuvant Chemoendocrine Therapy for Breast Cancer Organization," *Cancer*, 1992, 70(10):2475–2483.

403. T Morimoto et al., "Postoperative adjuvant randomised trial comparing chemoendocrine therapy, chemotherapy and immunotherapy for patients with stage II breast cancer: 5-year results from the Nishinihon Cooperative Study Group of Adjuvant Chemoendocrine Therapy for Breast Cancer (ACETBC) of Japan," *European Journal of Cancer*, 1996, 32A(2):235–242.

404. T Yokoe et al., "HLA antigen as predictive index for the outcome of breast cancer patients with adjuvant immunochemotherapy with PSK," *Anticancer Research*, 1997 Jul–Aug, 17(4A):2815–8.

405. LJ Standish et al., "Trametes versicolor mushroom immune therapy in breast cancer," *Journal of the Society for Integrative Oncology*, 2008 Summer, 6(3):122–8, https://www.researchgate.net/publication/23668727_Trametes_versicolor_Mushroom_Immune_Therapy_in_Breast_Cancer.

406. Z Sun et al., "The ameliorative effect of PSP on the toxic and side reaction of chemo and radiotherapy of cancers," in *Advanced Research in PSP*, QY Yang, ed. (Hong Kong: Hong Kong Association for Health Care Ltd, 1999).

407. Mark Stengler, 22.

408. S Samuel and MD Sitrin, "Vitamin D's role in cell proliferation and differentiation," *Nutrition Reviews*, 2008 Oct, 66(10 Suppl 2):S116–24 https://doi.org/10.1111/j.1753-4887.2008.00094.x.

409. JC Fleet et al., "Vitamin D and Cancer: A Review of Molecular Mechanisms," *The Biochemical Journal*, 2012, 441(1):61–76, https://doi.org/10.1042/BJ20110744.

410. D Hummel et al., "The vitamin D system is deregulated in pancreatic diseases," *The Journal of Steroid Biochemistry and Molecular Biology*, 2014 Oct, 144 Pt. B:402–9, https://doi.org/10.1016/j.jsbmb.2014.07.011.

411. JM Lappe et al., "Vitamin D and calcium supplementation reduces cancer risk: results of a randomized trial," *American Journal of Clinical Nutrition*, 2007 Jun, 85(6):1586–91.

412. SL McDonnell et al., "Serum 25-Hydroxyvitamin D Concentrations≥40 ng/ml Are Associated with>65% Lower Cancer Risk: Pooled Analysis of Randomized Trial and Prospective Cohort Study," *PLOS ONE*, 2016, https://doi.org/10.1371/journal.pone.0152441.

413. ML Neuhouser et al., "Vitamin D insufficiency in a multiethnic cohort of breast cancer survivors," *American Journal of Clinical Nutrition*, 2008 Jul, 88(1):133–139.

414. SR Bauer et al., "Plasma vitamin D levels, menopause, and risk of breast cancer: dose-response meta-

analysis of prospective studies," *Medicine (Baltimore)*, 2013, 92(3):123– 131, https://doi.org/10.1097/MD.0b013e3182943bc2.

415. Y Kim and Y Je , "Vitamin D intake, blood 25(OH)D levels, and breast cancer risk or mortality: a meta-analysis," *British Journal of Cancer*, 2014 May 27, 110(11):2772–84, https://doi.org/10.1038/bjc.2014.175.

416. ST Lim et al., "Association between alterations in the serum 25-hydroxyvitamin d status during follow-up and breast cancer patient prognosis," *Asian Pacific Journal of Cancer Prevention*, 2015, 16(6):2507–13.

417. Y Ma et al., "Association between vitamin D and risk of colorectal cancer: a systematic review of prospective studies," *Journal of Clinical Oncology*. 2011 Oct 1;29(28):3775–3782. doi: 10.1200/JCO.2011.35.7566.

418. C Buttigliero et al., "Prognostic role of vitamin D status and efficacy of vitamin D supplementation in cancer patients: a systematic review," *The Oncologist*, 2011, 16(9):1215–1227, https://doi.org/10.1634/theoncologist.2011-0098.

419. DT Marshall et al., "Vitamin D3 supplementation at 4000 International Units per day for one year results in a decrease of positive cores at repeat biopsy in subjects with low-risk prostate cancer under active surveillance," *The Journal of Clinical Endocrinology & Metabolism*, 2012;9(7):2315–24. doi: 10.1210/jc.2012-1451.

420. IM Shui et al., "Vitamin D-related genetic variation, plasma vitamin D, and risk of lethal prostate cancer: a prospective nested case-control study," *Journal of the National Cancer Institute*, 2012, 104(9):690–9, https://doi.org/10.1093/jnci/djs189.

421. S Tretli, "Association between serum 25(OH)D and death from prostate cancer," *British Journal of Cancer*, 2009, 100(3):450–4 https://doi.org/10.1038/sj.bjc.6604865.

422. "Vitamin D," Linus Pauling Institute, accessed August 25, 2017, http://lpi.oregonstate.edu/mic/vitamins/vitamin-D#safety.

423. "Vitamin D," Linus Pauling Institute.

424. L Davenport, "Vitamin D3, Not D2, Is Key to Tackling Vitamin D Deficiency," Medscape.com, accessed July 5, 2017, http://www.medscape.com/viewarticle/882482.

425. SL McDonnell et al., "Serum 25-hydroxyvitamin D concentrations≥40 ng/ml are associated with>65% lower cancer risk: pooled analysis of randomized trial and prospective cohort study," 2016 Apr 6, 11(4):e0152441, https://doi.org/10.1371/journal.pone.0152441.

第 7 章　注射更優於口服：靜脈注射和注射療法

1. SJ Padayattyet al., "Vitamin C pharmacokinetics: implications for oral and intravenous use," *Annals of Internal Medicine*, 2004, 140(7):533–537, https://doi.org/10.7326/0003-4819-140-7-200404060-00010.

2. A Oppenheimer, "Turmeric (Curcumin) in Biliary Diseases," *The Lancet*, 1937 Mar 13, 229(5924):619–621, https://doi.org/10.1016/S0140-6736(00)98193-5.

3. F Klenner, "Virus Pneumonia and its Treatment with Vitamin C", *Southern Medicine & Surgery*, 1948 Feb, 110(2):36–38, 46.

4. F Klenner, "Encephalitis as a Sequela of the Pneumonias," *Tri-State Medical Journal*, 1960 Feb.

5. F Klenner, "An Insidious Virus", *Tri-State Medical Journal*, 1957 Jun.

6. Linus Pauling, *Vitamin C and the Common Cold*, San Francisco: W. F. Freeman & Co., 1970.

7. Vitamin C as a Fundamental Medicine: Abstracts of Dr. Frederick R. Klenner, M.D.'s Published and Unpublished Work, ISBN 0-943685-13-3, first printing 1988.

8. L Smith, "Clinical Guide to the Use of Vitamin C: The Clinical Experiences of Frederick R. Klenner, M.D.," https://www.seanet.com/~alexs/ascorbate/198x/smith-lh-clinical_guide_1988.htm.

9. Q Chen et al., "Ascorbate in pharmacologic concentrations selectively generates ascorbate radical and hydrogen peroxide in extracellular fluid in vivo", *Proceedings of the National Academy of Sciences of the United States of America*, 2007, 104(21):8749–54, https://doi.org/10.1073/pnas.0702854104.

10. SJ Padayatty et al. "Vitamin C: Intravenous Use by Complementary and Alternative Medicine Practitioners and Adverse Effects", *PLoS ONE*, 2010, 5(7):e11414:1-8, https://doi.org/10.1371/journal.pone.0011414.

11. J Verrax and PB Calderon. "The controversial place of vitamin C in cancer treatment," *Biochemical Pharmacology*, 2008, 76(12):1644–1652, https://doi.org/10.1016/j.bcp.2008.09.024.

12. Q Chen et al. "Ascorbate in pharmacologic concentrations selectively generates ascorbate radical and hydrogen peroxide in extracellular fluid in vivo," *Proceedings of the National Academy of Sciences of the United States of America*, 2007, 104(21):8749–54, https://doi.org/10.1073/pnas.0702854104.

13. Verrax and Calderon, "The controversial place of vitamin C in cancer treatment."

14. R Hunninghake, "Adjunctive IVC Therapy Help Cancer Patients Update." 3rd Annual Conference and Expo IV Therapies 2014 Integrative Oncology, January 25, 2014.

15. Hunninghake, "Adjunctive IVC Therapy."

16. NA Mikirova et al. "Intravenous ascorbic acid protocol for cancer patients: scientific rationale, pharmacology, and clinical experience," *Functional Foods in Health and Disease*, 2013, 3(8):344–366, http://functionalfoodscenter.net/files/73514619.pdf.

17. SJ Padayatty et al. "Vitamin C: intravenous use by complementary and alternative medicine practitioners and adverse effects."

18. Paul S Anderson, "Ascorbate and Oncologic Therapies: Research Review," 2013, https://www.academia.edu/10024397/Ascorbate_and_Oncologic_Therapies_Research_Review.

19. M Levine, et.al. "Vitamin C: a concentration-function approach yields pharmacology and therapeutic discoveries," *Advances in Nutrition*, 2011, 2:78–88, https://doi.org/10.3945/an.110.000109.

20. Verrax and Calderon, "The controversial place of vitamin C in cancer treatment."

21. JR Berensonet al., "Bortezomib, ascorbic acid and melphalan (BAM) therapy for patients with newly diagnosed multiple myeloma: an effective and well-tolerated frontline regimen" *European Journal of Haematology*, 2009, 82(6):433–9, https://doi.org/10.1111/j.1600-0609.2009.01244.x.

22. H Takahashi et al., "A High-dose intravenous vitamin C improves quality of life in cancer patients," *Personalized Medicine Universe*, 2012 Jul, 1(1):49–53, https://doi.org/10.1016/j.pmu.2012.05.008.

23. CH Yeom et al., "Changes of terminal cancer patients' health-related quality of life after high dose vitamin C administration," *Journal of Korean Medical Science*, 22(1):7– 11, https://doi.org/10.3346/jkms.2007.22.1.7.

24. P Anderson, "Intravenous Vitamin C in Naturopathic Oncology," scientific presentation, Oncology Association of Naturopathic Physicians, Scottsdale, Arizona, 2012.

25. AC Carr et al., "The Effect of Intravenous Vitamin C on Cancer- and Chemotherapy-Related Fatigue and Quality of Life," *Frontiers in Oncology*, 2014, 4:283, https://doi.org/10.3389/fonc.2014.00283.

26. Roxanne Nelson, "Can Integrative Oncology Extend Life in Advanced Disease?" Medscape.com, accessed September 17, 2017, http://www.medscape.com/viewarticle/813217.

27. Paul S Anderson, "Updated Data Review and Policies for concurrent use at Anderson Medical Specialty Associates, Southwest College of Naturopathic Medicine Research Institute and Medical Center and Bastyr University Clinical Research Center." 3rd Annual Conference and Expo IV Therapies 2014 Integrative Oncology, January 25, 2014.

28. T Efferth and B Kaina, "Toxicity of the antimalarial artemisinin and its derivatives," *Critical Reviews in Toxicology*, 2010, 40(5):405–421, https://doi.org/10.3109/10408441003610571.

29. TME Davis et al., "Pharmacokinetics and Pharmacodynamics of Intravenous Artesunate in Severe

Falciparum Malaria," *Antimicrobial Agents and Chemotherapy*, 2001 Jan, 45(1):181–186, https://doi. org/10.1128/AAC.45.1.181-186.2001.

30. T Gordi and EI Lepist, "Artemisinin derivatives: toxic for laboratory animals, safe for humans?" *Toxicology Letters*, 2004, 147(2):99–107.

31. B Medhi et al., "Pharmacokinetic and toxicological profile of artemisinin compounds: an update," *Pharmacology*, 2009; 84(6):323–332, https://doi.org/10.1159/000252658.

32. KL Jones, S Donegan, DG Lalloo, "Treating severe malaria: Artesunate versus quinine?" *Indian Pediatrics*, 2008 Jan 17, 45(41).

33. AM Dondorp et al., "Artesunate versus quinine in the treatment of severe falciparum malaria in African children (AQUAMAT): an open-label, randomised trial," *The Lancet*, 2010 Nov 13, 376(9753)1647–1657, https://doi.org/10.1016/S0140-6736(10)61924-1.

34. PJ Rosenthal, "Artesunate for the Treatment of Severe Falciparum Malaria," *The New England Journal of Medicine*, 2008, 358:1829–36, https://doi.org/10.1056/NEJMct0709050.

35. JH Du et al., "Artesunate induces oncosis-like cell death in vitro and has antitumor activity against pancreatic cancer xenografts in vivo," *Cancer Chemotherapy and Pharmacology*, 2010, 65(5):895–902, https://doi.org/10.1007/s00280-009-1095-5.

36. LH Stockwin, et. al. "Artemisinin dimer anticancer activity correlates with heme-catalyzed reactive oxygen species generation and endoplasmic reticulum stress induction," *International Journal of Cancer*, 2009 September 15, 125(6): 1266–1275, https://doi.org/10.1002/ijc.24496.

37. T Efferth, "Molecular pharmacology and pharmacogenomics of artemisinin and its derivatives in cancer cells," *Current Drug Targets*, 2006, 7:407–21.

38. IH Paik et al., "Second generation, orally active, antimalarial, artemisinin-derived trioxane dimers with high stability, efficacy, and anticancer activity," *Journal of Medicinal Chemistry*, 2006, 49(9):2731–4.

39. W Nam et al., "Effects of artemisinin and its derivatives on growth inhibition and apoptosis of oral cancer cells," *Head & Neck*, 2007, 29(4):335–40.

40. HH Chen et al., "Antimalarial dihydroartemisinin also inhibits angiogenesis," *Cancer Chemotherapy Pharmacology*, 2004, 53(5):423–432, https://doi.org/10.1007/s00280-003-0751-4.

41. G Kelter et al., "Role of Transferrin Receptor and the ABC Transporters ABCB6 and ABCB7 for Resistance and Differentiation of Tumor Cells towards Artesunate," *PLoS ONE*, 2007, 2(8):e798, https://doi.org/10.1371/journal.pone.0000798.

42. MP Crespo-Ortiz and MQ Wei, "Antitumor Activity of Artemisinin and Its Derivatives: From a Well-Known Antimalarial Agent to a Potential Anticancer Drug," *Journal of Biomedicine and Biotechnology*, 2012:247597, https://doi.org/10.1155/2012/247597.

43. C Shi et al., "Anti-Inflammatory and Immunoregulatory Functions of Artemisinin and Its Derivatives," *Mediators of Inflammation*, 2015:435713, http://dx.doi.org/10.1155/2015/435713.

44. Ouyang Jin et al., "A Pilot Study of the Therapeutic Efficacy and Mechanism of Artesunate in the MRL/lpr Murine Model of Systemic Lupus Erythematosus," *Cellular & Molecular Immunology*, 2009, 6:461-467, https://doi.org/10.1038/cmi.2009.58.

45. Z Wang et.al., "Anti-Inflammatory Properties and Regulatory Mechanism of a Novel Derivative of Artemisinin in Experimental Autoimmune Encephalomyelitis," *The Journal of Immunology*, 2007, 179(9):5958–5965.

46. L Hou et al., "Artesunate Abolishes Germinal Center B Cells and Inhibits Autoimmune Arthritis," *PLoS ONE*, 9(8): e104762, https://doi.org/10.1371/journal. pone.0104762.

47. Roxanne Nelson, "Can Integrative Oncology Extend Life in Advanced Disease?" 10th International Conference of the Society for Integrative Oncology (SIO): Abstract 79, presented October 21, 2013. http://www.medscape.com/viewarticle/813217.

48. Q Chen et. al., "Ascorbate in pharmacologic concentrations selectively generates ascorbate radical and hydrogen peroxide in extracellular fluid in vivo," *Proceedings of the Natlional Academy of Sciences of the United States of America*, 2007, 104(21):8749–54, https://doi.org/10.1073/pnas.0702854104.

49. RC Siwaleet al., "The effect of intracellular antioxidant delivery (catalase) on hydrogen peroxide and proinflammatory cytokine synthesis: a new therapeutic horizon," *Journal of Drug Targeting*, 17(9):710–718, https://doi.org/10.3109/10611860903161328.

50. MS Zadeh et al. "Regulation of ICAM/CD54 expression on human endothelial cells by hydrogen peroxide involves inducible NO synthase," *Journal of Leukocyte Biology*, 2000, 67:327–334.

51. B Clavo et al., "Ozone Therapy in the Management of Persistent Radiation-Induced Rectal Bleeding in Prostate Cancer Patients," *Evidence-based Complementary and Alternative Medicine*, 2015:480369, https://doi.org/10.1155/2015/480369.

52. A Kucukgul et al., "Beneficial effects of nontoxic ozone on H2O2-induced stress and inflammation," *Biochemistry and Cell Biology*, 2016 Dec, 94(6):577–583.

53. M Luongo et al., "Possible Therapeutic Effects of Ozone Mixture on Hypoxia in Tumor Development," *Anticancer Research*, 2017 Feb, 37(2):425–435.

54. HS Kızıltan et al., "Medical ozone and radiotherapy in a peritoneal, Erlichascites, tumor-cell model," *Alternative Therapies in Health and Medicine*, 2015 Mar–Apr,21(2):24–9.

55. V Bocci et al., "The ozone paradox: ozone is a strong oxidant as well as a medical drug," *Medicinal Research Reviews*, 2009 Jul, 29(4):646–82, https://doi.org/10.1002/med.20150.

56. VV Velikaya et al., "[Ozone therapy for radiation reactions and skin lesions after neutron therapy in patients with malignant tumors]," *Voprosy Onkologii*, 2015, 61(4):571–4. PMID: 26571824.

57. V Travagli et al., "Effects of ozone blood treatment on the metabolite profile of human blood," *International Journal of Toxicology*, 2010 Mar–Apr, 29(2):165–74, https://doi.org/10.1177/1091581809360069.

58. IE Ganelina et al., "[Therapy of severe stenocardia with ultraviolet blood irradiation (UVB) and various action mechanisms of this therapy]," *Folia Haematologica (Leipzig)*, 1982 Jan 1, 109(3):470–482. PMID:6182067.

59. As Mazepin et al., "[Experience with the use of UV irradiation of autologous blood in oral surgery]," *Stomatologiia (Mosk)*, 1990 May–Jun, 69(3):49–50. PMID: 2389276.

60. VI Karandashov et al., "[The mechanism of the action of UV-irradiated autotransfusions in treating patients with suppurative-inflammatory diseases of the face and neck]," *Vestnik Khirurgii Imini I. I. Grekova*, 1989 Oct, 143(10):92–4. PMID: 2631372.

61. TG van Rossum et al., "Intravenous glycyrrhizin for the treatment of chronic hepatitis C: a double-blind, randomized, placebo-controlled phase I/II trial," *Journal of Gastroenterology and Hepatology*, 1999 Nov, 14(11):1093–9.

62. TG van Rossum et al., "Pharmacokinetics of intravenous glycyrrhizin after single and multiple doses in patients with chronic hepatitis C infection," *Clinical Therapeutics*, 1999 Dec, 21(12):2080–90.

63. Paul S Anderson and Brenden Cochran, "Personal experiences with the clinical use of intravenous substances," AMSA, BIORC and private clinic data, Seattle, Washington, 2014.

64. S Thirugnanam et al. "Glycyrrhizin induces apoptosis in prostate cancer cell lines DU-145 and LNCaP," *Oncology Reports*, 2008 Dec, 20(6):1387–92. PMID: 19020719.

65. TG van Rossum et al., " 'Pseudo-aldosteronism' induced by intravenous glycyrrhizin treatment of chronic hepatitis C patients," *Journal of Gastroenterology and Hepatology*, 2001 Jul, 16(7):789–95.

66. CR Jonas et al., "Plasma antioxidant status after high-dose chemotherapy: a randomized trial of parenteral nutrition in bone marrow transplantation patients," *The American Journal of Clinical Nutrition*, 2000, 72(1):181–9.

67. J Midander et al., "Reduced repair of potentially lethal radiation damage in glutathione synthetase-deficient human fibroblasts after X-irradiation," *International Journal of Radiation Biology and Related Studies in Physics, Chemistry, and Medicine*, 1986 Mar, 49(3):403–13. PMID: 3485589.

68. G Pujari et al., "Influence of glutathione levels on radiation-induced chromosomal DNA damage and repair in human peripheral lymphocytes," *Mutation Research*, 2009 Apr, 675(1–2):23–8. PMID: 19386243.

69. G De Mattia et al., "Influence of reduced glutathione infusion on glucose metabolism in patients with non-insulin-dependent diabetes mellitus," *Metabolism*, 1998 Aug, 47(8):993–7. PMID: 9711998.

70. S Cascinu et al., "Neuroprotective Effect of Reduced Glutathione on Oxaliplatin-Based Chemotherapy in Advanced Colorectal Cancer: A Randomized, Double-Blind, Placebo-Controlled Trial," *Journal of Clinical Oncology*, 2002 Aug 15, 20(16):3478– 3483, https://doi.org/10.1200/JCO.2002.07.061.

71. P Milla et al., "Administration of reduced glutathione in FOLFOX4 adjuvant treatment for colorectal cancer: effect on oxaliplatin pharmacokinetics, Pt-DNA adduct formation, and neurotoxicity," *Anticancer Drugs*, 2009 Jun, 20(5):396–402, https://doi.org/10.1097/CAD.0b013e32832a2dc1 PMID: 19287306.

72. Paul S Anderson, "IV Therapy Use and Compatibility Chart," https://www.academia. edu/21926047/IV_Therapy_Use_and_Compatibility_Chart_-Prepared_for_Anderson_ Medical_Group_BCRC_and_SCRI_All_rights_reserved.

73. I Elisia et al., "DMSO Represses Inflammatory Cytokine Production from Human Blood Cells and Reduces Autoimmune Arthritis," *PLoS ONE*, 2016;11(3):e0152538, https://doi.org/10.1371/journal.pone.0152538.

74. BX Hoang et al., "Dimethyl Sulfoxide–Sodium Bicarbonate Infusion for Palliative Care and Pain Relief in Patients With Metastatic Prostate Cancer," *Journal of Pain & Palliative Care Pharmacotherapy*, 2011, 25(4):350–355, https://doi.org/10.3109/15360288.2011.606294.

75. BX Hoang et al., "Dimethyl sulfoxide and sodium bicarbonate in the treatment of refractory cancer pain," *Journal of Pain & Palliative Care Pharmacotherapy*, 2011, 25(1):19–24, https://doi.org/10.3109/15360288 .2010.536306.

76. ML Blanke and AMJ VanDongen, "Chapter 13: Activation Mechanisms of the NMDA Receptor," in *Biology of the NMDA Receptor*, AM Van Dongen, ed. (Boca Raton (FL): CRC Press/Taylor & Francis; 2009), http://www.ncbi.nlm.nih.gov/books/NBK5274.

77. Tuba Berra Saritas et al., "Is intra-articular magnesium effective for postoperative analgesia in arthroscopic shoulder surgery?" *Pain Research & Management*, 2015 Jan– Feb, 20(1): 35–38, PMCID: PMC4325888.

78. BJ Kaplan et al., "Germane facts about germanium sesquioxide: I. Chemistry and anticancer properties," *Journal of Alternative and Complementary Medicine*, 2004 Apr, 10(2):337–44, https://doi.org/10.1089/107555304323062329.

79. NTanaka et al., "[Augmentation of NK activity in peripheral blood lymphocytes of cancer patients by intermittent GE-132 administration]," *Gan To Kagaku Ryoho*, 1984 Jun, 11(6):1303–6. PMID: 6732257.

80. GT Bolger et al., "Distribution and Metabolism of Lipocurc ™ (Liposomal Curcumin) in Dog and Human Blood Cells: Species Selectivity and Pharmacokinetic Relevance," *Anticancer Research*, 2017 Jul, 37(7):3483–3492, https://doi.org/10.21873/anticanres.11716.

81. S Chiu et al., "Liposomal-formulated curcumin [Lipocurc ™] targeting HDAC (histone deacetylase) prevents apoptosis and improves motor deficits in Park 7 (DJ-1)-knockout rat model of Parkinson's disease: implications for epigenetics-based nanotechnology-driven drug platform," *Journal of Complementary & Integrative Medicine*, 2013 Nov 7, 10, https://doi.org/10.1515/jcim-2013-0020.

82. N Ghalandarlaki et al., "Nanotechnology-Applied Curcumin for Different Diseases Therapy," *BioMed Research International*, 2014, 2014:394264, https://doi.org/10.1155/2014/394264.

83. Y Rivera-Espinoza and P Muriel, "Pharmacological actions of curcumin in liver diseases or damage," *Liver*

International, 2009 Nov, 29(10):1457–66, https://doi.org/10.1111/j.1478-3231.2009.02086.x.

84. SC Gupta et al., "Therapeutic roles of curcumin: lessons learned from clinical trials," *The AAPS Journal*, 2013, 15(1):195–218, http://doi.org/10.1208/s12248-012-9432-8.

85. Gupta et al., "Therapeutic roles of curcumin."

86. NM Rogers et al., "Amelioration of renal ischaemia–reperfusion injury by liposomal delivery of curcumin to renal tubular epithelial and antigen-presenting cells," *British Journal of Pharmacology*, 2012, 166(1):194–209, https://doi.org/10.1111/j.1476-5381.2011.01590.x.

87. SS Ghosh et al. "Curcumin and enalapril ameliorate renal failure by antagonizing inflammation in 5/6 nephrectomized rats: role of phospholipase and cyclooxygenase," *American Journal of Physiology. Renal Physiology*, 2012, 302:F439– F454, https://doi.org/10.1152/ajprenal.00356.2010.

88. J Trujillo et al., "Renoprotective effect of the antioxidant curcumin: Recent findings," *Redox Biology*, 2013, 1:448–456, https://doi.org/10.1016/j.redox.2013.09.003.

89. F Zhong et al., "Curcumin Attenuates Lipopolysaccharide-Induced Renal Inflammation," *Biol. Pharm. Bull.*, 2011, 34(2):226–232, PMID: 21415532.

90. P Singh et al., "Unexpected effect of angiotensin AT1 receptor blockade on tubuloglomerular feedback in early subtotal nephrectomy," *American Journal of Physiology. Renal Physiology*, 2009, 296(5): F1158– F1165.

91. V Soetikno et al., "Curcumin alleviates oxidative stress, inflammation, and renal fibrosis in remnant kidney through the Nrf2-keap1 pathway," *Molecular Nutrition & Food Research*, 2013 Sep, 57(9):1649– 59, https://doi.org/10.1002/mnfr.201200540.

92. SC Gupta et al., "Multitargeting by curcumin as revealed by molecular interaction studies," *Natural Products Reports*, 2011, 28(12):1937–55, https://doi.org/10.1039/c1np00051a.

93. S Reuter et al., "Epigenetic changes induced by curcumin and other natural compounds," *Genes & Nutrition*, 2011, 6(2):93–108, https://doi.org/10.1007/s12263-011-0222-1.

94. P Anand et al., "Curcumin and cancer: An 'old-age' disease with an 'ageold' solution," *Cancer Letters*, 2008, 267(1):133–164, https://doi.org/10.1016/j.canlet.2008.03.025.

95. L Li et al., "Liposome encapsulated curcumin: in vitro and in vivo effects on proliferation, apoptosis, signaling, and angiogenesis," *Cancer*, 2005, 104(6):1322– 1331, https://doi.org/10.1002/cncr.21300.

96. N Dhillon et al., "Curcumin and pancreatic cancer: phase II clinical trial experience," *Journal of Clinical Oncology*, 2007, 25(18 supplement):4599, https://doi.org/10.1200/jco.2007.25.18_suppl.4599.

97. C Chen et al., "An in vitro study of liposomal curcumin: Stability, toxicity and biological activity in human lymphocytes and Epstein-Barr virus-transformed human B-cells," *International Journal of Pharmaceutics*, 2009 Jan., 366(1–2): 133–139, DOI: 10.1016/j.ijpharm.2008.09.009.

98. R Wilken et al. "Curcumin: A review of anti-cancer properties and therapeutic activity in head and neck squamous cell carcinoma," *Molecular Cancer*, 2011, 10:12, https://doi.org/10.1186/1476-4598-10-12.

99. R Kurzrock and L Li, "Liposome-encapsulated curcumin: in vitro and in vivo effects on proliferation, apoptosis, signaling, and angiogenesis," *Journal of Clinical Oncology*, 2005 June, 23(16S): 4091, DOI: 10.1200/jco.2005.23.16_suppl.4091.

100. MC Comelli et al. "Toward the definition of the mechanism of action of silymarin: activities related to cellular protection from toxic damage induced by chemotherapy," *Integrative Cancer Therapies*, 2007 Jun, 6(2):120–9, PMID: 17548791. DOI: 10.1177/1534735407302349.

101. K Ramasamy and R Agarwal, "Multitargeted therapy of cancer by silymarin," *Cancer Letters*, 2008 October 8, 269(2): 352–362. doi:10.1016/j.canlet.2008.03.053.

102. Kaur M and Agarwal R, "Silymarin and Epithelial Cancer Chemoprevention: How close we are to bedside?" *Toxicology and Applied Pharmacology*, 2007 November 1, 224(3): 350–359. doi:10.1016 / j.taap.2006.11.011.

103. M Vaid and SK Katiyar, "Molecular mechanisms of inhibition of photocarcinogenesis by silymarin, a phytochemical from milk thistle (Silybum marianum L. Gaertn)," *International Journal of Oncology*, 2010 May, 36(5): 1053–1060, PMID: 20372777.

104. C Sergides et al., "Bioavailability and safety study of resveratrol 500 mg tablets in healthy male and female volunteers." *Experimental and Therapeutic Medicine*, 2016, 11(1):164–170, doi:10.3892/etm.2015.2895.

105. LG Carter, JA D'Orazio and KJ Pearson, "Resveratrol and cancer: focus on in vivo evidence," *Endocrine-Related Cancer*, 2014, 21(3):R209–R225, doi:10.1530/ERC-13-0171.

106. S Gupta et al., "Chemosensitization of tumors by resveratrol," *Annals of the New York Academy of Sciences*, 1215 (2011) 150–160, doi: 10.1111/j.1749-6632.2010.05852.x.

107. M Athar et al., "Multiple molecular Targets of Resveratrol: Anti-carcinogenic Mechanisms," *Archives of Biochemistry and Biophysics*, 2009 June, 486(2): 95–102, doi:10.1016/j.abb.2009.01.018.

108. A Amri et al. "Administration of resveratrol: What formulation solutions to bioavailability limitations?" *Journal of Controlled Release*, 2012 Mar, 158(2): 182–193, doi: 10.1016/j.jconrel.2011.09.083.

109. JA Baur and DA Sinclair, "Therapeutic potential of resveratrol: the in vivo evidence," *Nature Reviews. Drug Discovery*, June 2006, 5(6):493–506, PMID: 16732220 DOI: 10.1038/nrd2060.

110. T Walle et al., "High Absorption But Very Low Bioavailability Of Oral Resveratrol In Humans," *Drug Metabolism and Disposition*, December 2004, 32(12): 1377–1382, doi: 10.1124/dmd.104.000885.

111. S Das, HS Lin, PC Ho and KY Ng, "The impact of aqueous solubility and dose on the pharmacokinetic profiles of resveratrol," *Pharmaceutical Research*, 2008 Nov, 25(11):2593–600, doi: 10.1007/s11095-008-9677-1, PMID: 18629618.

112. A Lodi et al., "Combinatorial treatment with natural compounds in prostate cancer inhibits prostate tumor growth and leads to key modulations of cancer cell metabolism," *Precision Oncology*, 2017, 1:18; doi:10.1038/s41698-017-0024-z.

113. R Gugler, M Leschik and HJ Dengler, "Disposition of quercetin in man after single oral and intravenous doses," *European Journal of Clinical Pharmacology*, 1975, 9(2–3): 229–234.

114. EU Graefe, H Derendorf and M Veit, "Pharmacokinetics and bioavailability of the flavonol quercetin in humans," *International Journal of Clinical Pharmacology and Therapeutics*, 1999 May, 37(5):219–33, PMID: 10363620.

115. DR Ferry, A Smith, J Malkhandi et al., "Phase I clinical trial of the flavonoid quercetin: pharmacokinetics and evidence for in vivo tyrosine kinase inhibition," *Clinical Cancer Research*, 1996, 2(4):659–668, PMID: 9816216.

116. Zhi-ping Yuan, Li-juan Chen, Lin-yu Fanet al., "Liposomal Quercetin Efficiently Suppresses Growth of Solid Tumors in Murine Models," *Clinical Cancer Research*, 2006, 12(10):3193–3199, PMID: 16707620, DOI: 10.1158/1078-0432.CCR-05-2365.

117. S Patel and S Panda, "Emerging roles of mistletoes in malignancy management," *3 Biotech*, 2014, 4(1):13–20, doi:10.1007/s13205-013-0124-6.

118. PR Bock et al., "Targeting inflammation in cancer-related-fatigue: a rationale for mistletoe therapy as supportive care in colorectal cancer patients," *Inflammation & Allergy Drug Targets*, 2014, 13(2):105–11, PMID 24766319.

119. S Braedel-Ruoff, "Immunomodulatory effects of Viscum album extracts on natural killer cells: review of clinical trials," *Forschende Komplementarmedizin*, 2010 Apr, 17(2):63–73, doi: 10.1159/000288702, PMID 20484913.

120. R Attar et al., "Natural products are the future of anticancer therapy: Preclinical and clinical advancements of Viscum album phytometabolites," *Cellular and Molecular Biology (Noisy-le-grand)*, 2015 Oct 30, 61(6):62–8, PMID 26518897.

121. U Weissenstein et al., "Interaction of standardized mistletoe (Viscum album) extracts with

chemotherapeutic drugs regarding cytostatic and cytotoxic effects in vitro," *BMC Complementary and Alternative Medicine*, 2014 Jan 8, 14:6, doi: 10.1186/14726882-14-6, PMID 24397864.

122. SB Sunjic et al., "Adjuvant Cancer Biotherapy by Viscum Album Extract Isorel: Overview of Evidence Based Medicine Findings," *Collegium Antropologicum*, 2015, 39(3):701–8, PMID 26898069.

123. T Ostermann et al., "Retrospective studies on the survival of cancer patients treated with mistletoe extracts: a meta-analysis," *Explore (NY)*, 2012 Sep–Oct, 8(5):277–81, doi: 10.1016/j.explore.2012.06.005, PMID 22938746.

124. S Wrotek et al., "[Immunostimulatory properties of mistletoe extracts and their application in oncology]," *Postepy Higieny i Medycyny Doswiadczalnej* (Online), 2014 Oct 23, 68:1216–24, doi: 10.5604/17322693.1126850, PMID 25380204.

125. N Yamamoto, H Suyama and N Yamamoto, "Immunotherapy for Prostate Cancer with Gc Protein-Derived Macrophage-Activating Factor, GcMAF," *Translational Oncology*, 2008, 1(2):65–72, PMID: 18633461.

126. HM Arafa, "Possible contribution of beta-glucosidase and caspases in the cytotoxicity of glufosfamide in colon cancer cells," *European Journal of Pharmacology*, 2009 Aug 15, 616(1–3):58–63, doi: 10.1016/j.ejphar.2009.06.024, PMID: 19545561.

127. KN Syrigos, G Rowlinson-Busza and AA Epenetos, "In vitro cytotoxicity following specific activation of amygdalin by β-glucosidase conjugated to a bladder cancer-associated monoclonal antibody," *International Journal of Cancer*, 78(6):712–719, 1998, PMID: 9833764.

128. L Thyer, E Ward, R Smith et al., "GC protein-derived macrophage-activating factor decreases α-N-acetylgalactosaminidase levels in advanced cancer patients," *Oncoimmunology*, 2013, 2(8):e25769, doi:10.4161/onci.25769.

129. N Yamamoto, H Suyama and N Yamamoto, "Immunotherapy for Prostate Cancer with Gc Protein-Derived Macrophage-Activating Factor, GcMAF," *Translational Oncology*, 2008, 1(2):65–72, PMID: 18633461.

130. KN Syrigos, G Rowlinson-Busza and AA Epenetos, "In vitro cytotoxicity following specific activation of amygdalin by β-glucosidase conjugated to a bladder cancer-associated monoclonal antibody," *International Journal of Cancer*, 78(6):712–719, 1998, PMID: 9833764.

131. CG Moertel et al., "A clinical trial of amygdalin (Laetrile) in the treatment of human cancer," *New England Journal of Medicine*, 1982 Jan 28, 306(4):201–6, PMID: 7033783.

132. Z Song and X Xu, "Advanced research on anti-tumor effects of amygdalin," *Journal of Cancer Research and Therapeutics*, 2014 Aug, 10 Suppl 1:3–7, doi: 10.4103/09731482.139743, PMID: 25207888.

133. NP Sudheesh, TA Ajith, KK Janardhanan and CV Krishnan, "Palladium alpha-lipoic acid complex formulation enhances activities of Krebs cycle dehydrogenases and respiratory complexes I-IV in the heart of aged rats," *Food and Chemical Toxicology*, 2009 Aug, 47(8):2124–8, doi: 10.1016/j.fct.2009.05.032, PMID: 19500641.

134. TA Ajith, N Nima, RK Veena, KK Janardhanan, F Antonawich, "Effect of palladium α-lipoic acid complex on energy in the brain mitochondria of aged rats," *Alternative Therapies in Health and Medicine*, 2014 May–Jun, 20(3):27–35, PMID:24755568.

135. A Menon and CKK Nair, "Poly MVA–a dietary supplement containing α-lipoic acid palladium complex, enhances cellular DNA repair," *International Journal of Low Radiation*, 8(1): (2011) 42–54.

136. NP Sudheesh et al., "Effect of POLY-MVA, a palladium alpha-lipoic acid complex formulation against declined mitochondrial antioxidant status in the myocardium of aged rats," *Food and Chemical Toxicology*, 2010 Jul, 48(7):1858–62, doi: 10.1016/j. fct.2010.04.022, PMID: 20412826.

137. FJ Antonawich, SM Fiore and LM Welicky, "Regulation of ischemic cell death by the lipoic acid-palladium complex, Poly MVA, in gerbils," *Experimental Neurology*, 2004 Sep, 189(1):10–5, PMID:

15296831.

138. NP Sudheesh et al., "Palladium- α -lipoic acid complex attenuates alloxan-induced hyperglycemia and enhances the declined blood antioxidant status in diabetic rats," *Journal of Diabetes*, 2011 Dec, 3(4):293–300, doi: 10.1111/j.1753-0407.2011.00142.x, PMID: 21679354.

139. A Menon and CKK Nair, "POLY MVA, a dietary supplement containing α -lipoic acid palladium complex, enhances cellular DNA repair," *International Journal of Low Radiation*, 2011, 8(1): 42–54, DOI: 10.1504/IJLR.2011.040648.

140. L Ramachandran et al., "Radioprotection by α -Lipoic Acid Mineral Complex formulation, (POLY-MVA) in mice," *Cancer Biotherapy and Radiopharmaceuticals*, 2010, 25(4): 395–399, https://doi.org/10.1089/cbr.2009.0744.

141. A Menon, CV Krishnan, and CKK Nair, "Protection from gamma-radiation insult to antioxidant defense and cellular DNA by POLY-MVA, a dietary supplement containing palladium-lipoic acid formulation," *International Journal of Low Radiation*, 2009, 6(3): 248–262, DOI: 10.1504/IJLR.2009.028892.

142. A Menon, CV Krishnan, and CKK Nair, "Antioxidant and radioprotective activity of POLY-MVA against radiation induced damages," *Amala Cancer Bulletin*, 2008, 28: 167–173.

143. O Desouky et al., "Protection against Radiation-induced Genotoxic Damages in Cultured Human Fibroblast Cells by Treatment with Palladium-Lipoic Acid Complex," 2012, *Third International Conference on Radiation Sciences and Applications*, 897–907.

144. SM El-Marakby et al., "Prophylaxis And Mitigation Of Radiation-Induced Changes In The Electrical Properties Of Erythrocytes By Palladium Lipoic Acid Nano-Complex (Poly-MVA)," *Romanian Journal of Biophysics*, 2013, 23(3): 171–190.

145. NS Selim, "Radioprotective effect of palladium α -lipoic acid complex on the dielectric relaxation and AC conductivity of red blood cells," *Romanian Journal of Biophysics*, 2012, 22(3–4): 145–161.

146. NS Selim, "Influence Of Palladium α -Lipoic Acid Complex On The Mechanical Properties Of Blood Exposed To Gamma Radiation," *Romanian Journal of Biophysics*, 2012, 22(3–4): 163–179.

147. F Antonawich et al., "Preparatory Liquid Blend, Poly-MVA and Rejeneril-A Protect the Radiation-Induced DNA Damage and Lesions of Ileum," *Journal of Basic and Clinical Pharmacy*, 2017, 8:S054–S059.

148. V Sridharan et al., "Late Administration of a Palladium Lipoic Acid Complex (Poly-MVA) Modifies Cardiac Mitochondria Induced Heart Disease in a Rat Model," *Journal of Radiation Research*, 2017, 187(3): 361–366, doi: 10.1667/RR14643.1.

149. GK Ogilvie and AS Moore, *Managing the canine cancer patient: A practical guide to compassionate care*, Veterinary Learning Systems, Yardley, PA, 2006.

150. RK Veena et al., "Antitumor Effects of Palladium-Lipoic Acid Complex Formulation as an Adjunct in Radiotherapy," *Journal of Environmental Pathology, Toxicology and Oncology*, 2016, 35(4): 333–342, DOI: 10.1615/JEnvironPatholToxicolOncol.2016016640.

151. Frank Antonawich, "Cell death assay (U-87 glioblastoma cell line)" provided by Garnett McKeen Laboratory, Inc.

152. LH Stockwin et al., "Sodium dichloroacetate selectively targets cells with defects in the mitochondrial ETC," *International Journal of Cancer*, 2010 December, 127(11):2510–2519, DOI 10.1002/ijc.25499.

153. MG Vander Heiden et al., "Understanding the Warburg Effect: The Metabolic Requirements of Cell Proliferation," *Science*, 2009, 324(5930): 1029–1033, DOI: 10,1126/science.1160809.

154. M López-Lázaro, "A new view of carcinogenesis and an alternative approach to cancer therapy," *Molecular Medicine*, March–April 2010, 16(3–4): 144–153, doi: 10.2119/molmed.2009.00162.

155. ED Michelakis et al., "Metabolic Modulation of Glioblastoma with Dichloroacetate," *Science Translational Medicine*, 12 May 2010, 2(31):31ra34, DOI: 10.1126/scitranslmed.3000677.

156. B Yang and CP Reynolds, "Tirapazamine cytotoxicity for neuroblastoma is p53 dependent," *Clinical Cancer Research*, 2005 Apr 1, 11(7):2774–80, PMID: 15814660, DOI: 10.1158/1078-0432.CCR-04-2382.

157. JS Armstrong et al., "Role of glutathione depletion and reactive oxygen species generation in apoptotic signaling in human B lymphoma cell line," *Cell Death & Differentiation*, 2002, 9: 252–263, DOI: 10.1038/sj/cdd/4400959.

158. CV Ammini and PW Stacpool, "Biotransformation, Toxicology and Pharmacogenomics of Dichloroacetate," in G. Gribble (ed.), *Natural Production of Organohalogen Compounds*, The Handbook of Environmental Chemistry, 2003, 3, Part P: 215–234, https://doi.org/10.1007/b10453.

159. EA Hassoun and J Cearfoss, "Dichloroacetate- and trichloroacetate-induced modulation of superoxide dismutase, catalase, and glutathione peroxidase activities and glutathione level in the livers of mice after subacute and subchronic exposures," *Toxicological & Environmental Chemistry*, 2011, 93(2): 332–344, doi: 10.1080/02772248.2010.509602.

160. R Cornett et al., "Inhibition of glutathione S-transferase zeta and tyrosine metabolism by dichloroacetate: a potential unifying mechanism for its altered biotransformation and toxicity," *Biochemical and Biophysical Research Communications*, 1999 Sep 7, 262(3):752–6, PMID: 10471397.

161. T Ohashi et al., "Dichloroacetate improves immune dysfunction caused by tumor-secreted lactic acid and increases antitumor immunoreactivity," *Interntional Journal of Cancer*, 2013, 133(5):1107–1118, doi: 10.1002/ijc.28114.

162. S Kankotia and PW Stacpoole "Dichloroacetate and cancer: new home for an orphan drug?" *Biochimica et Biophysica Acta*, 2014, 1846(2):617–629, doi: 10.1016/j.bbcan.2014.08.005.

163. D Heshe et al., "Dichloroacetate metabolically targeted therapy defeats cytotoxicity of standard anticancer drugs," *Cancer Chemotherapy and Pharmacology*, 2011, 67(3):647–655, doi: 10.1007/s00280-010-1361-6.

164. G Lin et al., "Dichloroacetate induces autophagy in colorectal cancer cells and tumours," *British Journal of Cancer*, 2014, 111(2):375–385, doi: 10.1038/bjc.2014.281.

165. S Shahrzad et al., "Sodium dichloroacetate (DCA) reduces apoptosis in colorectal tumor hypoxia," *Cancer Letters*, 2010, 297(1):75–83, doi: 10.1016/j.canlet.2010.04.027.

166. EM Dunbar et al., "Phase 1 trial of dichloroacetate (DCA) in adults with recurrent malignant brain tumors," *Investigational New Drugs*, 2014, 32(3):452–464, doi: 10.1007/s10637-013-0047-4.

167. A Khan et al., "A novel form of dichloroacetate therapy for patients with advanced cancer: a report of 3 cases," *Alternative Therapies in Health and Medicine*, 2014, 20(Suppl 2):21–28, PMID: 25362214.

168. SB Strum et al., "Case report: Sodium dichloroacetate (DCA) inhibition of the 'Warburg Effect' in a human cancer patient: complete response in non-Hodgkin's lymphoma after disease progression with rituximab-CHOP," *Journal of Bioenergetics and Biomembranes*, 2013, 45(3):307–315, doi: 10.1007/s10863-012-9496-2.

169. SB Strum et al., "Erratum to: Case Report: Sodium dichloroacetate (DCA) inhibition of the 'Warburg Effect' in a human cancer patient: response in non-Hodgkin's lymphoma after disease progression with rituximab-CHOP," *Journal of Bioenergetics and Biomembranes*, 2013, 45(3):317, https://doi.org/10.1007/s10863-013-9516-x.

170. QS Chu et al., "A phase I open-labeled, single arm, dose-escalation, study of dichloroacetate (DCA) in patients with advanced solid tumors," *Investigational New Drugs*, 2015, 33(3):603–610, doi: 10.1007/s10637-015-0221-y.

171. W Lemmo and G Tan, "Prolonged Survival After Dichloroacetate Treatment of NonSmall-Cell Lung Carcinoma-Related Leptomeningeal Carcinomatosis," *Journal of Medical Cases*, 2016, 7(4):136–142, http://dx.doi.org/10.14740/jmc2456w.

172. A Khan, "Case Report of Long Term Complete Remission of Metastatic Renal Squamous Cell Carcinoma

after Palliative Radiotherapy and Adjuvant Dichloroacetate," *Advances in Cancer: Research & Treatment*, 2012, 2012, Article ID 441895, 7 pages, DOI: 10.5171/2012.441895, http://www.ibimapublishing.com/journals/ACRT/acrt.html.

173. A Khan, "Use of oral dichloroacetate for palliation of leg pain arising from metastatic poorly differentiated carcinoma: a case report," *Journal of Palliative Medicine*, 2011, 14(8):973–977, doi: 10.1089/jpm.2010.0472.

174. DF Flavin, "Non-Hodgkin's Lymphoma Reversal with Dichloroacetate," *Journal of Oncology*, 2010, Article ID 414726, 4 pages, 2010. doi:10.1155/2010/414726.

175. DF Flavin, "Medullary thyroid carcinoma relapse reversed with dichloroacetate: A case report," *Oncology Letters*, 2010, 1(5):889–891, doi: 10.3892/ol_00000158.

176. Sanford Health. "Study of DCA (Dichloroacetate) in Combination with Cisplatin and Definitive Radiation in Head and Neck Carcinoma," ClinicalTrials.gov, Identifier: NCT01386632, Downloaded from: https://clinicaltrials.gov/ct2/show/study/NCT01386632, August 28, 2017.

177. Frank Antonawich, "Cell death assay (U-87 glioblastoma cell line)" provided by Garnett McKeen Laboratory, Inc.

178. Leanna J Standish, Paul S Anderson et al., "Can Integrative Oncology Extend Life in Advanced Disease?" 10th International Conference of the Society for Integrative Oncology (SIO): Abstract 79, presented October 21, 2013.

179. TN Seyfried, RE Flores, AM Poff, DP D'Agostino, "Cancer as a metabolic disease: implications for novel therapeutics," *Carcinogenesis*, 2014, 35(3):515–527, doi:10.1093/carcin/bgt480.

180. V Gogvadze, S Orrenius, and B Zhivotovsky, "Mitochondria in cancer cells: what is so special about them?" *Trends in Cell Biology*, 2008, 18(4): 165173, doi: 10.1016/j. tcb.2008.01.006.

181. KA Miles and RE Williams, "Warburg revisited: imaging tumour blood flow and metabolism," *Cancer Imaging*, 2008, 8: 81–86, doi: 10.1102/1470-7330.2008.0011.

182. FS Collins, "Contemplating the end of the beginning," *Genome Research*, 2001, 11(5): 64–13, doi:10.1101/gr.1898.

183. D Escuin, JW Simons and P Giannakakou, "Exploitation of the HIF axis for cancer therapy," *Cancer Biology and Therapy*, 2004, 3(7):608–11, PMID: 15197342.

184. AL Bacon and AL Harris, "Hypoxia-inducible factors and hypoxic cell death in tumour physiology," *Annals of Medicine*, 2004, 36(7):530–9, http://dx.doi.org/10.1080/07853890410018231.

185. M Garnett, "Palladium Complexes and Methods for Using Same in the Treatment of Tumors and Psoriasis," U.S.Patent No. 5,463,093, Oct. 31. (1995).

186. I Hininger et al. "Acute prooxidant effects of vitamin C in EDTA chelation therapy and long-term antioxidant benefits of therapy," *Free Radical Biology & Medicine*, 2005, 38(12):1565–1570, https://doi.org/10.1016/j.freeradbiomed.2005.02.016.

187. AM Roussel et al. "EDTA Chelation Therapy, without Added Vitamin C, Decreases Oxidative DNA Damage and Lipid Peroxidation," *Alternative Medicine Review*, 2009, 14(1):56–61, PMID: 19364193.

188. A Mühlhöfer et al., "High-dose intravenous vitamin C is not associated with an increase of pro-oxidative biomarkers," *European Journal of Clinical Nutrition*, 2004 Aug, 58(8):1151–8, PMID: 15054428, DOI: 10.1038/sj.ejcn.1601943.

189. C Vollbracht et al., "Intravenous vitamin C administration improves quality of life in breast cancer patients during chemo-/radiotherapy and aftercare: results of a retrospective, multicentre, epidemiological cohort study in Germany," *In Vivo*, 2011 Nov–Dec, 25(6):983–90, PMID: 22021693.

190. CH Yeom, GC Jung, and KJ Song, "Changes of terminal cancer patients' health-related quality of life after high dose vitamin C administration," *Journal of Korean Medical Science*, 2007 Feb, 22(1):7–11, PMID: 17297243, DOI: 10.3346/jkms.2007.22.1.7.

191. E Klimant, H Wright, and H Hilewitz, "Guidelines for the Utilization of IV Vitamin C in the Supportive Care of Patients with Advanced Malignancies," SIO Poster Presentation, 2012.

192. EA Lutsenko et al., "Vitamin C Prevents DNA Mutation Induced by Oxidative Stress," *Journal of Biological Chemistry*, 2002 May 10, 277:16895–16899, DOI 10.1074/jbc. M201151200.

193. A Vojdani and G Namatella, "Enhancement of Human Natural Killer Cytotoxic Activity by Vitamin C in Pure and Augmented Formulations," *Journal of Nutritional and Environmental Medicine*, 1997, 7(3): 187–196, DOI: 10.1080/13590849762600.

194. J Tilton, "Benefits and risks of parenteral nutrition in patients with cancer," *Oncology Nurse Advisor*, July/August 2011, 28–34.

195. KA Kern and JA Norton, "Cancer cachexia," *Journal of Parenteral and Enteral Nutrition*, 1988, 12(3):286–298, PMID: 3292798, DOI: 10.1177/0148607188012003286.

196. F Bozzetti and L Mariani, "Defining and classifying cancer cachexia: a proposal by the SCRINIO Working Group," *Journal of Parenteral and Enteral Nutrition*, 2009, 33(4):361–367, doi: 10.1177/0148607108325076.

197. M Mirhosseini and R Faisinger, "Fast facts and concepts #190: Parenteral nutrition in advanced cancers patients," Palliative Care Network of Wisconsin, https://www.mypcnow.org/blank-cf128.

198. R Rabinovitch et al., "Impact of nutrition support on treatment outcome in patients with locally advanced head and neck squamous cell cancer treated with definitive radiotherapy: a secondary analysis of RTOG trial 90-03," *Head & Neck*, 2006, 28(4):287–296, PMID: 16287132, DOI: 10.1002/hed.20335.

199. DA August and MB Huhmann, "A.S.P.E.N. clinical guidelines: nutrition support therapy during adult anticancer treatment and in hematopoietic cell transplantation," *Journal of Parenteral and Enteral Nutrition*, 2009, 33(5):472–500, doi: 10.1177/0148607109341804.

200. F Bozzetti, "Total parenteral nutrition in cancer patients," *Current Opinion in Supportive and Palliative Care*, 2007, 1(4):281–286, doi: 10.1097/SPC.0b013e3282f1bf60.

201. BG Fan. Parenteral nutrition prolongs the survival of patients associated with malignant gastrointestinal obstruction. *Journal of Parenteral and Enteral Nutrition*, 2007, 31(6):508–510, PMID: 17947608, DOI: 10.1177/0148607107031006508.

202. G De Mattia et al., "Influence of reduced glutathione infusion on glucose metabolism in patients with non-insulin-dependent diabetes mellitus," *Metabolism*, 1998 Aug, 47(8):993–7, PMID: 9711998.

203. CR Jonas et al. "Plasma antioxidant status after high-dose chemotherapy: a randomized trial of parenteral nutrition in bone marrow transplantation patients," *The American Journal of Clinical Nutrition* 2000, 72(1):181–9, PMID: 10871578.

204. J Midander et al., "Reduced repair of potentially lethal radiation damage in glutathione synthetase-deficient human fibroblasts after X-irradiation," *International Journal of Radiation Biology and Related Studies in Physics, Chemistry, and Medicine*, 1986 Mar, 49(3):403–13, PMID: 3485589.

205. G Pujari, A Berni, F Palitti, and A Chatterjee, "Influence of glutathione levels on radiation-induced chromosomal DNA damage and repair in human peripheral lymphocytes," *Mutation Research*, 2009 Apr, 677(1–2):109–10, PMID: 19386243, doi: 10.1016/j.mrgentox.2009.02.001.

206. S Cascinu et al., "Neuroprotective Effect of Reduced Glutathione on Oxaliplatin-Based Chemotherapy in Advanced Colorectal Cancer: A Randomized, Double-Blind, Placebo-Controlled Trial," *Journal of Clinical Oncology*, 2002 Aug, 20(16):3478–3483, PMID: 12177109, DOI: 10.1200/JCO.2002.07.061.

207. P Milla et al., "Administration of reduced glutathione in FOLFOX4 adjuvant treatment for colorectal cancer: effect on oxaliplatin pharmacokinetics, Pt-DNA adduct formation, and neurotoxicity," *Anticancer Drugs*, 2009 Jun, 20(5):396–402, PMID: 19287306, doi: 10.1097/CAD.0b013e32832a2dc1.

第 8 章　復原力提案：擺脫常規療法的副作用

1. D MacKay and AL Miller. "Nutritional support for wound healing," *Alternative Medicine Review*, 2003 Nov, 8(4):359–77, PMID: 14653765.

2. JP McWhirter, CR Pennington, "The incidence and recognition of malnutrition in hospital," *BMJ*, 1994, 308(6934):945–8.

3. Ilksen Gurkan and James F Wenz, Sr., "Perioperative Infection Control: An Update for Patient Safety in Orthopedic Surgery," *Orthopedics*, 2006, 29(4):329, PMID: 16628993.

4. M Braga, L Gianotti, G Radaelli et al., "Perioperative immunonutrition in patients undergoing cancer surgery: results of a randomized double-blind phase 3 trial," *Archives of Surgery*, 1999, 134(4):428–433, PMID: 10199318.

5. L Gianotti, M Braga, L Nespoli, G Radaelli, A Beneduce, V Di Carlo, "A randomized controlled trial of preoperative oral supplementation with a specialized diet in patients with gastrointestinal cancer," *Gastroenterology*, 2002, 122(7):1763–1770, PMID: 12055582.

6. CH Snyderman, K Kachman, L Molseed et al., "Reduced postoperative infections with an immune-enhancing nutritional supplement," *Laryngoscope*, 1999, 109(6):915–921, PMID: 10369282.

7. National Cancer Institute, "Chemotherapy and You," https://www.cancer.gov/publications/patient-education/chemo-and-you, accessed September 20, 2017.

8. Paul S Anderson, "Ascorbate and Oncologic Therapies, a Review," 2013, https://www.academia.edu/10024397/Ascorbate_and_Oncologic_Therapies_-_Research_Review.

9. LJ Hoffer et al., "High-Dose Intravenous Vitamin C Combined with Cytotoxic Chemotherapy in Patients with Advanced Cancer: A Phase I-II Clinical Trial", *PLoS ONE*, 2015, 10(4), e0120228, doi:10.1371/journal.pone.0120228.

10. Y Ma et al., "High-dose parenteral ascorbate enhanced chemosensitivity of ovarian cancer and reduced toxicity of chemotherapy," *Science Translational Medicine*, 2014 Feb 5, 6(222):222ra18, doi: 10.1126/scitranslmed.3007154, PMID: 24500406.

11. C Vollbracht et al., "Intravenous vitamin C administration improves quality of life in breast cancer patients during chemo-/radiotherapy and aftercare: results of a retrospective, multicentre, epidemiological cohort study in Germany," *In Vivo*, 2011 Nov–Dec, 25(6):983–90, PMID: 22021693.

12. CH Yeom et al., "Changes of terminal cancer patients' health-related quality of life after high dose vitamin C administration" *Journal of Korean Medical Science*, 2007 Feb, 22(1):7–11, PMID: 17297243, PMCID: PMC2693571, DOI: 10.3346/jkms.2007.22.1.7.

13. Jan Axtner et al., "Health services research of integrative oncology in palliative care of patients with advanced pancreatic cancer," *BMC Cancer*, 2016, 16:579, DOI 10.1186/s12885-016-2594-5.

14. DM Seely et al., "A systematic review of integrative oncology programs," *Current Oncology*, 2012, 19(6): e436–461, doi: http://dx.doi.org/10.3747/co.19.1182.

15. BR Ferrell et al., "Integration of Palliative Care Into Standard Oncology Care: American Society of Clinical Oncology Clinical Practice Guideline Update," *Journal of Clinical Oncology*, 2017, 35(1):96–112.

16. G Lopez et al., "Integrative Oncology Outpatient Consultations: Long-Term Effects on Patient-Reported Symptoms and Quality of Life," *Journal of Cancer*, 2017, 8(9): 1640–1646, doi: 10.7150/jca.18875.

17. G Lopez et al., "Integrative Oncology Physician Consultations at a Comprehensive Cancer Center: Analysis of Demographic, Clinical and Patient Reported Outcomes," *Journal of Cancer*, 2017, 8(3): 395–402, doi: 10.7150/jca.17506.

18. G Lopez et al., "Integrative Oncology Physician Consultations at a Comprehensive Cancer Center: Analysis of Demographic, Clinical and Patient Reported Outcomes," *Journal of Cancer*, 2017, 8(3): 395–402, doi: 10.7150/jca.17506.

19. A Zbuchea, "Up-to-Date Use of Honey for Burns Treatment," *Annals of Burns and Fire Disasters*, 2014, 27(1): 22–30, PMCID: PMC4158441.

20. Rainer J Klement and Colin E Champ, "Calories, Carbohydrates, and Cancer Therapy with Radiation: Exploiting the Five R's through Dietary Manipulation," *Cancer Metastasis Reviews*, 2014, 33(1): 217–229, doi: 10.1007/s10555-014-9495-3.

21. Ayse Günes-Bayir & Huriye Senay Kiziltan, "Palliative Vitamin C Application in Patients with Radiotherapy-Resistant Bone Metastases: A Retrospective Study," *Nutrition and Cancer*, 2015, 67(6): 921–925, DOI: 10.1080/01635581.2015.1055366.

22. X Rong et al., "Radiation-induced cranial neuropathy in patients with nasopharyngeal carcinoma. A follow-up study," *Strahlentherapie und Onkologie*, 2012 Mar, 188(3):282–6, doi: 10.1007/s00066-011-0047-2.

23. Paul S Anderson, "Glutathione Augmentation in a Nerve Injury Model," published online, 2014, https://www.academia.edu/21925456/Glutathione_Augmentation_in_a_nerve_injury_model.

24. K Irwin, "Radiation generates cancer stem cells from less aggressive breast cancer cells," *UCLA Newsroom*, 14 Feb 2012, http://newsroom.ucla.edu/releases/radiation-treatments-generate-229002.

25. L Nurrual Abdullah and E Kai-Hua Chow, "Mechanisms of chemoresistance in cancer stem cells, "Mechanisms of chemoresistance in cancer stem cells," *Clinical and Translational Medicine,* 2013, 2(1):3, doi:10.1186/2001-1326-2-3.

26. Lagadec, Chann et al., "Radiation-Induced Reprograming of Breast Cancer Cells" *Stem Cells*, 2012, 30(5): 833–844, doi: 10.1002/stem.1058.

27. H Liu, L Lv, and K Yang, "Chemotherapy Targeting Cancer Stem Cells," *American Journal of Cancer Research*, 2015, 5(3): 880–893, PMCID: PMC4449424.

28. Robert S Kerbel and Yuval Shaked, "Therapy-activated stromal cells can dictate tumor fate," *Journal of Experimental Medicine*, Nov 2016, jem.20161845; DOI: 10.1084/jem.20161845.

29. George S Karagiannis et al., "Neoadjuvant chemotherapy induces breast cancer metastasis through a TMEM-mediated mechanism," *Science Translational Medicine*,2017, 9(397):eaan0026, DOI: 10.1126/scitranslmed.aan0026.

30. Raffaghello, Lizzia et al., "Fasting and Differential Chemotherapy Protection in Patients," *Cell Cycle*, 2010, 9(22): 4474–4476, http://dx.doi.org/10.4161/cc.9.22.13954.

31. Naveed, Sidra, Muhammad Aslam, and Aftab Ahmad, "Starvation Based Differential Chemotherapy: A Novel Approach for Cancer Treatment," *Oman Medical Journal*, 2014, 29(6): 391–398, doi: 10.5001/omj.2014.107.

32. Mihaylova, Maria M, David M Sabatini, and Ömer H Yilmaz, "Dietary and Metabolic Control of Stem Cell Function in Physiology and Cancer," *Cell Stem Cell*, 2014, 14(3): 292–305, doi: 10.1016/j.stem.2014.02.008.

33. A Cangemi et al., "Dietary restriction: could it be considered as speed bump on tumor progression road?," *Tumour Biology*, 2016 Jun, 37(6):7109–18, doi: 10.1007/s13277-016-5044-8.

34. PP Sordillo and L Helson, "Curcumin and cancer stem cells: curcumin has asymmetrical effects on cancer and normal stem cells," *Anticancer Research*, 2015 Feb, 35(2):599–614, PMID: 25667437.

35. Y Li and T Zhang, "Targeting cancer stem cells by curcumin and clinical applications," *Cancer Letters*, 2014 May 1, 346(2):197–205, doi: 10.1016/j. canlet.2014.01.012. Epub 2014 Jan 23.

36. Gloria Bonuccelli et al., "NADH autofluorescence, a new metabolic biomarker for cancer stem cells: Identification of Vitamin C and CAPE as natural products targeting 'stemness'," *Oncotarget*, 2017; 8:20667-20678; DOI: 10.18632/oncotarget.15400.

第 9 章　多管齊下，才是成功抗癌之道：常見的癌症療法與整合療法

1.　American Cancer Society, "Cancer Facts & Figures 2017," Atlanta, Ga, American Cancer Society, 2017, last accessed September 27, 2017, https://www.cancer.org/research/cancer-facts-statistics/all-cancer-facts-figures/cancer-facts-figures-2017.html.

2.　Cancer Research UK, http://www.cancerresearchuk.org/sites/default/files/cstream-node/cs_surv_common.pdf, accessed September 27, 2017.

3.　Cancer Research UK, http://www.cancerresearchuk.org/sites/default/files/cstream-node/cs_surv_common.pdf, accessed September 27, 2017.

4.　American Cancer Society, https://www.cancer.org/cancer/breast-cancer/understanding-a-breast-cancer-diagnosis/breast-cancer-survival-rates.html.

5.　American Cancer Society: Cancer Facts and Figures 2017, Atlanta, Ga, American Cancer Society, 2017, last accessed September 27, 2017, https://www.cancer.org/research/cancer-facts-statistics/all-cancer-facts-figures/cancer-facts-figures-2017.html.

6.　Linda Sofie Lindström, E. Karlsson et al., "Clinically Used Breast Cancer Markers Such As Estrogen Receptor, Progesterone Receptor, and Human Epidermal Growth Factor Receptor 2 Are Unstable Throughout Tumor Progression," *Journal of Clinical Oncology*, 2012 July, 30(21): 2601–2608, DOI: 10.1200/JCO.2011.37.2482.

7.　J Hamer and E Warner, "Lifestyle modifications for patients with breast cancer to improve prognosis and optimize overall health," *Canadian Medical Association Journal*, 2017 Feb 21, 189(7), https://doi.org/10.1503/cmaj.160464.

8.　Hoffer, L John et al., "High-Dose Intravenous Vitamin C Combined with Cytotoxic Chemotherapy in Patients with Advanced Cancer: A Phase I-II Clinical Trial," *PLoS ONE*, 2015, 10(4): e0120228, doi: 10.1371/journal.pone.0120228.

9.　Wang, Bingliang et al., "Artesunate Sensitizes Ovarian Cancer Cells to Cisplatin by Downregulating RAD51," *Cancer Biology & Therapy*, 2015, 16(10): 1548–1556, doi: 10.1080/15384047.2015.1071738.

10.　Yunli Tong et al., "Artemisinin and Its Derivatives Can Significantly Inhibit Lung Tumorigenesis and Tumor Metastasis through Wnt/β-Catenin Signaling," *Oncotarget*, 2016, 7(21): 31413–31428, doi: 10.18632/oncotarget.8920.

11.　QH Yao et al., "ω-3 polyunsaturated fatty acids inhibit the proliferation of the lung adenocarcinoma cell line A549 in vitro," *Molecular medicine reports*, 2014 Feb, 9(2):401–406, doi: 10.3892/mmr.2013.1829.

12.　M McCulloch et al., "Astragalus-based Chinese herbs and platinum-based chemotherapy for advanced non-small-cell lung cancer: meta-analysis of randomized trials," *Journal of Clinical Oncology*, 20 Jan 2006, 24(3):419–430, PMID: 16421421, DOI: 10.1200/JCO.2005.03.6392.

13.　P Gnagnarella et al., "Red meat, Mediterranean diet and lung cancer risk among heavy smokers in the COSMOS screening study," *Annals of Oncology*, Oct 2013, 24(10):2606–2611, doi: 10.1093/annonc/mdt302.

14.　SA Kenfield, "Mediterranean Diet and Prostate Cancer Risk and Mortality in the Health Professionals Follow-up Study," *European Urology*, 2014, 65(5):887–894, doi:10.1016/j.eururo.2013.08.009.

15.　C Capurso, "The Mediterranean Diet Reduces the Risk and Mortality of the Prostate Cancer: A Narrative Review," *Frontiers in Nutrition*, 2017, 4:38, doi:10.3389/fnut.2017.00038.

16.　CJ Paller, "A review of pomegranate in prostate cancer," *Prostate Cancer and Prostatic Disease*, 2017 Sep, 20(3):265-270, doi: 10.1038/pcan.2017.19.

17.　SA Kenfield et al., "Physical activity and survival after prostate cancer diagnosis in the health professionals follow-up Study," *Journal of Clinical Oncology*, 2011 Feb, 29(6):726–732, doi:10.1200/JCO.2010.31.5226.

18. S Krishna et al., "A Randomised, Double Blind, Placebo-Controlled Pilot Study of Oral Artesunate Therapy for Colorectal Cancer," *EbioMedicine*, 2014 Nov 15, 2(1):82– 90, doi: 10.1016/j.ebiom.2014.11.010.

19. J Schwartzbaum et al., "Associations between prediagnostic blood glucose levels, diabetes, and glioma," *Scientific Reports*, 2017 May 3, 7(1):1436, doi: 10.1038/s41598-017-01553-2.

20. HI Ursu, "Functional TSH Receptors, Malignant Melanomas and Subclinical Hypothyroidism," *European Thyroid Journal*, 2012, 1:208, https://doi.org/10.1159/000339817.

21. AS Breathnach, "Azelaic acid: potential as a general antitumoural agent," *Medical Hypotheses*, 1999 Mar, 52(3):221–6, DOI: 10.1054/mehy.1997.0647.

22. "Low-Iodine Diet," ThyCa: Thyroid Cancer Survivors' Association, accessed November 7, 2017, http://www.thyca.org/pap-fol/lowiodinediet/.

23. C Carella et al., "Iodized salt improves the effectiveness of L-thyroxine therapy after surgery for nontoxic goitre: a prospective and randomized study," *Clinical Endocrinology (Oxf)*, 2002 Oct, 57(4):507–13, PMID: 12354133.

24. JD Taylor et al., "Iodine Therapy for Thyroidectomy Patients Exhibiting High Thyroid-Stimulating Hormone Values: A Randomised Study," *Annals of The Royal College of Surgeons of England*, 1993, 75(3): 168–171, PMID: 8323210, PMCID: PMC2497899.

25. E Riza et al., "The effect of Greek herbal tea consumption on thyroid cancer: a case-control study," *European Journal of Public Health*, 2015 Dec, 25(6):1001–5, doi: 10.1093/eurpub/ckv063, Epub 2015 Apr 4.

第 10 章　抗癌，只有更好，沒有最好：癌症的其他另類療法

1. Courtney Davis et al., "Availability of evidence of benefits on overall survival and quality of life of cancer drugs approved by European Medicines Agency: retrospective cohort study of drug approvals 2009–13," *BMJ*, 2017, 359:j4530, doi: https://doi.org/10.1136/bmj.j4530.

2. Ian H Plenderleith, "Treating the Treatment: Toxicity of Cancer Chemotherapy," *Canadian Family Physician*, 1990, 36: 1827–1830, PMCID: PMC2280515.

3. Z Livshits, RB Rao, and SW Smith, "An approach to chemotherapy-associated toxicity," *Emergency Medicine Clinics of North America*, 2014 Feb, 32(1):167–203, doi: 10.1016/j.emc.2013.09.002.

4. HA Azim, Jr. et al., "Long-term toxic effects of adjuvant chemotherapy in breast cancer," *Annals of Oncology*, 1 September 2011, 22(9): 1939–1947, https://doi.org/10.1093/annonc/mdq683.

5. Joel A Simon, Esther S Hudes, "Relationship of Ascorbic Acid to Blood Lead Levels," *JAMA*, 1999, 281(24):2289–2293, doi:10.1001/jama.281.24.2289.

6. EB Dawson et al., "The effect of ascorbic acid supplementation on the blood lead levels of smokers," *Journal of the American College of Nutrition*, 1999 Apr, 18(2):166–70, PMID: 10204833.

7. WR García-Niño and J Pedraza-Chaverrí, "Protective effect of curcumin against heavy metals-induced liver damage," *Food and Chemical Toxicology*, 2014 Jul, 69:182– 201, doi: 10.1016/j.fct.2014.04.016, epub 2014 Apr 18.

8. S Gao et al., "Curcumin attenuates arsenic-induced hepatic injuries and oxidative stress in experimental mice through activation of Nrf2 pathway, promotion of arsenic methylation and urinary excretion," *Food and Chemical Toxicology*, 2013 Sep, 59:739–47, doi: 10.1016/j.fct.2013.07.032, epub 2013 Jul 18.

9. Y Xie et al., "Curcumin ameliorates cognitive deficits heavy ion irradiation-induced learning and memory deficits through enhancing of Nrf2 antioxidant signaling pathways," *Pharmacology, Biochemistry, and Behavior*, 2014 Nov, 126:181–6, doi: 10.1016/j.pbb.2014.08.005, epub 2014 Aug 23.

10. American Cancer Society, "Known and Probable Human Carcinogens," https://www.cancer.org/cancer/

cancer-causes/general-info/known-and-probable-human -carcinogens.html.

11. S Jahr, B Schoppe, and A Reisshauer, "Effect of treatment with low-intensity and extremely low-frequency electrostatic fields (Deep Oscillation) on breast tissue and pain in patients with secondary breast lymphedema," *Journal of Rehabilitation Medicine*, 2008 Aug, 40(8):645–50, doi: 10.2340/16501977-0225.

12. Roser Belmonte et al., "Efficacy of Low-Frequency Low-Intensity Electrotherapy in the Treatment of Breast Cancer-Related Lymphoedema: A Cross-over Randomized Trial," *Clinical Rehabilitation*, 2012, 26(7): 607–618, doi: 10.1177/0269215511427414.

13. Ana Elisa Bergues Pupo, Rolando Placeres Jiménez, and Luis Enrique Bergues Cabrales, "Electrotherapy on Cancer: Experiment and Mathematical Modeling," in *Current Cancer Treatment—Novel Beyond Conventional Approaches*, Oner Ozdemir (Ed.), (2011), 585–615, ISBN: 978-953-307-397-2, http://www.intechopen.com/books/current-cancer-treatment-novel-beyondconventionalapproaches/electrotherapy-on-cancer-experiment-and-mathematical-modeling.

14. A Mooventhan and L Nivethitha, "Scientific Evidence-Based Effects of Hydrotherapy on Various Systems of the Body," *North American Journal of Medical Sciences*, 2014, 6(5): 199–209, doi: 10.4103/1947-2714.132935.

15. S Blazícková et al., "Effect of hyperthermic water bath on parameters on cellular immunity," *International Journal of Clinical Pharmacology Research*, 2000, 20(1–2):41–6, PMID: 11146901.

16. V Digiesi et al., "[Hemorheologic and blood cell changes in humans during partial immersion with a therapeutic method, in 38 C water]," *Minerva Medica*, 1986, 77(30– 31):1407–11, PMID: 3736976.

17. IK Brenner et al., "Immune changes in humans during cold exposure: Effects of prior heating and exercise," *Journal of Applied Physiology*, 1999, 87(2):699–710, PMID: 10444630.

18. NA Shevchuk and S Radoja, "Possible stimulation of anti-tumor immunity using repeated cold stress: A hypothesis," *Infectious Agents and Cancer*, 2007, 2:20, doi: 10.1186/1750-9378-2-20.

19. K Sugahara and M Eguchi, "The use of warmed water treatment to induce protective immunity against the bacterial cold-water disease pathogen Flavobacterium psychrophilum in ayu (Plecoglossus altivelis)," *Fish & Shellfish Immunology*, 2012, 32(3):489–93, doi: 10.1016/j.fsi.2011.12.005.

20. Ingrid Moen and Linda EB Stuhr, "Hyperbaric oxygen therapy and cancer—a review," *Targeted Oncology*, 2012, 7(4):233–242, DOI 10.1007/s11523-012-0233-x.

21. Benjamin L Hoggan and Alun L Cameron, "Systematic review of hyperbaric oxygen therapy for the treatment of non-neurological soft tissue radiation-related injuries," *Support Care Cancer*, 2014, 22(6):1715–1726, DOI 10.1007/s00520-014-2198-z.

22. Katarzyna St pie , Robert P Ostrowski, and Ewa Matyja, "Hyperbaric oxygen as an adjunctive therapy in treatment of malignancies, including brain tumours," *Medical Oncology*, 2016, 33(9):101, DOI 10.1007/s12032-016-0814-0.

23. Noori S Al-Waili et al., "Hyperbaric oxygen and malignancies: a potential role in radiotherapy, chemotherapy, tumor surgery and phototherapy," *Medical Science Monitor*, 2005, 11(9): RA279–RA289, PMID: 16127374.

24. Skitzki, Joseph J, Elizabeth A Repasky, and Sharon S Evans. "Hyperthermia as an Immunotherapy Strategy for Cancer," *Current opinion in investigational drugs*, (London, England: 2000) 10.6 (2009): 550–558, PMID: 19513944 PMCID: PMC2828267.

25. Frey B, Weiss EM, Rubner Y, Wunderlich R, Ott OJ, Sauer R, Fietkau R, Gaipl US, "Old and new facts about hyperthermia-induced modulations of the immune system," *International Journal of Hyperthermia*, 2012, 28(6):528–42, doi: 10.3109/02656736.2012.677933.

26. Edward F McCarthy, "The Toxins of William B. Coley and the Treatment of Bone and Soft-Tissue Sarcomas," *The Iowa Orthopaedic Journal*, 2006, 26: 154–158, PMCID: PMC1888599.

27. MJ Nathenson, AP Conley, and E Sausville, "Immunotherapy: A New (and Old) Approach to Treatment of Soft Tissue and Bone Sarcomas," *The Oncologist*, 20160025, doi: 10.1634/theoncologist.2016-0025.

28. S Thomas and GC Prendergast, "Cancer Vaccines: A Brief Overview," *Methods in Molecular Biology*, 2016, 1403:755–61, doi: 10.1007/978-1-4939-3387-7_43.

29. AJ Muceniece and JV Bumbieris, "Transplantation antigens and their changes in carcinogenesis and viral infection." In: Virusnyi onkoliz i iskusstvennaya geterogenizatsiya opukholei (Viral Oncolysis and Artificial Heterogenization of Tumors)," 1982, Riga, 217–234.

30. AJ Muceniece, "Analysis of sensitivity of human melanomas to enteroviruses adapted to these tumors." In: Virusy v terapii opukholei (Viruses in Antitumor Therapy)," Riga: Zinatne, 1978, 175–189.

31. E Lasalvia-Prisco," Insulin-induced enhancement of antitumoral response to methotrexate in breast cancer patients," *Cancer Chemotherapy and Pharmacology*, 2004 Mar, 53(3):220-224.

32. JS Gordon, "Mind-body medicine and cancer," *Hematology/Oncology Clinics of North America*, 2008 Aug, 22(4): 683–708, ix, doi: 10.1016/j.hoc.2008.04.010.

33. G Elkins, W Fisher, and A Johnson, "Mind-body therapies in integrative oncology," *Current Treatment Options in Oncology*, 2010 Dec, 11(3–4): 128–40, doi: 10.1007/s11864-010-0129-x.

34. Alejandro Chaoulet al., "Mind-Body Practices in Cancer Care," *Current Oncology Reports*, 2014, 16(12): 417, DOI:10.1007/s11912-014-0417-x.

35. Camila Csizmar Carvalho et al., "Effectiveness of prayer in reducing anxiety in cancer patients," *Revista da escola de enfermagem da USP*, 2014 Aug, 48(4): 684–690, https://doi.org/10.1590/S0080-623420140000400016.

36. D Spiegel, "Minding the body: psychotherapy and cancer survival," *British Journal of Health Psychology*, 2014 Sep, 19(3): 465–85, doi: 10.1111/bjhp.12061.

37. Spiegel, David, "Mind Matters in Cancer Survival." *Psycho-Oncology*, 2012, 21(6): 588–593, doi: 10.1002/pon.3067.

38. Martijn Triesscheijn, Paul Baas, Jan H. M. Schellens and Fiona A. Stewart, "Photodynamic Therapy in Oncology," *The Oncologist*, 2006, 11(9): 1034–1044, DOI:10.1634/theoncologist.11-9-1034.

39. Stanley B Brown, Elizabeth A Brown, and Ian Walker, "The present and future role of photodynamic therapy in cancer treatment," *The Lancet Oncology*, 2004, 5(8): 497– 508, DOI: 10.1016/S1470-2045(04)01529-3.

40. E Allan, C Barney, S Baum et al., "Low-level laser therapy and laser debridement for management of oral mucositis in patients with head and neck cancer receiving chemotherapy and radiation," *International Journal of Radiation Oncology*, 2016 March 15; 94(4):883, DOI: http://dx.doi.org/10.1016/j.ijrobp.2015.12.066.

41. JM Bjordal et al., "A systematic review with meta-analysis of the effect of low-level laser therapy (LLLT) in cancer therapy-induced oral mucositis," *Supportive Care in Cancer*, 2011 Aug, 19(8):1069–77.

42. E Jadaud and RJ Bensadoun, "Low-Level Laser Therapy: A Standard of Supportive Care for Cancer Therapy-Induced Oral Mucositis in Head and Neck Cancer Patients?" *Laser Therapy*, 2012, 21(4): 297–303, doi: 10.5978/islsm.12-RE-01.

43. HS Antunes et al., "Long-term survival of a randomized phase III trial of head and neck cancer patients receiving concurrent chemoradiation therapy with or without low-level laser therapy (LLLT) to prevent oral mucositis," *Oral Oncology*, 2017 Aug, 71:11–15, doi: 10.1016/j.oraloncology.2017.05.018, epub 2017 Jun 3.

44. Michael Weber, Robert Weber, and Martin Junggebauer, *Medical Low-Level Lasertherapy—Foundations and Clinical Applications*, 2d.Ed. (Germany: Isla-laser research-group, 2015) 341–350.

45. M Kodama et al., "[Plasmapheresis in the patients with malignant tumor]," *Gan To Kagaku Ryoho*, 1984 Jul, 11(7): 1349–55, PMID: 6378099.

46. A Kameda et al.,"[Clinical studies on plasma exchange in advanced cancer patients with special reference to the postcentrifugal filter]," *Gan No Rinsho*, 1985 Oct, 31(13): 1661–4, PMID: 4079056.

47. T Tani, K Numa, K Hanasawa and M Kodama, "Blood purification therapy in cancer treatment," *Therapeutic Apheresis*, 1998 Aug, 2(3): 182–4, PMID: 10227767.

48. Trung C Nguyen et al., "The Role of Plasmapheresis in Critical Illness," *Critical Care Clinics*, 2012, 28(3): 453–468, doi: 10.1016/j.ccc.2012.04.009.

國家圖書館出版品預行編目資料

超效抗癌：40 年臨床經驗證實有效提升生活品
質、延長壽命的關鍵輔助治療 / 馬克．史坦格勒，
保羅．安德森作． -- 初版． -- 臺北市：三采文化，
2018.12 -- 面；公分． -- （三采健康館；130）
譯自：Outside the box cancer therapies : alter-
native therapies that treat and prevent cancer

ISBN 978-957-658-057-4（平裝）
1. 癌症 2. 輔助治療法

417.8   107015269

◎封面圖片提供：
Slavko Sereda ／ Shutterstock.com

**suncolor
三采文化集團**

三采健康館 130

超效抗癌

40 年臨床經驗證實有效提升生活品質、延長壽命的關鍵輔助治療

作者｜馬克・史坦格勒醫師 Dr. Mark Stengler、保羅・安德森醫師 Dr. Paul Anderson   譯者｜錢基蓮
審訂｜謝明哲   企劃主編｜張芳瑜   特約執行主編｜莊雪珠
美術主編｜藍秀婷   封面設計｜張惠綺   內頁排版｜曾綺惠
行銷經理｜張育珊   行銷企劃｜蔣羽筑

發行人｜張輝明   總編輯｜曾雅青   發行所｜三采文化股份有限公司
地址｜台北市內湖區瑞光路 513 巷 33 號 8 樓
傳訊｜TEL:8797-1234   FAX:8797-1688   網址｜www.suncolor.com.tw
郵政劃撥｜帳號：14319060   戶名：三采文化股份有限公司
本版發行｜2018 年 12 月 28 日   定價｜NT$480